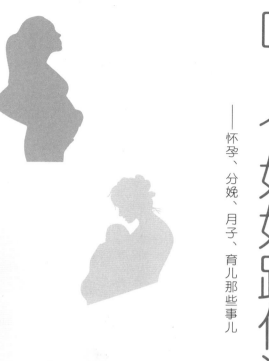

听3个妈妈跟你说

——怀孕、分娩、月子、育儿那些事儿

常虹　叶衍艳　李文　编著

电子工业出版社·
Publishing House of Electronics Industry
北京·BEIJING

图书在版编目（CIP）数据

听3个妈妈跟你说：怀孕、分娩、月子、育儿那些事儿/常虹，叶衍艳，李文编著.
北京：电子工业出版社，2016.5

ISBN 978-7-121-28233-1

Ⅰ.①听… Ⅱ.①常… ②叶… ③李… Ⅲ.①妊娠期-妇幼保健-基本知识 ②分娩-基本知识 ③产褥期-妇幼保健-基本知识 ④婴幼儿-哺育-基本知识
Ⅳ.①R715.3 ②R714 ③TS976.31

中国版本图书馆CIP数据核字（2016）第040317号

策划编辑：周　林
责任编辑：刘　晓
印　　刷：三河市双峰印刷装订有限公司
装　　订：三河市双峰印刷装订有限公司
出版发行：电子工业出版社
　　　　　北京市海淀区万寿路173信箱　邮编：100036
开　　本：720×1000　1/16　印张：20.25　字数：360千字　彩插：2
版　　次：2016年5月第1版
印　　次：2016年5月第1次印刷
定　　价：49.80元

凡所购买电子工业出版社图书有缺损问题，请向购买书店调换。若书店售缺，请与本社发行部联系，联系及邮购电话：（010）88254888，88258888。

质量投诉请发邮件至zlts@phei.com.cn，盗版侵权举报请发邮件至dbqq@phei.com.cn。

本书咨询联系方式：liuxiao@phei.com.cn

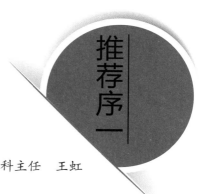

推荐序一

美中宜和妇儿医院亚运村院区妇产科主任　王虹

在我接诊过的孕妈妈当中，写书然后回来找我作序的，常虹是第一个。

我每天接诊的孕妈妈数量很多，无法对每一位孕妈妈都印象深刻，但常虹从孕12周一直到分娩前每一次产检都是挂我的号，她每一次都掏出记事本，按照上面事先列好的问题逐一请我解答。我当时还心想：这位妈妈可真认真。今天，当我看到这本书的时候，才发现原来一切都在情理之中。

常虹和她的另外两个伙伴能够把从怀孕到育儿当成一门学问来对待，用做论文的严格标准和研究方法写作这本书，在参考大量资料的同时，将理论结合自身实践进行分析和总结，在表现形式上又像讲故事一样娓娓道来，像面对面聊天一样亲切生动……这在我看来是非常难能可贵的。

读完本书，我最大的感受就是三位妈妈真的是下了一番工夫、花了一番心思。尤其是问答部分，列出的问题都非常具有代表性，很多都是孕妈妈们在产检时提问率很高的，而对问题的解答又颇具新意、科学严谨。她们针对每一个问题都查阅了不同的书籍、学习了不同专家的理论，通过三个人的亲身实践总结出了最适用的观点，并做出了通俗易懂的解释；或是分别阐述了不同专家的观点作为开放式的答案，再分别介绍她们各自的经验供读者们参考，可谓用心良苦、博采众长，是真正站在读者的角度上来提出问题，解答问题的。

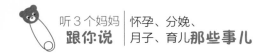
　　最值得强调的，是三位妈妈无论在各自的文章中还是在对问题的回答中，都有意去引导读者相信科学、独立思考。在当今这个信息庞杂、人心浮躁的大环境下，能踏实下来学习孕产育儿相关知识的人不多见了，但越是这样，我们越是需要去呼唤大家的回归，回归为人父母的本职。

　　三位妈妈正是用一种潜移默化的方式告诉每一位读者，我们每个人在遇到孕产育儿的问题时，都可以做到像她们一样不惶恐、不盲从，头脑清晰、笃定从容。如果是这样，我们的妇产科和儿科必将少出现一些紧张慌乱的孕妇和焦急难耐的父母。

　　这绝非一本纸上谈兵的书，为三位妈妈点赞。

2015 年 11 月 12 日

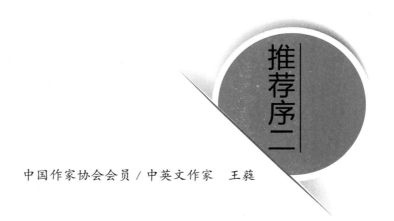

推荐序二

中国作家协会会员／中英文作家　王蕤

常虹是我北京中学生通讯社的小师妹，也是人大新闻系的小学妹。她从微博上找到我请我为她和友人合写的新书写序。当时我正在海南保亭雨林谷带着女儿度假。这是我第一次带女儿单独出门，我很尽心尽力，也很累、很辛苦，不过我还是立即答应了常虹。

这本书对妈妈们很有意义。作为三个孩子的妈妈，我也有很多自己的感受。记得每一次怀孕的时候都会有无数的人给我建议，邻居大妈、七大姑八大姨、朋友等。但是很多人的观点却是相悖的，因此怎样在如此多的资讯里找到最先进、最科学的理念便是门学问。

我的第一个孩子在美国加州出生，另外两个在上海出生，因此我更深刻领略到了中西方文化对生儿育女、坐月子等的不同理解。看了三位妈妈的书，我为她们的理念感到欣慰，这些理念都是经过很多研究、值得信服的。我也为书中话题的广泛性感到兴奋，其中很多事情我自己都经历过。

比如，怀孕时是否能喝咖啡或红酒的问题。怀老大的时候，我对自己是非常严格的，不喝任何带有咖啡因的饮品，只喝花草茶，酒更是一滴都不沾。到了怀老二的时候，意大利朋友跟我说她们经常用红酒催奶，喝红酒也不会影响怀孕。我当时正在做奢侈品杂志的主编，经常要参加一些红酒鉴赏的活动。后来一位著名法国品酒师告诉我适当的红酒对孕妇和小孩没有不好的影响。所以怀老二时，我动了红酒杯；怀老三时，

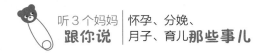

我就索性顺其自然，咖啡和茶照饮不误，没跟自己过意不去。

我怀三个孩子的时候都呕吐得很厉害。有五个月的时间几乎每天早上都要晨吐。孩子营养怎么办？这个不需要着急。其实孩子会用他特有的方式告诉母体他想吃什么、需要什么。怀老大时我突然爱吃牛排；怀老二时突然爱上燕窝和芒果；怀老三时又喜欢吃枣和瓜子。孩子们有很强的生命力，过分担心、过分金贵都大可不必。

对此，我很欣赏三位作者的那种自如。她们生第一个孩子就有如此从容的心态、如此智慧的判断，实属难得，无怪乎决定要写书分享。

本书的三位作者是上孕期瑜伽课认识的，对此我也深有感触。我生三个孩子所在的医院都为孕妇提供这样的课程，主要是帮助身体为顺产做准备。课堂上的每个人都对即将要到来的那一天既紧张又期待，于是大家互相鼓励，在练习的过程中结下了友谊的种子。而本书的三位作者把友谊的种子变成了一本精彩的书，更体现了现代女性合伙人的精神。

书中也提到了孕期与产后运动的重要性。我的产后训练在带孩子中没有坚持下来，看了这本书，我也要对自己说：加油！

无论孕期还是产后，孕妇的情感都是比较脆弱的，而一些医院的人文关怀理念还很原始。像三位作者一样，我在中国生老二老三时也都选择了有无痛分娩的私立医院。我的主治医生是拥有美国和中国行医执照的双语医生，在营养学、心理学上都有很多造诣，给我留下了很多愉快的回忆，至今仍是我的好朋友。

作为一个在中国和美国都生产过、顺产和剖腹产都经历过、坐过台湾月子、用过东北月嫂的我，真的算是中西方特色都经历过的妈妈。在看过这本书之后，我觉得它的理念与时俱进，不偏激，内容全面翔实，是生儿育女不可或缺的实用枕边书。

2016 年 3 月 8 日

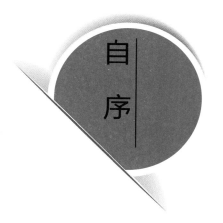

自序

　　2013 年夏天，我怀孕 4 个多月的时候在孕妈妈俱乐部练习孕妇瑜伽，结识了和我孕龄相同的小鱼妈和曦曦妈。2014 年 1 月，我们三个人在同一家医院先后顺产。

　　和很多新妈妈一样，自怀孕开始，我们对很多随之而来的孕产和育儿问题都非常困惑、迷茫，甚至是无知。从我们三个认识至今，几乎每天都通过微信交流着各自的经验和想法，从孕期的体重控制到分娩、母乳喂养、黄疸、湿疹、头痂、尿便、睡眠，再到后来的出牙、辅食、离乳……我们积极探讨着每个阶段出现的问题，有时还会针对个案进行分析研究，各自寻找理论依据进行激烈的辩论。没错，我们三个都是特别认真、对孩子特别上心的研究型妈妈，把怀孕育儿当成一门学问来对待。

　　在这一过程中，我们翻阅书籍、上网查询资料、研究各大育儿名家的微博……我们无奈地发现，专家们大多是从自己的专业或是研究方向出发来解释某一现象，在同一问题上存在着诸多差异甚至对立的观点。比如就何时给宝宝添加蛋黄这一问题，营养学专家从蛋黄的营养角度建议在宝宝四个月时添加，因为蛋黄对宝宝的大脑发育非常有好处；而儿科医生则从蛋黄容易致敏的角度建议在宝宝八个月时再添加，这样能大大降低过敏的风险。再比如关于新生儿黄疸的问题，国内和国外专家的著作中对黄疸的分类和概念有着明显的差异……

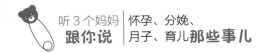

可以说，我们了解得越多，疑问就越多，但如果不去了解，就会更无知，心里更没底。每次带宝宝去医院打疫苗，我们都会带着问题去请教不同的医生，而医生与医生之间对同一问题的说法又不尽相同。于是，我们凭借着各自在学生时代和工作生涯中练就的那股子认真钻研的劲儿，将相关专家的著作、微博都研究了一番后，把我们认同的、在实践中得到印证的观点进行了提炼和归纳，逐渐形成了一套适合于我们自己的解决方案。在我们三个人当中，我和曦曦妈是全职妈妈，小鱼妈在产后七个半月才上班，我们都有充裕的时间和精力去深入研究和思考。然而，多数妈妈在产前最后一刻才开始休息，产后四个月就上班了。在短短的四个月产假里既要恢复身体又要照顾宝宝，遇到问题时常常无所适从，产假结束上班后，偏偏又正好赶上宝宝添加辅食的阶段，新妈妈们实在不知该如何着手。

我周围的新妈妈们经常向我咨询育儿方面的问题，但在我看来却都是些特别基础的问题。比如我的一个好朋友分娩后因孩子不吮吸乳头就立刻吃了回奶药，让我深感惋惜；还有一个朋友都生二胎了还不知道母乳喂养的重要性；另一个远在香港坐月子的朋友问我：月嫂让我每次给宝宝喂完奶要拍嗝 20 分钟，可这么长时间为什么还是拍不出来呢？她们之中很多人都是买了书却没时间看上一眼；有的看过了却发现理论和实践并不是一回事，又回过头来到处询问他人的经验。

前年夏天，我在微信朋友圈晒了一张我大着肚子汗流浃背地练习孕妇瑜伽的照片，引来无数质疑。冬天我又晒出了一张我临近 40 周还在练习瑜伽的照片，大家更是瞪大了眼睛，张大了嘴巴，吃惊之余更有责备声。而当我告诉他们我正是受益于孕妇瑜伽使自己 15 分钟顺利分娩且无侧切的时候，大家又纷纷问我是去哪儿练的瑜伽、如何练瑜伽……这一切的一切，似乎都在暗示我，该为这些新妈妈们做些什么了。于是我与小鱼妈和曦曦妈商量，将我们从怀孕到育儿这一过程中所学到的知识与经验教训进行总结，与更多的朋友们分享。

　　提到经验教训，我们衷心希望每一位新妈妈从怀孕起就开始学习有关哺乳、喂养、睡眠、新生儿护理、小儿常见疾病的预防及应对措施等知识。只有这样，在宝宝成长发育的每一个阶段，我们才能心中有数地预见问题，从容不迫地解决问题。在这方面，我们三个妈妈做得并不好，很多问题都是出现后才临时抱佛脚，把自己搞得很累、很慌乱，甚至很多问题都是在孩子过了那个阶段后，我们才学习到该阶段的相关知识，经常后悔自己走了不少弯路。此外，掌握书本中的知识远比咨询他人的经验重要得多。正如世界上没有两片一模一样的树叶，孩子之间的个体差异是非常大的，他人的经验并不能盲目套用。

　　孩子是上天赐予我们的无价之宝，在他们最年幼无助的这个阶段，需要我们尽自己所能给予他们最多的关爱和呵护。这让我想到了电影《功夫熊猫》里那句最经典的台词：Yesterday is history, tomorrow is mystery, but today is a gift. 我们今天对孩子的爱，对于他们来说就是最珍贵的礼物，而对于我们自己又何尝不是呢？我们今天为孩子所付出的一切，正是明天最宝贵的历史，而这短暂的亲子时光，是人生中一段多么值得珍藏的回忆啊！

腊八妈

于 2015 年 7 月 16 日

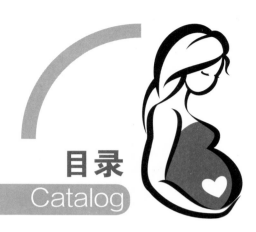

目录
Catalog

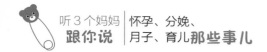

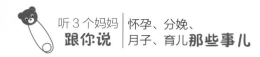

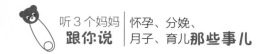

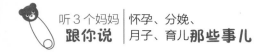

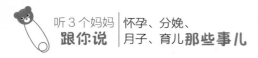

第一章

十月怀胎

»»»»

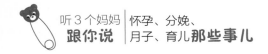
我的身体我做主

——小鱼妈谈孕期营养及体重控制

关于孕期营养、怀孕怎么吃、什么不能吃等问题，市面上相关主题的书籍或文章特别多，一些观点还相互冲突；看多了要么让人更迷茫，要么就会把"吃"这件本来应该简单愉快的事情变得太复杂。所以我坚定地认为"尽信书不如无书"，把握基本原则就完全能够对自己的孕期饮食负责。

一、健康的日常饮食是基础

人们常说孕期"一个人吃两个人的"，其实这不是指吃的数量，而是指吃的质量。如果明白这一点，自然就很容易明白另一个道理：若平时自己一个人吃的质量都不过关，又怎么可能对两个人负责？孕期的许多营养要求其实并非孕期独有，而是日常健康饮食本来就有的要求。有人说孕期要多吃豆，有利于胎儿大脑的发育，但实际上"可以一日无肉，不可以一日无豆"的老话早就告诉了我们豆类在日常饮食中的重要性。有人说孕期要多吃鱼，因为鱼肉不容易长胖，也同样有利于胎儿大脑发育，但实际上少吃猪肉等红肉、多吃蛋白质含量高而脂肪含量低的白肉，本来就是日常健康饮食倡导的。还有人说孕期要多吃新鲜食品，少吃腌制、烧烤、方便和罐头食品，因为这些食物不利于准妈妈和胎儿的身体，但试问这些食品在日常生活中难道适合多吃吗？

所以，"营养丰富、均衡"这一日常饮食的基本标准，其实也就是孕期饮食的基本标准。丰富是指米面等谷类、水果、蔬菜、鱼肉蛋等高蛋白类、奶制品这五类食物每日都需摄入。而营养金字塔是均衡摄入的最好形容：第一层（塔底）是米面等谷类，第二层是蔬菜、水果，第三层是鱼肉蛋等高蛋白类和奶制品。准妈妈想要在孕期吃好，首先就要对照健康的饮食要求，适当调整自己的日常饮食。如果日常偏素食，孕期就需要补充蛋白质，多吃蛋奶和肉制品；如果日常总是大鱼大肉，就需要补充维生素，多吃些蔬菜、水果；如果日常只吃菜不吃饭，为保证孕期有足够的能量，就得适当多吃米面等谷类食品。

我评估了一下自己的日常饮食习惯：一日三餐固定有序，饮食规律良好；不爱吃蔬菜、水果，且奶制品吃得少。于是，在孕期我很自觉地把早餐喝粥的习惯改成了喝牛奶，午餐和晚餐有意识地多吃蔬菜，还把水果变成了每天下午不可或缺的加餐内容。

二、孕期综合营养补充剂和孕妇奶粉

孕期营养当然有一些特殊要求：准妈妈对碘的需求量比平时增加30％～100％，对镁的需求量比平时多 150 毫克，对维生素 A 的需求是3000 国际单位或胡萝卜素 6 毫克[1]……面对这一系列的术语和数字，你是不是和我一样，有点压力山大呢？这其中有些是可以通过调整日常饮食补充的，而有些日常饮食不可能完全满足，是需要额外单独补充的。我实在没心思细细区分，也生怕自己区分不清，于是懒人懒办法，直接选择了某大品牌的孕期综合营养补充剂。

有了孕期综合营养补充剂，既不用担心自己孕期缺了某个重要的微量元素，也不必担心摄入的某种营养超出孕期的安全数值。但许多准妈妈在吃孕期综合营养补充剂时仍常被大夫建议单独补充钙片，这是因为孕期对钙的需求量较大，每天建议的摄入量是孕早期 800 毫克，孕中期 1000 毫克，孕晚期 1200 毫克。像我这种奶制品吃得相对少的准

---

1   《郑玉巧育儿经（胎儿卷）》，郑玉巧著，二十一世纪出版社，2008 年 11 月第 1 版，第 253 页。

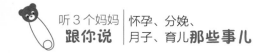

妈妈，即便增加了早餐的一杯牛奶，每日正常饮食摄入的钙含量也就仅能满足孕早期的需求。孕期综合营养补充剂大多也无法补足孕中期及孕晚期对钙的需求。以我在孕期吃的综合营养补充剂为例，每片的钙含量只有 125 毫克。因此，孕中期开始我计算自己每天大致还需额外补钙300~500 毫克，作为坚定的"食补优先"主义者，我没有听从大夫让吃钙片的建议，而是在早餐已经增加的牛奶之外再加一片奶酪（含钙量约150 毫克），下午喝一杯酸奶（含钙量约 80 毫克），晚上睡前再来一杯250 毫升的牛奶（含钙量大约 200 毫克）。

到孕晚期我发现自己时常忘记睡前的那杯牛奶，于是再次调整，选择了孕妇奶粉。孕妇奶粉恐怕是懒人的"幸福选择"，因为它包含孕期所需的各种微量元素，含钙量还较高，每天早上一大杯孕妇奶粉，就不必再吃孕期综合营养补充剂，也不用发愁补钙问题，令我更加轻松。但好喝的孕妇奶粉通常脂肪含量较高，容易导致变胖，脂肪含量较低的孕妇奶粉通常又口味不够好，我当时完全是依口味选了一款好喝的孕妇奶粉。

三、具体问题具体应对

除了保证日常的健康饮食，选择一款适合自己的孕期综合营养补充剂或孕妇奶粉之外，你就只需要关注自己日常身体的状况及每次的产检报告，以此来判断是否还存在一些特殊情况需要额外补充营养或调整饮食。产检时若发现胎儿生长缓慢，那准妈妈就必须多吃，吃好；若检查出血糖高，则需特别注意控制总热量的摄入，吃水果都得认真控制量，并尽量选择不太甜的水果。因为水果，尤其是比较甜的水果，含糖量较高，且这种糖很容易被身体吸收转化成热量，没有足够的运动是无法消耗掉的。

我在孕七月产检时发现有轻微贫血，遂隔三差五地多吃牛肉，一个月后再去产检时血小板指数如愿提升到标准范围。当时还和同样被查出贫血的腊八妈妈认真交流过补血问题，她的大夫推荐吃花生红衣补血，她以自己的亲身经历告诉我这个方法真管用。听完她的介绍我到药店买回了花生红衣，但仅尝试了一次就放弃了，因为与吃花生红衣相比，牛肉的口感显然更适合我。可见，食补的方法有很多，有效之外还重在个人选择，毕竟吃喝这种事，到了孕期更需要让自己高兴。

四、对特殊食品和忌口的理性态度

常有人推荐准妈妈多吃海参、燕窝、花胶等，说是多吃这些珍贵食品，会让宝宝皮肤好、头发好、身体好。我身边有不少准妈妈朋友对此都深信不疑，坚决执行。但实际上，这些特殊食品的特别之处不过是优质蛋白质含量较高，昂贵的理由主要是因为稀有。目前为止，没有任何专业的数据统计或调研结果能够证明，孕期补充这些物质对促进胎儿生长发育有特殊贡献。因此，对这些特殊食品不必盲目补充。你需要了解它的主要营养功效，更需知道它是否存在可能的副作用，再决定自己是否有必要服用。有人建议孕期适当服用人参[1]，说可以增强免疫力，但也有人称人参中的某种化学物质可能导致胎儿出生缺陷，孕妇不应当服用[2]，对这种存在争议的特殊食品，建议慎重为先，宁可不吃。相比人参，海参、燕窝、花胶等还算相对安全的食物，不心疼钱的准妈妈，当然可以作为良好的营养补充，但适量即可，且最好仅当普通食品吃个舒服、开心就好。你若指望孕期每日吃燕窝就能生个白净宝宝，那么结果可能会失望地发现自己的宝宝仍旧和你一样是个黑美人。

---

1 《十月怀胎1000问》，戴玄编著，中国人口出版社，2010年5月第1版，第164页。
2 《人参的功效与副作用》，http://weibo.com/p/1001593820638367279428?from=page_100505_profile&wvr=6&mod=wenzhangmod&sudaref=www.baidu.com。

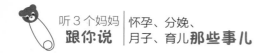

除了上面说到的这些，有什么是平时能吃而孕期不能吃的吗？对此，有句话说得特别好："没有不能吃的食物，只有少吃还是多吃的问题"[1]，这是日常健康饮食的基本原则，也是孕期饮食的基本原则。有人说藏红花和螃蟹属于孕期禁食物品，因为它们具有活血化瘀的功能，容易导致流产。而孕早期我就多次光顾那家小馆，用藏红花作为辅料的皇坛子是必点菜，我深信碗里的那几根藏红花绝无可能让我突然间就失去了自己热切期待的小宝贝；孕中期赶上大闸蟹上市，我也忍不住尝鲜，但每次都会控制量，没敢大快朵颐，猛吃到过瘾。许多书籍和专家都告诫准妈妈孕期不要喝咖啡，要喝也应该喝低咖啡因的咖啡，因为咖啡容易导致兴奋，并会通过胎盘作用于胎儿，导致胎儿躁动。但事实上，孕期每天摄入咖啡因不超过300毫克就属于世界卫生组织建议的安全范围[2]，我自己在孕前一直有喝咖啡的习惯，孕期也照旧。

自己的身体自己做主，保持日常健康饮食习惯，就不存在所谓的忌口一说。要关注的只是量的摄入以及自己身体的反应。孕中期的某天下午，我在星巴克喝了一次超大杯咖啡，当晚确实没睡好，在这之后无论在哪儿，每次我都克制自己的欲望，只点普通杯，咖啡的享用时间也尽量调整在上午。

五、孕期体重控制

孕期能量需求比孕前更高，孕妇必须增加营养。但除非你能保证自己属于怎么吃都不会轻易发胖的人，否则你将难逃体重增长过快的恶果。孕期长在身上的肉越多，产后恢复就越困难。你说你具有母爱天然的牺

1　《郑玉巧育儿经（胎儿卷）》，郑玉巧著，二十一世纪出版社，2008年11月第1版，第260页。
2　《怀孕需要改变什么：咖啡和茶还能不能喝》，http://www.guokr.com/blog/788237/。

牲精神，不怕身材走样？抱歉，事实恐怕没那么简单。孕期体重增长过多，容易引起妊娠高血压、高血糖、水肿等各种病症，并会导致胎儿体重过重，不仅顺产无望，还有难产风险。你说你不在乎生产的痛苦，抱个大胖宝宝足以弥补一切？抱歉，你又错了。生个巨大儿，他这辈子面临的健康风险要比正常体重的新生儿大得多。因此虽然准妈妈的体质千差万别，但各种书籍、各位专家建议的孕期理想的体重增长范围却基本一致：18~25 斤。为了将孕期增长体重控制在这个范围内，至少为了孕期体重不严重超标，建议孕期和健康的日常饮食一样，吃七分饱即可。孕期的营养丰富和均衡主要通过饮食质量进行调整，需要额外补充的能量和食量，最好通过少食多餐来实现，并注意加餐的食物选择。

我曾一直以为自己是吃不胖的幸运儿，在孕期对饮食的量一度没有控制，尤其是从孕中期开始胃口大好，经常是正餐吃很饱，加餐随意吃。孕六个月时，我发现自己的体重持续三周以每周两斤及以上的速度增长。一想到这个增长速度可能造成的恐怖后果，我就颇为惶恐，然后很老实地开始控制正餐的量，并将每天上下午加餐中的巧克力、蛋糕等甜点改成了坚果和全麦面包。

孕期需要控制饮食"别吃太多"，但和平时相比绝对不是"少吃"，因为准妈妈和胎儿都需要足够的营养。因此，想要很好地控制孕期的体重增长，就需要在饮食之外适当运动。准妈妈首先需要通过咨询医生确认自己孕期是否适合运动（具有先兆流产、胎盘低置等特殊情况的准妈妈一般只适合静养，甚至需严禁运动），然后再根据自己的情况选择合适的运动。国内大家比较推崇的孕期运动主要有散步、游泳、孕期体操或瑜伽。

安全永远是孕期运动的第一要求，日常瑜伽的某些体式并不适合孕期练习，孕期游泳对水质的要求较高……很多问题都是准妈妈需要认真考虑的。舒适是孕期运动的另一个重要要求，准妈妈在孕期运动时要密

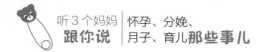
切关注自己的身体状况，及时调整。例如，散步是被大家推荐的孕期运动方式，但你若发现自己散步时容易胎动或腹部不适，自然需要放慢脚步甚至更换运动方式；再如，在孕期体操或瑜伽的练习中，一旦发现自己身体不适，千万别勉强自己，要及时调整甚至停止运动。

孕期运动还贵在坚持，三天打鱼两天晒网是不太可能达到预期效果的。只要规律地坚持，运动的量并没有绝对限制，适合自己的就是最好的。不少专家建议孕期保持每天散步一小时，这对从来都不爱动的宅女可能就是较高的要求，你若完成不了就大可以减半。但对我这种业余运动达人，每天一小时散步实在不过瘾，所以经常在周末上一节一小时的瑜伽课，从家到瑜伽会所又快走来回共计一小时，晚饭后依旧可以精神抖擞地继续散步一小时。如果仅看时间长度肯定会有人觉得超量，可事实上我并不太累，反而还很享受。因此，孕期运动和饮食有着同样的"大道理"，还是那句话：我的身体我做主。

孕期瑜伽：准妈妈运动的最佳选择

——小鱼妈专访孕期瑜伽教练李剑慧

孕期瑜伽和游泳、散步等许多运动方式一样，都有利于准妈妈和胎儿的健康，并可以增强准妈妈的体能，帮助准妈妈控制体重、放松心情、促进顺产。孕期瑜伽是针对准妈妈孕期的特殊身体状况而专门设置的课程，毫不夸张地说，它是准妈妈最佳的运动选择。

曦曦妈、腊八妈和小鱼妈孕期都在同一家孕妈妈俱乐部坚持瑜伽训练，顺利实现了顺产无侧切，同班 90% 以上的学员均实现了这一目标。以下是这家孕妈妈俱乐部的瑜伽教练李剑慧老师关于孕期瑜伽一些基本问题的解答。李剑慧老师是中国首家专业孕期教育服务机构 FORKISS 的孕期瑜伽教学总监，FOR YOGA 的创建人之一，也是许多明星的私人孕期瑜伽老师与分娩导乐师。

一、孕期瑜伽是否适合所有的准妈妈？

答：不是所有的准妈妈都适合练习孕期瑜伽。胎盘低置，早期有出血，双胞胎，有妊娠高血压、妊娠低血压、严重的肿胀或有过早产史等的准妈妈，都不一定适合孕期瑜伽，尤其不适合自行在家练习。对于这类准妈妈，建议先咨询医生，并找专业的孕期瑜伽老师征求意见，再考虑是否开始孕期瑜伽练习。

二、练习孕期瑜伽需要注意哪些问题？

答：1. 在练习之前，通过咨询医生和教练，确定自己的身体状况是否适合练习。在练习中身体的任何异常状况也需要随时和教练沟通，例

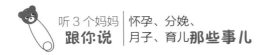

如孕期的各种疼痛、孕晚期的胎位不正等。

2. 选择专业的孕期瑜伽运动场馆，在专业教练的带领下进行训练。即便你在孕前是资深瑜伽练习者，但因孕期瑜伽特殊性较强，在家跟随光盘练习要么动作不到位，要么练习的注意力不容易集中在自己的身体及与宝宝的交流上，效果可能会大打折扣，甚至可能会出现危险。

3. 在练习的过程中，要密切关注自己的身体反应，若有不适，及时调整。在练习中鼓励多喝水，不憋尿。安全舒适，永远是孕期运动的第一准则。

三、和一般运动相比，孕期瑜伽对准妈妈的身体有什么特别的好处？

答：整个孕期，准妈妈的身体会发生巨大的变化，水肿、疼痛、尿频等许多问题随之发生。孕期瑜伽的不同体式训练，能够预防或有效缓解这些问题。

1. 孕期尿频尿急：孕期随着子宫的慢慢增大，会挤压膀胱，导致膀胱储尿容积变小，引起尿频。骨盆底肌的练习会有效地缓解孕期尤其是孕晚期的尿频尿急现象。

2. 孕期腰背疼：孕期随着子宫日渐增大，准妈妈的身体重心渐渐前移，由于背部肌肉的力量薄弱，腰部脊柱的受力变大，骨盆区域的压力也随之增加，腰背酸疼及骶髂疼痛是孕期常见问题。孕期瑜伽可有效地缓解孕期腰背疼痛的问题。

3. 孕期头疼、眩晕：孕期体内激素变化、不断增大的压力及劳累都可能引起头疼、眩晕。选择合适的瑜伽体式练习，可以缓解孕期头疼、晕眩。

4. 孕期手腕疼（腕管综合征）：孕期身体分泌的松弛素会引起筋膜、肌腱、韧带及结缔组织变软、松弛，同时会压迫神经，令手部阵发性疼痛、麻木，有时有针刺或烧灼的感觉。此外，长期停留一侧的睡眠习惯，也会造成手臂血液不畅，导致手腕敏感或疼痛，相应的孕期瑜伽动作可以对其进行预防和缓解。

5. 孕期坐骨疼：孕期胎儿的重量会给准妈妈的背部增加压力，并会挤压坐骨神经，从而使准妈妈在腰部以下到腿的位置上产生强烈的刺痛，孕晚期尤其容易因为胎儿的压迫导致准妈妈出现坐骨神经疼。遇到这种情况，准妈妈们要多注意自己的姿势。孕期瑜伽不仅能够通过相关体式训练缓解坐骨疼，还注重培养准妈妈日常坐卧、站立、行走的正确姿势，预防或减轻坐骨疼。

6. 孕期胃灼热：孕期括约肌松弛、子宫压迫肠胃，都容易导致胃酸反流，引起胃疼，可通过孕期瑜伽体式对其进行缓解。

7. 孕期足底或足跟疼：孕期体重的增加或过多的行走常令双脚不堪重负，足底疼痛时有发生。选择合适的瑜伽体式练习，可以有效缓解这些疼痛。

8. 孕期腿抽筋：缺钙、过度的行走和孕期血液循环不畅都会导致腿抽筋。孕期瑜伽训练能有针对性地缓解这个问题。

9. 孕期水肿：孕期身体内分泌改变，致使体内组织中水分及盐类潴留（钠潴留）；且子宫压迫盆腔及下肢的静脉，阻碍血液回流，使静脉压增高，故常发生水肿，以足部及小腿水肿常见。孕期瑜伽能在一定程度上缓解水肿。

10. 孕期耻骨疼：孕期随着胎儿的增大及身体内松弛素的分泌，耻骨难以承重，耻骨分离，大腿根处容易酸疼，尤其是变换姿势时，疼痛感会加剧。相应的瑜伽体式训练，能较好地减轻这种疼痛。

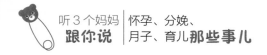
四、孕期瑜伽如何有利于顺产？

答：希望自己能够顺产或许是准妈妈们在孕期坚持锻炼的一个重要原因。孕期瑜伽是当之无愧的最有利于顺产的运动。

1.骨盆底肌训练

骨盆底肌环绕在尿道、阴道和肛门的周围，像弹簧床一样承托和支持着盆腔脏器。孕期骨盆底肌容易变得松弛，练习骨盆底肌收缩，既有利于预防孕期的尿频尿急问题，还有利于增加产力，能够在分娩过程中协助宝宝运动，有利于顺产。

骨盆底肌的训练方法如下（建议骨盆底肌的练习配合自己的呼吸来完成）。

（1）孕中期：注意力集中在骨盆底肌上，吸气时保持自然放松，呼气时可以轻柔地带动骨盆底肌向上提起（如果很难找到这种感受，可以想象是坐在电梯上，慢慢地向上提升），再吸气时放松骨盆底肌恢复到自然状态。在孕中期更多的重点是放在呼气时的盆底肌上提上，这样可以很好地预防孕中期可能会出现的尿失禁。当骨盆底肌的力量和弹性得到增强后，也可以很好地预防孕晚期可能出现的耻骨联合疼痛。

（2）孕晚期：呼吸方法跟孕中期刚好相反。吸气时骨盆底肌轻柔上提，呼气时回到自然状态。在这个时期，需要准妈妈把更多的注意力放在呼气时下落的感受上。与孕中期相反练习的原因是：进入孕晚期后，孕妇自身会分泌更多的松弛素，以迎接即将到来的分娩，骨盆底肌也会来适应这个变化。所以，需要在练习时把更多的注意力放在放松骨盆底肌上，这样可以在产程中更好地放松与用力，向下推动宝宝娩出。

2.腹肌训练

腹肌的收缩是在产程中十指全开后顺利娩出胎儿的重要力量，因此孕期也要进行相应的腹肌训练。孕期的腹肌训练建议一定在专业教练的带领下进行。

3. 呼吸训练

孕期瑜伽特别关注呼吸的训练，这既有利于在日常生活中保持良好的呼吸方式，让腹中胎儿获得更多的氧气，让准妈妈更轻松，还有利于配合产程中的呼吸要求，能够通过呼吸调动身体肌肉，尤其是腹部的肌肉，更好地减轻产程的痛苦，更顺利地娩出胎儿。

五、孕期瑜伽要注意避免哪些动作？

孕期瑜伽教学示例

答：孕前较少练习瑜伽的准妈妈一般都比较注意自己身体的幅度，不容易出现危险动作。特别需要提醒的往往是那些在怀孕前已经有过练习经验的准妈妈。以下动作在孕期应避免：

1. 过度前屈（例如身体对折、胸口贴向大腿面）；

2. 深度后弯（例如轮式）；

3. 闭合性扭转（例如鱼王式：屈膝到胸口，向屈膝侧扭转）；

4. 在没有人辅助的情况下倒立（例如头倒立）。

六、孕期瑜伽可以练习到什么时候？

答：只要身体条件允许，孕期瑜伽可以练习到产前的最后时刻。俱乐部有不少准妈妈产前的前几天甚至前一天还在坚持练习孕期瑜伽。但一定要在专业教练的专门指导下练习，孕 37 周后到俱乐部练习孕期瑜伽的准妈妈还要求有家属陪同，以免发生破水等紧急状况。

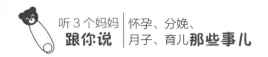

让瑜伽为顺产加油

——腊八妈的瑜伽经

每当我和准妈妈们提起当初我十指开全后，只用了不到 15 分钟就把腊八生出来，且没有侧切时，大家都睁大了眼睛看着我，一脸难以置信的表情。之所以这么顺利，我想跟我一直坚持的孕期瑜伽有很大关系。

一、初识

我身边的朋友里，有的怀孕后就不敢开车了，怕急刹车会吓着自己和宝宝。有的连步行速度都放慢了，怕走得太快把孩子给震掉了。我虽然不至于这么夸张，但也算是个相对保守的人，又是 33 岁才怀孕，虽然孕前我一直练哈他瑜伽，但对于大着肚子还扭胳膊扭腿儿的孕期瑜伽一直抱有非常谨慎的态度。

我在怀孕第 12 周的时候就签订了产检和生产的私立医院及月子会所，这两个机构经常为准妈妈们举办孕产知识讲座等一系列精彩的活动，帮助准妈妈们坚定自然顺产和母乳喂养的信念。就在月子会所举办的一次孕期瑜伽免费体验课上，我才算真正认识了孕期瑜伽。

记得参加那次免费体验课的准妈妈们，有像我一样刚刚怀孕三四个月的，也有马上就要生了的。看着她们捧着那么大的肚子还做如此大幅度的动作，我为她们捏把汗的同时也产生了满脑子的疑问：肚子大得都要爆了还能练瑜伽？这也太冒险了吧？但我们的瑜伽老师却面带微笑，从容淡定，她只是简单地告诉我们不同的孕周在练习的时候分别要注意什么，然后就在轻柔的音乐声中，带领我们和腹中的宝宝一起进入瑜伽的世界了。

我一直以为，孕期瑜伽肯定是以舒缓的动作为主的，毕竟我们是行动不便的孕妇。谁知，很多动作的幅度和强度真的很大，甚至有些体式和我孕前练习的哈他瑜伽是完全一样的。说实话，我当时真的有点紧张，特别怕这么大的强度会影响到宝宝，但是看到其他妈妈个个都做得认真到位，我也就硬着头皮坚持了下来。一堂课体验完毕，我虽然累得满脸通红，衣服湿透，却感觉整个人放松、舒畅、愉快了很多，这真是彻底颠覆了之前我对孕期瑜伽的所有想象。

回家后，我上网查了很多资料，得知孕期瑜伽在国外非常普遍，就像孕妇游泳一样，虽然在我们国家很少见，但国外的准妈妈挺着大肚子游泳就像走路一样自然。记得在我之前看过的美剧《Sex and the city》中，Charlotte 一直有每天坚持跑步的习惯，但作为高龄孕妇的她怀孕后立刻就不敢跑了，变得小心谨慎，精神紧张。在好友 Carrie 的鼓励下，她开始大着肚子跑步。恢复了跑步的 Charlotte 成为了一个轻松快乐、积极自信的准妈妈。孕期瑜伽和跑步比起来，强度小了很多，只要跟随专业的瑜伽教练科学地进行练习，就不会有问题。最关键的是，孕期瑜伽是最有利于顺产的运动，只凭这一点，就坚定了我长期练下去的决心。

二、受益

我在怀孕四个多月的时候，成为了孕妈妈俱乐部的会员，开始一周两次的孕期瑜伽课程。

俱乐部里的孕期瑜伽课程分为孕中期班（孕 28 周以下）和孕晚期班（孕 28 周以上）。每次上课前，准妈妈们都会在教室里交流一番，我和曦曦妈及小鱼妈就是在这里相识，并一直交流到了今天的。老师来到教室后，第一件事就是请大家依次汇报近期的身体状况，然后从瑜伽的角度给予相应的指点。比如有的准妈妈下肢水肿，老师就会告诉她回家后可以每天坚持做哪些动作来缓解；有的准妈妈耻骨联合处分离，老师就

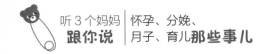

会强调哪些动作是绝对不能做的；还有的准妈妈胎位不正，老师就会给她示范可以调整胎位的体式……这一切都让我感觉到瑜伽所赋予我们的神奇力量。孕前练习瑜伽可以让我们的身体变得柔韧，身材变得苗条，如今的孕期瑜伽，又可以帮我们缓解孕期的腰酸背痛等种种身体不适。瑜伽，真的是一项老少皆宜、可以让我们享受一生的运动。

所有的准妈妈汇报完毕并得到相应的指点后，老师就开始带领大家进入冥想了。在这个每个人都盘腿而坐、微闭双目、安静得只能听到自己呼吸的过程中，老师会让我们在心中默默地对宝宝说此刻最想说的话，告诉宝宝接下来要和妈妈一起做瑜伽了，希望宝宝在这个过程中能够玩得愉快。在如此和谐又温暖的情境下，宝宝真的会用连续的胎动来回应我，一种无法用语言来形容的幸福感在心中油然而生。

每次一小时的瑜伽课，老师都会带领我们做几分钟盆底肌的练习。起初，我连盆底肌是什么、在哪里都不知道。后来得知盆底肌的状态是决定分娩能否顺利的重要因素之一，而产后盆底肌的恢复情况更是决定了产后性生活的质量。进行盆底肌的练习也大有学问，需要意识专注并配合呼吸，孕中期和孕晚期的呼吸与盆底肌的收放刚好是相反的……我几乎是适应了好几节课后，才慢慢找到了感觉。据两个生过孩子的朋友跟我说，她们顺产时因为被侧切，导致分娩一年后才敢恢复性生活，有时甚至打喷嚏或咳嗽都会突发小便失禁……我想这些多少都与没有进行过盆底肌训练有关。

月子会所的水中瑜伽课程更是妙不可言，宝宝在妈妈的羊水中游泳，妈妈又抱着宝宝在池中游泳。巨大的浮力使陆地上捧着大肚子的沉重感瞬间消失，取而代之的是放松和舒适。很多陆地上无法完成的动作，在水中借助浮力都可以轻松完成，如果说陆地上的瑜伽像是健身房里一场挥汗如雨的锻炼，那么水中瑜伽就一定是锻炼后的 SPA 按摩了。

三、坚持

我的预产期在北京最寒冷的一月初。每周 2~3 次去练习瑜伽，我先要走 15 分钟到地铁站，坐两站后换乘，再坐五站到达。从初夏到深冬，我自己都无法相信我居然坚持了这么久，风雨无阻。

越是到孕晚期，身体越笨重，越是不想动，总想坐着或躺着，身体出现的问题也越来越多，手脚水肿、关节不适、静脉曲张、腹股沟疼痛……但越是到最后的时刻，瑜伽老师越是鼓励我们要坚持到底，因为这个时候的准妈妈，无论是已经到预产期胎儿还没有入盆的，还是过了预产期却迟迟不肯发动的，瑜伽都能"对症下药"，各有一套练习方式。

我就属于胎儿在 37 周已入盆，但直到 39 周还不肯发动的。从 37 周开始，瑜伽老师就要求我们每次来上课必须有家属陪同，因为宝宝在 37 周以后随时都有可能发动。那个时候我的心情真的可以用"焦急、烦躁"来形容。每天晚饭后，老公都陪我去散步，捧着巨大的肚子，穿上厚厚的羽绒服，活像一只笨重的大熊在漆黑寒冷的冬夜一走就是一万步，而宝宝却始终"稳如泰山"。当我在微信朋友圈说我挺着 39 周的肚子依然在练瑜伽时，大多数人都不敢相信。而在我们瑜伽俱乐部里，40 周，甚至 41 周的准妈妈还来上课的，依然大有人在。

针对我们这些入了盆还迟迟不发动的准妈妈，老师每次都让我们坐在瑜伽球上颠球，以促进发动。瑜伽球还可以有效地缓冲骨盆的压力，很多医院的妇产科在产妇临产前，都提供瑜伽球让产妇坐上去缓解疼痛，为分娩做最后的准备。

就在我预产期的前一天晚上，腊八带着他响亮的啼哭终于来到这个世界。产房里的所有医护人员都没想到我这么快就能把宝宝生出来，连连称赞我会用力，说很多产妇都是把自己憋得脸红脖子粗，但肚子上却

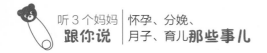
没劲，宝宝出不来，所有人都跟着着急。这让我想起我在孕期瑜伽课上老师经常让我们做的卷腹练习。没错，是卷腹，也就是说，孕妇也是可以练习腹肌力量的。恐怕很多人都会觉得难以置信，然而，正是我强有力的腹肌让我在无痛麻药的作用下，依然能用上力量，靠腹部的挤压顺利娩出宝宝。

入住月子会所后，产科医生来检查我的子宫恢复情况，她用手使劲地按压我的腹部后说："哇，全是肌肉啊，很多妈妈产后肚子上只剩下一层皮。你的腹部会很快恢复成以前的样子的。"

后来，我向身边所有的准妈妈推荐孕期瑜伽，让它来伴随我们和宝宝在一起的整个孕期，直到最后一刻。每一次瑜伽冥想时，我们都真真切切地感受到自己和宝宝的心连在一起；每一个体式，每一次呼吸，我们都在和宝宝向着同一个目标共同努力——轻松顺产。这种美妙的感觉，这股神奇的力量，值得每一位准妈妈亲身去体验。

孕期度假：二人世界的三口之家

——腊八妈孕期度假经验分享

很多准妈妈不敢去度假，对度假总有方方面面的担心；有的准妈妈很想出去散散心，但家人非常不支持，觉得怀孕了就不该到处乱跑。其实，孕妇没有必要被当成大熊猫一样保护起来。像平常一样地工作和休息，不把自己搞得紧张兮兮，孕期反而会过得轻松愉快。我身边很多准妈妈都和我一样，只要产检一切正常，一直到产前仍在坚持孕期瑜伽、游泳、做家务、做饭、坐地铁、公交、开车……妈妈和宝宝都平安健康。

像我这样在孕前就非常热衷于旅行的人，在十月怀胎的过程中安排一次度假一定是有利于放松身体、愉悦心情的。准妈妈始终保持愉快的心情远比各种营养的补充重要得多。况且，对于夫妻二人来说，孕期一起度假可以说是享受甜蜜二人世界的最后时光了，对于胎宝宝来说，躺在妈妈的肚子里去看不同的风景，身边还有爸爸陪伴，感受他们的快乐和幸福，无疑是一次精彩又生动的胎教。规划一个适合孕妇的假期当然要考虑周全并安排妥当，主要在于以下几个方面：

1. 出行时间最好在孕 4~6 个月，即孕中期，这个时间段是相对稳定和安全的。

2. 坐飞机或火车时间要短，从机场或火车站到酒店的距离也要短，最好不转机、不换乘、不奔波。

3. 不跟团、不赶景点，吃住玩都要近在咫尺。

4. 饮食必须有保障，干净卫生、营养丰富、美味可口。

5. 目的地气候宜人、环境优美，酒店整洁。

6. 距离当地医院不能太远，以防有突发状况。

本着景色宜人、飞行距离短的原则，很多准妈妈都会选择温暖又舒适的三亚。在我看来，三亚作为国内首屈一指的度假胜地，虽然不乏高

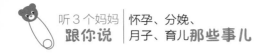

档的五星级酒店，但周边配套设施非常不完善，很多酒店附近甚至连个小超市都没有，若想买些新鲜的水果或零食几乎都无法实现。此外，若不去景点，每天都待在酒店里似乎又有些无聊。有没有一种度假村，可以吃喝玩乐全部在里面解决呢？

足不出户，吃喝不愁

2013年，我的孕中期刚好赶在北京最炎热的夏天，那时，一家全球连锁的度假村刚刚在桂林开业。我于2011年就去过其位于巴厘岛的度假村，在那里每天都有体验不完的精彩。桂林的这家，我早就迫不及待了。在我和老公来度假之前，高晓松刚刚在这里录制过他的《晓说》。

桂林是继亚布力之后的中国第二个连锁度假村所在地，大堂宽阔的落地窗外就是一幅生动的桂林山水画，很多游客在办理入住手续时就被这美景吸引住了，纷纷按下快门。度假村设有两个酒店，每个酒店的大堂设计都非常富有艺术气息，让人赏心悦目。

度假村的最大特色就是一价全包，即每日的房费包括了一日三餐等饮食和各种体育、娱乐设施的使用费用。在这里足不出户就可以品尝到来自世界各地的美食。自助餐厅每天提供早中晚三次自助餐，如果错过了自助餐的时间，可以到"面吧"让师傅给现做一碗面。大堂及酒吧全天候提供中西式小吃、下午茶和夜宵，各种酒水无限畅饮，供客人们随时享用。此外，还有一家点菜式餐厅提供地道的西餐，因数量有限需要提前一天预约，菜品更精致，环境更优雅。这种高标准又很随意的用餐模式，实在是太适合总是动不动就饿的准妈妈们了。

度假村有一个规定：来自不同国家的工作人员都要在自助餐厅和客人们同桌吃饭。与其说是规定，不如说这是度假村特有的文化，不同肤色的朋友们在同一张餐桌上边吃边聊，语言不通就用手比划，使得餐厅的气氛活跃到了顶点。

体育娱乐，应有尽有

度假村的另一大特色是所有娱乐和体育项目均有来自世界各国的高手教练陪客人玩，必要的时候还可以给予指导。当时我怀着五个多月的腊八，当然是什么运动也做不了，但腊八爸爸是运动高手，度假村里的众多项目，如射箭、乒乓球、网球、山地车等，他都能大显身手。我陪着他一项一项地玩，给他端水拍照，热情地当起了粉丝和拉拉队，对我来说也是件特别快乐的事。坐在阴凉处看着烈日下的老公挥汗如雨，我悄悄地摸着肚子告诉腊八：看，你爸爸多棒，将来一定要遗传他的运动天赋啊。

千万别小看这里每项运动的教练，他们个个都来头不小。老公最爱打网球，每天都要来网球场和皮肤黝黑的网球教练过招。教练是印尼国家队的退役运动员，她夸赞老公的球打得很棒，但发球技巧有些问题，我一边忙着拍照，一边给他们当翻译，老公收获颇多，我更是乐在其中。

度假村里最具特色、最受欢迎的项目就是空中飞人了，它几乎成了这家全球连锁度假村的标志，每一家度假村里都有。如果天公不作美，室内空中飞人就会被启用，可见这个项目的重要性。腊八爸爸最喜欢挑战高度，在迪拜度蜜月的时候，他挑战了亚特兰蒂斯酒店水上世界里几乎直上直下的最高水滑梯，这里的空中飞人，自然难不倒他。老公先在地面教练的帮助下穿戴好护具，然后开始爬上高高的架子。待他爬到顶层后，我必须仰着头、用手挡住阳光，才能看到最高处那个小小的老公。只见他在高空教练的指导下，双手紧握横竿、屈膝前倾、一跃而下，在天空中划出一道漂亮的弧线……

作为一个业余游泳健将，我最喜欢的地方是游泳池，而作为一个孕妇，我更适合这里的静池。相对于主游泳池的喧闹，静池虽小，但人少安静。

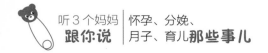

整个孕期我一直坚持游泳，而在这空气如洗的桂林山水间，我"抱着"腊八躺在平静的水面上，舒服得几乎可以睡着了。

桂林度假村的前身是一个雕塑酒店，大片大片的绿地上是各种主题的雕塑，把整个度假村都衬托得妙趣横生。我和老公每天饭后和傍晚都漫步其中，仔细欣赏每一件独具匠心的艺术之作。相信肚子里的腊八也一定能感受到这舒适又浪漫的气息。

童趣无限，精彩纷呈

儿童俱乐部是度假村的又一特色。家长们可以把孩子从早到晚都托管给儿童俱乐部，由俱乐部的负责人带领孩子们进行每天的游戏、玩耍和进餐，而爸爸妈妈们就可以充分享受二人世界了。儿童俱乐部的负责人还会给孩子们排演节目，在晚上登台给台下的爸爸妈妈表演，成为当晚最精彩的压轴节目。给我印象最深的，是在夜晚的舞台上，一位儿童俱乐部负责人带领着一群高高低低、身上裹着白色床单的孩子们，一起演唱 Michael Jackson 的《We are the world》，乐队精彩的演奏和孩子们的天籁之声交融在一起，使现场的气氛达到了高潮，台上的孩子们在舞台灯光的映衬下真的仿佛一群可爱的天使降临人间，而台下的家长们为孩子们欢呼着，激动到流泪……

白天，这些来自世界各国的教练们身穿统一的服装在各自的岗位上陪客人们运动娱乐，晚饭后，他们又成为舞台上施展才华、大显身手的演员，歌舞、小品、魔术……无所不能，为客人们献上一场又一场精彩绝伦的表演，每天都不会重样。

这样一个一价全包、动静相宜的度假村几乎可以满足准妈妈的所有需求。在迎接腊八到来的日子里，这次完美的度假赋予了我们最珍贵的回忆。继亚布力、桂林之后，中国的第三家连锁度假村已经开业，它

位于香港、澳门和珠海三地之间的东澳岛。目前我们正计划带腊八去
东澳岛度假，到时把他托管给度假村的儿童俱乐部，我们就能同时实
现二人世界和三口之家了。

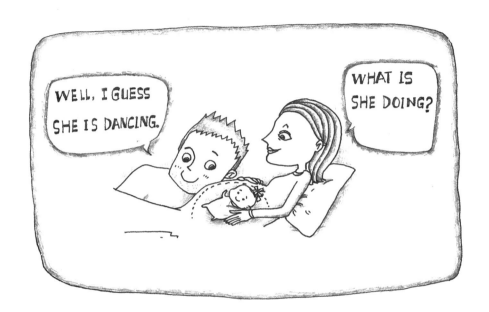

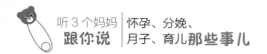
准爸妈最关心的孕期问题

一、饮食

Q 怀孕期间有什么不能吃？

A 孕期没有绝对的忌口，正如我国著名的儿科、妇产科专家郑玉巧所说："没有不能吃的食物，只有少吃还是多吃的问题。"[1]比如，有的孕妇听说山楂会导致子宫收缩，甚至引发流产，看到别人吃糖葫芦直流口水，但自己就是忍着连一颗山楂也不敢吃，这实在太夸张，真的没必要这样"虐待"自己。有的孕妇听说孕期吃巧克力，孩子爱笑性格好，结果就天天吃，把自己吃出了妊娠糖尿病，实在得不偿失。

小鱼妈：螃蟹、藏红花……这些不少人认为孕期不宜的食物我都吃过，我坚信只要不是有毒的食物，适当量的摄入绝不会引发流产等问题。

曦曦妈：这个量的问题我是深有体会，怀孕初期，我放纵地大半夜吃饼，一次就一大张，蛋糕也没少吃，结果真是吃出了妊娠糖尿病。所以建议准妈妈，可以解馋，但千万别放纵。

Q 怀孕期间能喝咖啡吗？

A 世界卫生组织（WHO）建议孕期每天咖啡因摄入不应超过300毫克。[2]我们可以更保守一些：如果你不是特别馋，不喝当然最好。如果你在孕前属于嗜咖啡如命，一天不喝就抓耳挠腮鼻涕眼泪横流，喝上一口就会心情大好的人，那么就自己控制好量，且别喝太浓的，毕竟准妈妈的幸福感也很重要。

---

1 《郑玉巧育儿经（胎儿卷）》，郑玉巧著，二十一世纪出版社，2008年11月第1版，第260页。
2 《怀孕需要改变什么——咖啡和茶还能不能喝》，http://www.guokr.com/blog/788237/。

腊八妈：我就属于后者，因此买了低因的咖啡豆，实在忍不住了就喝一杯，和闺密们去咖啡厅聚会时我也会和大家一样来上一杯。但是我拒绝速溶咖啡，因为它含有很多添加剂，也拒绝植脂末（咖啡伴侣），因为它含有反式脂肪酸。

小鱼妈：我孕期照常喝咖啡，也没有特意选择低因咖啡，但是会注意量的控制，一天不超过一杯。

Q 妊娠反应吃不下饭会影响胎儿发育吗？

A 只要不是特别剧烈的妊娠反应就不会影响胎儿发育。如果反应剧烈，吃下去立刻就吐出来，严重到脱水，这种情况下就要及时去就医。

腊八妈：我的妊娠反应从第九周开始持续到四个月，那种感觉是"全世界都没有自己想吃的东西"，虽然没有吐过，但干呕过好多次，痛苦得坐立难安。有时一天就吃几颗樱桃，喝几口水，其他什么都吃不下，但过了四个月就逐渐好起来了。我身边也有一些妊娠反应极为严重的朋友，她们连胆汁都吐出来了，只能很长一段时间都在医院输液，但她们的宝宝也很健康。

Q 如何减轻妊娠反应？

A 充分休息、少吃多餐、保持室内空气新鲜。美中宜和妇儿医院亚运村院区产科主任王虹在她的微博中提到，孕早期膳食的原则是清淡适口，这样能增加食欲、易于消化，并有利于减轻妊娠反应，使准妈妈尽可能多地摄取食物，满足其对营养的需要。在妊娠反应阶段可以依孕妇自身的个人饮食偏好，不刻意去追求食物的营养价值，待妊娠反应停止后再逐渐纠正。为减轻恶心呕吐的症状，可进食面包、馒头、饼干、鸡蛋等。

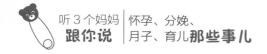
腊八妈：我的妊娠反应最大的感受是以往爱吃的东西统统一看见就恶心，以往不爱吃的东西虽然也没有变得爱吃，但是起码吃下去会舒服一些。比如苏打饼干，虽然不是很喜欢吃，但恶心的时候吃两块，就好像可以把即将要吐出来的东西给压下去一样。我在网上看到不少孕妇也认为苏打饼干有缓解妊娠反应的功效。所以说，不必顾及妊娠反应期间所吃的食物的营养价值是否高，只要能帮助我们顺利度过这一特殊时期就好。

二、营养补充剂

Q 叶酸应该从何时开始补充？

A 从孕前三个月开始，一直补充到哺乳期结束。

Q 孕期需要补钙吗？

A 需要。儿科专家张思莱建议孕妇在孕中晚期每天要补充1200毫克的钙，孕妇也多在中晚期表现出缺钙，这是因为胎儿在这个阶段发育加快，会动用孕妇自身储存的钙。

小鱼妈：我选择通过食补来补钙，多喝牛奶，吃奶酪，并大致计算自己每天食物中钙的摄入量是否充足。

曦曦妈：孕期一直在喝液体钙，觉得还是非常有效果的，孕晚期只出现过两次腿部抽筋的情况。

腊八妈：每次产检，医生都会问我最近有没有坚持喝牛奶，并告诉我下一阶段每天喝牛奶的量。整个孕期我都按医生的要求去喝牛奶，没有额外补钙，也从没有出现过腿抽筋等缺钙的状况。

Q 孕期需要补充 DHA 吗？

A 儿科专家张思莱建议孕妇每周吃两次海产品以补充优质蛋白质和DHA，如果对海产品过敏可以选择DHA制剂，每天200毫克即可。此外，亚麻油是一种不错的植物油，可作为食用油选用，其含有的丰富的亚麻酸在体内可以转化为DHA。

三、运动与体重控制

Q 产前体重增长多少比较合适？

A 美中宜和医疗集团官方网站上详细介绍了体重的计算方式：

（1）标准体重(kg)=(身高m)^2×21，即比如身高1.6m，孕前标准体重为1.6×1.6×21=53.76kg。

（2）肥胖度=（实际体重−标准体重）/标准体重×100%，肥胖度超过20%就要注意控制体重了。

（3）BMI值=体重(kg)/(身高m)^2，小于20偏瘦，20~24正常，24~26.4略胖，26.4以上太胖。

（4）分娩时的理想体重=(妊娠前的BMI×0.88+6.65)×(身高m)^2。比如身高1.55m、妊娠前体重50kg的孕妇其分娩理想体重为59.97kg。7~10kg是孕期的体重增加适宜范围。

　　个子达不到1.50m的人必须在体重调节上下工夫。个子矮小的人骨盆窄的概率非常高，容易引起难产，所以要注意避免婴儿过大以及产道内脂肪的过度积累。

　　怀孕之后很多孕妇有妊娠反应，过了妊娠反应之后暴食高能食物很有可能会造成肥胖，因此过了妊娠反应阶段之后的饮食管理非常关键，以一周的体重增加量不超过500克为好。一周之内体重增加500克以上并且有水肿现象的孕妇最好及时咨询医生。

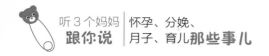
> **曦曦妈**：我从孕前期体重就一直增加很快，从三个月开始都以一个月 8 斤的速度在增长，后来查出妊娠糖尿病，这也就是体重增长过快的原因。一旦出现体重增长过快的情况，很大可能就是妊娠糖尿病，除了适当运动，控制饮食也很重要。

Q 孕期可以做哪些运动？

A 散步、孕期瑜伽、游泳等舒缓的运动都可以。三位妈妈均选择了以孕期瑜伽为主、其他舒缓运动为辅的运动方式。在我国马拉松比赛场上，我们时常可以看到大肚子的参赛选手，她们并不觉得这是什么大不了的事。在国外，孕妇跑步就更不是新鲜事了。由此可见，在安全第一的前提下，孕期运动的方式和强度是因人而异的。

Q 什么运动有助于顺产？

A 孕期瑜伽是最有助于顺产的运动。在专业孕期瑜伽教练的指导下对准妈妈进行有针对性的训练，可以最大程度地实现顺产。腊八妈、曦曦妈、小鱼妈都是孕期瑜伽的受益者，三人所在的瑜伽俱乐部90%以上的孕妇都是顺产。

四、身体护理

Q 妊娠纹如何预防？

A 没有任何一种方法或产品可以百分之百地预防妊娠纹。如果我们身边有哪位妈妈腹部真的没有一丝妊娠纹，那恐怕只能是个人体质的原因。首先，控制体重是根本，因为体重增长过快，肚子越来越大的同时，不仅肚子上会出现妊娠纹，还会连带腰部、大腿和臀部出现妊娠纹，有的孕妇因乳房不断增大，乳房上也会产生妊娠纹。其次，要坚持涂抹防妊娠纹油。目前虽然没有任何一种油被证明可以有效地防止妊娠纹的产生，但毕竟可以起到保湿及舒缓肌肤的作用，选择适合自己的产品就好。

> **腊八妈**：我体重控制得不是很好，增长了35斤，防妊娠纹油也没有坚持每天涂沫，三天打鱼两天晒网，自然就长了妊娠纹，但纹并不多，颜色也很浅，不仔细看也看不出什么，穿比基尼也不会有影响。如果坚持每天涂抹，不知情况是否能更好些。
>
> **小·鱼妈**：孕期体重控制良好，且坚持涂抹防妊娠纹油，因此很庆幸几乎没有长妊娠纹。
>
> **曦曦妈**：孕期防妊娠纹油和按摩霜坚持在用，但由于体重增长过多，还是长了少量妊娠纹。虽然这些产品不能百分之百地预防妊娠纹，但它通过按摩吸收达到的滋润效果绝对是避免妊娠纹出现的有效办法。妊娠纹跟每个人的体质、体重增长情况都有关，我们控制不了前者，但是可以通过使用产品和多在饮食中摄取胶原蛋白类食物来达到增强皮肤弹性的效果。

Q 孕期如何处理乳头上的分泌物？

A 每晚用温水清洗后，涂上乳头膏或橄榄油，待分泌物软化后用棉签轻轻去除。

Q 孕期手脚水肿怎么办？

A 美中宜和妇儿医院亚运村院区产科主任王虹在她的微博中讲道：多数孕妇在怀孕期间，或早或晚，都会出现手脚水肿的现象，这时需要多卧床休息，适当散步，做做孕妇保健操；同时也要注意饮食，少盐少糖，多吃清淡食物，黄瓜和冬瓜可以缓解水肿。此外，妊娠期脚踝部水肿与体重增长过快、下肢静脉回流状况有关。平时应注意控制体重、不要久坐久站，每一小时要变换一下姿势，晚上睡前用温水泡脚、按摩下肢促进血液循环都可以有所帮助。

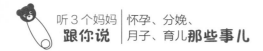

Q 羊水少可以通过喝水来补充吗?

A 只要是适合孕妇喝的液体都可以补充。

> **腊八妈**:我孕晚期羊水少,医生给我的唯一建议就是多喝水,牛奶、豆浆、蜂蜜柠檬水、煲汤……我每天换着样喝,羊水指数上升得比较缓慢,但最终合格。
>
> **曦曦妈**:当时我和腊八妈每次做完 B 超出现的情况都特别类似,连孕晚期的那次羊水指数都基本一样,当时医生给出了同样的建议:多喝水。事实证明,这个方法对我俩都有效。

五、胎教

Q 什么是胎教?胎教是否真的会作用于胎儿?

A 所谓胎教,是为了促进胎儿身心健康地发育成长,在确保孕产妇安全的情况下,利用一定的方法和手段,通过母体促使胎儿大脑和神经系统功能尽早成熟,进而为出生后的继续教育奠定良好基础。接受过胎教的宝宝有如下明显优点:睡眠好,不爱哭;生活有规律,精神饱满;发育好,体格健壮;学说话的时间早,理解能力较强,爱与人交往;适应能力和创造力也比没有接受胎教的宝宝要强。另外,接受胎教与没有受过胎教的宝宝,其智商也有一定差别。[1]

儿科专家郑玉巧说,从具有听觉能力的胎儿期开始,父母就要把孩子视为"能听得懂爸爸妈妈话的人"。父母和孩子进行多方面的交流,对孩子语言发育起着巨大的作用。

---

1 《最佳胎教早教——孕育聪明宝宝》,陈咏玫编著,中国轻工业出版社,2012 年 5 月第 1 版,第 30 页。

Q 胎教都有哪些方式？

腊八妈：我比较重视胎教。首先我努力让自己整个孕期的心情都非常舒畅，对宝宝的出生充满期待；其次，对话及抚摸是我和老公每天对宝宝必做的功课；最后，我非常喜欢韩国作家金东美的《双语胎教》一书，它是绘本风格，色彩鲜艳，62首中英文对照的儿歌童谣，有着散文诗一般的语言。此外，它还附有配乐光盘，我喜欢白天当背景音来播放，休息的时候可以跟听跟读，晚上睡前我再亲自读给腊八听，我感觉这不仅仅是对宝宝的胎教，更是我自己的一种享受。

小鱼妈：孕期几乎没有抽出时间对小鱼进行直接胎教，但注重间接胎教，例如坚持健身，坚持看自己感兴趣的书籍，坚持和小鱼爸爸参加一年一度的班夫户外电影展等。我和小鱼爸都更愿意相信，孕期准妈妈自己的身心愉悦是最基础也是最重要的胎教。

曦曦妈：胎教方面，我做得比较多的就是每天跟宝宝对话，比如看到一种花，我会告诉她这是什么花。我特别喜欢这种感知上的沟通，以我所感传递给她。我觉得这样不仅有助于日后建立良好的亲子关系，也可以使自己身心愉悦。还有一个有趣的体会是，怀孕时我每天都会把费雪的海马宝宝音乐安抚玩具放在肚子旁边，曦曦出生后就对海马宝宝里面的几个曲子特别敏感。一听到立刻就安静下来，直到现在无论她在做什么，"两只老虎"的曲子一响起，她立刻手舞足蹈。

六、其他

Q 孕期可以坐飞机吗？

A 可以，但为了更安全，尽量选择在孕中期，即4~6个月。

Q 孕期可以有性生活吗？

A 可以，但为了更安全，尽量选择在孕中期，即4~6个月。

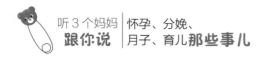

听3个妈妈 | 怀孕、分娩、
跟你说 | 月子、育儿**那些事儿**

Q 孕期能开车吗？

A 可以。

> **腊八妈**：我从怀孕起一直开车到临产前。
>
> **小鱼妈**：我在孕期一直开车，在预产期前一个月改开车为打车。因为上下班高峰期，开车拥堵有时难免影响心情，还会担心特殊情况下的急刹车引起身体不适，在出租车上反而更放松。

Q 孕期能化妆吗？

A 最好不要。儿科专家张思莱表示：化妆品中含有各种添加剂和铅。现在铅中毒的孩子越来越多，胎儿会吸收母亲摄入的和从骨骼中释放出的大量的铅，使得孩子未出生就受到铅的损害。当然，偶尔一次化妆正如同偶尔喝一次咖啡、可乐或吃一次垃圾食品一样都是无伤大雅的事，只要尽量施淡妆且及时卸妆就好。

第二章

一朝分娩

》》》》》

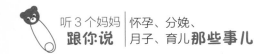
从公立到私立，腊八妈的产检及顺产全记录

2013年3月底，我和老公结束了半个月的蜜月之旅。4月底，我们举行了婚礼。5月初，我发现怀孕，预产期刚好是腊月初八，故取小名腊八。现在想想，腊八真是挺仗义的，既没耽误我们的蜜月，也没搅了我们的婚礼，又深知他爸妈都已不再年轻，于是加快了脚步，一分钟也没耽误就闯来了。

在公立医院碰壁

我家楼下步行10分钟就是某公立医院，所以我从来没想过去其他医院生孩子。5月初的第一次验血确定怀孕及第8周的产检，我都是在这家医院完成的，虽然这两次都是我自己早上7点不到就去排队挂号，但我从小受的教育是吃苦耐劳、勤俭节约，倒也没觉得辛苦。我甚至曾经对去私立医院生孩子的人嗤之以鼻：不就是生个孩子吗？用得着那么铺张浪费吗？

然而，现实的残酷给了我一记非常响亮的耳光。在公立医院建档需要一个叫"北京市母子健康档案"的东西，需要到户口所在地的社区医院去开。我家住北四环，我户口所在地的社区医院在南二环，大老远跑过去，人家跟我说："我们的健康档案已经用完了，上面没再给我们印刷，因为以后生孩子可能不再用这个了，你再去你生孩子的医院问问，不用这个应该也可以建上档。" 一系列的"上面"、"可能"、"应该"让我一头雾水，返回到医院建档室，人家冷冷地给我一句：没有母子健康档案就建不了档。

朋友们得知我怀孕了，纷纷问我在哪个医院建档，我把我目前还没建上档的经历说了，大家告诉我：很多公立医院，尤其是非常有名气的公立医院，若想建上档，要有关系特别硬的熟人，如果关系不硬，交几千块的好处费也能建上。以上都没有的话，越早建档越有希望，前提还得是运气好。有的医院竟然要求怀孕 4 周内建档，试问有多少女性朋友能在 4 周之内知道自己怀孕？

　　眼看就快 12 周了，据说建不上档的话医院是不管接生的。老公把他的通讯录翻了个底儿掉，实在是找不出医院的熟人。现实的残酷开始迫使我们动起去私立医院的念头，感觉真快被逼上"绝路"了，相信很多最终选择私立医院的朋友都有和我类似的经历。我想到以前的好几位同事都是在私立医院生的宝宝，于是给她们打电话，得知私立医院没有"建档"一说，根本不需要让我头疼的"母子健康档案"，大家凭借各自的生产经历，都极力向我推荐距我家开车只有 10 分钟路程的某私立医院。至于价格，从产检一直到顺产，外加 3 天住院费及餐费总共四万两千多。老公命令我说："赶紧去报名，怀孕最重要的是心情舒畅，别再为不值当的事伤脑筋。对于我们来说，生孩子这辈子可能就这么一次，难道不值得多花些钱来认真对待自己和孩子吗？"

于细微处见关怀

　　老公有个"歪"理论，他说"寸金难买寸光阴"不是绝对的，在我们今天的现实生活中，金钱是可以买到时间的。比如，去私立医院生孩子是要花很多钱，医保也不报，但是，我们再也不用早起去排队挂号了。现在想想，每次产检都要我早上 7 点前去排队挂号，是件挺恐怖的事。前期还好，越到后期产检越频繁，天气越来越冷，肚子也越来越大。而老公每天早上最迟 7 点半就要出发去上班，请他去给我挂号根本不现实。

　　按照这家医院产检加顺产的套餐计划，我从 12 周开始产检。每次电话预约我都约在上午 10 点，这样我早上可以睡到自然醒，慢条斯理地吃

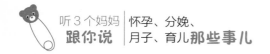

好早餐再出发。遇到需要空腹抽血的时候，医院都会提供一份早餐，抽血完毕后坐在安静的阳光厅里，工作人员会端上来一只煮蛋、一个巴黎贝甜的面包、一杯牛奶，我可以边吃边晒太阳、翻杂志，这让我感觉产检也是一种享受。如果当天孕妇较多，医院还为中午12点仍没有结束产检的孕妇提供一份午餐，有时是一碗馄饨，有时是两块比萨。虽然简单，但正是这种细微之处体现了医院对于准妈妈们的亲切关怀。我自己仅赶上过一次吃馄饨，因为那天B超的人有点多。除那次之外，我都是早早地结束产检回家吃午饭。

这家私立医院的细微之处不仅体现在对孕妇的关爱上，就连孕妇家属也会感觉宾至如归。阳光厅里有宽敞的沙发、靠垫、茶几、随意自取的冷热饮料、小点心、播放的电视……老公每次陪我去产检，都可以舒舒服服地坐下来喝着茶、玩着ipad等我。如果不知情，怎么会看出这是在医院呢？

最让我感动的一个细节是，每次在留尿化验之前，护士站除了给每人一个小杯子，还会提供一张独立包装的卫生湿巾，叮嘱孕妇在留尿前如何擦拭外阴，以保证尿样的准确性。回想起我孕八周时在公立医院那次留尿，女厕所门口排着长长的队伍，孕妇们一个个挺着肚子，手里举着杯子，闻着不断扑鼻而来的厕所味，在人来人往众目睽睽之下无奈又焦急地站着……关键是验尿结果上午还出不来，要下午三点再来医院取一趟，拿到化验单也不能立刻见医生，需要重新挂号。如果是B超就更崩溃了，当天根本约不上，需要另约一天专门来做B超……而在私立医院，无论是验尿、验血还是B超，都立等可取，由护士将化验单或B超单直接送到医生诊室。

每次在私立医院做B超都是我和家人最快乐的时刻。躺在床上，背后靠个大枕头，可以清楚地看到对面电子屏幕里宝宝的影像。最重要的是家人可以陪伴，老公、婆婆和妈妈都分别来陪我做过B超。B超医生会针对影像向孕妇及家属进行必要的讲解，整个 B 超时间至少 15 分钟以上。B 超医生亲切又有耐心，老公第一次陪我做 B 超时，医生指引我们看到了腊八隔着肚皮与我们对视的画面，眼睛还一眨一眨的，当时的感觉真是既震撼又神奇。这让我又不由得回忆起孕八周时在公立医院做 B 超，排了很长的队好不容易轮到我，结果一个医生带着一个病人推门进来，硬生生地加在了我前面。在我做 B 超那短短的几分钟里，医生一言不发，对我提出的问题一概置之不理，这对一个很想知道宝宝情况的准妈妈来说，真的很沮丧。

每一次产检都是赴一场愉快的约会

把产检比成约会一点也不夸张，相信在私立医院生过宝宝的妈妈们一定和我有同样的感受。不用担心人多拥挤、排队加塞、医生冷脸等一系列让人心里发怵的事，反而想的是今天都有哪些问题咨询我的医生？做 B 超的时候宝宝会做出什么有趣的动作？赶上有课程的时候，有哪些问题需要和老师讨论？于是，每一次去产检，都成了我和产科医生、B 超医生及课程老师的约会。

我的产科医生是王主任，一位从美国留学归来的博士，不苟言笑、态度严谨，有着安贞医院妇产科 20 年的工作经验。每一次产检，王主任都会认真细致地帮我分析血、尿化验单和 B 超单。记得 16 周的时候血常规显示我的血小板有点低，她没有给我开药，而是让我去买花生红衣吃。回家后我去同仁堂买了 5 毛钱的花生红衣，每天捏一点吃，一段时间后，血小板数值果然恢复正常了。事实上，我从怀孕到顺产的整个过程中，王主任没有给我开过一次药，即使在孕妇最需要的补钙问题上，她也鼓励我靠多喝牛奶来摄取足够的钙。

36 周以后，我的肚子给我带来了沉重的压力，晚上睡不好，白天又

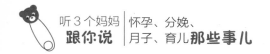

行动不便，真想赶紧"卸货"。王主任看到我有些着急，鼓励我少安毋躁，耐心等待，宝宝会在他想来的时间到来。然而，直到临近 40 周，我依然没有临产的迹象，更让我着急的是，孩子居然变成了枕后位。据我所知，枕后位顺产是有一定危险性的，一直坚持顺产的我在这最后时刻犹豫了。这时，王主任依然鼓励我坚定信心，胎儿还有再转胎位的机会，就算没有转过来，助产士也会有办法让我顺产，不到万不得已绝不轻易放弃。

倡导顺产和母乳喂养是这家私立医院一贯坚持的理念。为此，医院特别为孕妇设置了四次免费课程，内容涉及孕期营养、体重控制、分娩指导、分娩预演、母乳喂养等。每一次课程，老师都会拿来很多道具，大到胎儿在肚子里面的模型，小到一碗米饭的热量，都非常形象生动。在第三次课程上，坐在我前面的居然是大家都非常喜欢的美食畅销书作家文怡。课后文怡告诉我，她之前一直都在某公立医院产检，但每次产检需耗费大量时间和精力，最终在孕 34 周时投奔到这家私立医院。亲身感受到医疗服务的反差后，她坦言后悔来得太晚了。文怡非常亲和，在课上还将她在孕期的饮食经验与我们分享。在后来的聊天中我得知，文怡和我一样选择了和这家私立医院同属一个医疗集团的月子中心坐月子，她的预产期比我早 20 天，从医院告别后，我们约定带着宝宝到月子中心再聚。

临产前的最后一次课程是最激动人心的分娩预演，由一名助产士带领临近预产期的孕妇和家属一边参观产房一边进行讲解。这一天，和我一同参加分娩预演的准妈妈叫秀，她悄悄地告诉我："这个助产士姓杨，是这家医院的金牌，她刚给我同事接生完宝宝，8 斤多，脐带绕颈两周，她居然手解脐带帮我同事成功顺产，我就准备点名她来给我接生了。"我听了以后对眼前这位 40 岁上下、身材不高、短发、娃娃脸、说话幽默、一口老北京腔的杨医生肃然起敬。只见她不慌不忙地给我们讲解着生产当天的流程，每一个看似很紧张的问题，都被她轻松幽默地化解了。在很多孕产书上都强调要练习分娩时的呼吸法，而杨医生说："千万别把自己弄得那么紧张，要放松心情，到时候该怎么呼吸，我现教你都来得及。"本来我准备了一大堆问题，但是在她面前，我觉得好像什么都不是问题了。2013年的最后一天，秀在她的帮助下成功顺产一名女婴，当时电视剧《产科医生》剧组正在这家医院取景拍戏，后来我们在电视上看到片头曲中佟丽娅托起的那名女婴，就是秀的女儿。

一波三折，完美收官

我的预产期是2014年1月8日。每天晚上老公都陪我在冬日寒风中像拉练一样地快步走以促进自然发动，但直到1月6日肚子依然没有动静。眼看比我预产期晚的朋友们一个个都生了，我又开始着急起来，听说过了预产期还没动静就要住院打催产素了。6日晚上，我决定实施爬楼行动，老公陪我从一层爬到了九层。7日凌晨两点半，我发现见红，紧接着开始有规律宫缩，赶紧给医院打电话，向值班医生汇报我的情况。凌晨四点，宫缩缩短至五六分钟一次，凌晨五点，我住进了医院产科病房。

楼道里安静极了，标准病房设有独立的带淋浴及洁身器的卫生间、宽大舒适的病床及家属用的沙发和茶几，茶几上还有免费提供的咖啡和点心。值班医生来给我进行内检，我忍着剧痛被遗憾地告之才开了不到一指，离至少两指才能注射无痛麻醉还很遥远。这段时间的等待是非常煎熬的，每一阵宫缩来袭都让人疼得说不出话来。终于熬到早上8点，医生再次来内检，居然刚刚开到一指半，我本来就是个痛点非常非常低的人，这个消息简直要让我崩溃了。医生看我疼痛难忍，随即给助产士杨医生打电话，她同意立刻接收我，给我注射无痛麻醉。

护士用轮椅把我推上楼，杨医生已经在楼道里等我了。她看到我苦着脸蜷缩在轮椅里，立刻打趣地说道："哟，今儿蔫儿啦？没事儿啊，

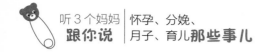
精神点儿，一会儿上了无痛就好了。"我对产房非常熟悉，因为分娩预演的时候已经参观过了，这里比病房要大很多，有和病房设置相同的卫生间、沙发、电视和茶几，若不是还有一张产床和胎心监护设备，根本想象不到这个温馨而舒适的房间居然是一间医院里的产房。

当天的麻醉师是顾美女，她始终带着一副大口罩，我至今也不知道她那双笑眯眯的眼睛下面长什么样子。小顾在我的腰上轻轻扎了一针，如同她说话一样温柔。我终于找到了"从地狱到天堂"的感觉。然而，由于我只开了一指半就上了无痛，会使产程延长，开指更慢。接下来，只能是漫长的等待。好在感觉不那么疼了，我终于有心情好好享受一下月子中心提供的早餐了。

临近中午，医生又来内检了。我从 34 周测量骨盆开始就非常惧怕内检，看到医生进来，我居然害怕得浑身发抖。一位戴眼镜的医生走近我幽默地说："大家都说我长得挺和蔼的，你怎么一看见我就发抖啊？"我这才看清原来这位医生是和我的产检医生同样知名的主任，也姓王。我是多么幸运，两个口碑最好、知名度最高的主任都被我赶上了。其实上了无痛后内检已经不怎么疼了，插尿管也没有感觉，但我就此落下了浑身发抖的毛病，稍一紧张就无法控制地抖个不停，直到十指全开，娩出腊八。

王主任给我内检的结果是已经开了三指，但胎儿依然是枕后位，如果胎位一直不变，那么我恐怕就要做最坏的打算——顺转剖。因此午饭后，我一面继续等待开指，一面期盼着胎位转变，同时不再吃东西及喝水，因为剖宫产的要求是术前六小时禁食禁水。时间一分一秒地过去，但对我来说等待却是那样漫长。无痛麻醉剂在一点一点地失效，我开始从"天堂"慢慢地又回到"地狱"。小顾闻讯赶来，得知我的情况后，给我加了麻醉剂的量。然而，随着疼痛的缓解，腰部以下却越来越麻木，我感觉双腿和双脚冰冷无比，需要老公不断地给我按摩。

产程进行到现在这个阶段，作为一个即将和宝宝见面的新妈妈，我早已做好了顺转剖的思想准备。我们都知道顺产是给孩子的第一份礼物，我会尽一切所能去实现顺产，即使最终不得不转向剖宫产，我也心甘情愿受这个"二茬罪"，而不是从最开始就选择剖，因为这二者的区别在于：顺转剖说明我尽了全力，无论是对自己还是对孩子，我都不会有遗憾。

下午5点，王主任再次来给我内检，依然是枕后位，更让我无法接受的是宫口仍然停留在三指，5个小时过去了居然没有任何进展。我正想接受顺转剖这个残酷现实的时候，王主任却说："我们可以再给宝宝一些时间，你左右侧卧变换一下体位，再坚持两个小时看看，到7点如果还不行再剖。"这个时候，我终于明白为什么说人的潜力是无限的，是的，为了孩子，只要是医生说还可以等，那么我就可以忍住身体的所有不适，继续等下去。

在接下来这两个小时里，我一边变换着体位，一边不断和肚子里的腊八说话，劝他动一动，告诉他顺产将使他受益终生，请他和妈妈一起努力，一起加油。麻醉剂再次逐渐失效，小顾大口罩后面的表情稍显凝重，她对我说："我只能再给你加一点点，因为如果加多了，你下半身会完全失去知觉，等到十指开全开始生的时候，你就用不上力了。"说实话，小顾第三次给我加了麻醉剂后到底缓解了多少疼痛我已经没有明显的感觉了，此时此刻，距离夜里两点见红已经近17个小时，而我又近7个小时滴水未进，整个人都已经麻木了。我能告诉自己的只有忍耐和等待。

晚上7点，我的"审判官"王主任又进来了，她的这次内检将决定我到底是顺还是剖，我又紧张得浑身颤抖起来。这个时候，我的助产士杨医生和麻醉师小顾在我身边一直亲切地安慰我，按住我颤抖的身体。王主任惊喜地对大家说："已经五指了，胎位已经是枕横位了，有希望，再坚持坚持。"我想，一定是腊八和我心有灵犀，我对他说的话他都听懂了，乖乖地扭转了身体。小顾一直站在我右手边紧紧地握着我的手，我知道

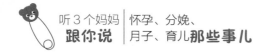

她已经不能再给我麻醉剂了，只能尽她个人的力量给我安慰。我预感到我可以顺产，于是让我老公下楼去买红牛，之前听说喝了红牛后分娩会有劲儿，其实，我的包里还有两大块黑巧克力。

临近9点，王主任给我内检时惊喜地宣布："十指了，左枕前位，都进来吧。"记得书上说左枕前位是最佳的顺产胎位，我还没来得及多想，从门外"呼啦"一下子进来一堆人，我简直被这阵势吓住了。大家进来后立即各司其职，我只记得一位年长的老护士提着热水壶给我进行分娩前的清洁和消毒，其他人都有说有笑地在我眼前晃来晃去，那感觉真不像是在产房里，而是像在厨房里，一群朋友一边做着饭一边聊着天。我感觉腊八的头在用力地往外顶，我知道我就快生了。

杨医生早已坐在接生的座位上，老公也早已拿起相机一通咔咔狂拍，而我浑身却抖得更厉害了。我被几个美女护士围了起来，她们不断地对我说笑，按住我发抖的身体，缓解我的紧张。我只记得我的右手边依然是小顾，她居然还让我冲着老公的相机镜头摆出剪刀手，我真有些哭笑不得呢。我问杨医生："我可以用力了吗？"她答："当然了，你还等什么呢？"于是我憋足了一口气，第一次用力，她说：很好，再来。第二次用力，她说：太好了，你真会用劲儿，歇一会儿再来。第三次用力，周围的美女护士们都说我太棒了，已经看到腊八的头了。这时，杨医生轻松地问我老公："你想让孩子几点出来？"老公看了看墙上的电子时钟："九点十五吧"。话音刚落，杨医生已经把腊八托在手上了。

连续九小时没吃没喝，忘记了包里的巧克力，也没来得及喝老公刚买回来的红牛，只用了不到15分钟，我就顺利生出了腊八，并且没有侧切，连我自己都不敢相信，我感受到了自己作为一个妈妈可以迸发出来的无限强大的力量。我松了一口气，而我眼前的这群人依然在忙碌，老公剪脐带，护士采集脐带血，儿科医生给腊八测身高、体重，杨医生帮我将胎盘娩出……没过多久，护士将一个小包裹放在我的胸前，只露出一个小脑袋，小嘴强有力地吮吸着……当我第一次和腊八四目相对时，那种复杂的情感是无法用任何语言来表达的，老公更是抢在我前面在腊八的额头上留下了深深一吻。

由于顺产无侧切，我还没出产房就下床去了洗手间，第二天一早在病房就可以坐起来吃早饭了。从公立医院辗转至私立医院，历经十月怀胎和近二十小时的曲折产程，酸甜苦辣至今历历在目。无疑，每一位妈妈赋予宝宝生命的过程都是伟大的，妈妈平安、宝宝健康是对这所有一切的最好回报。

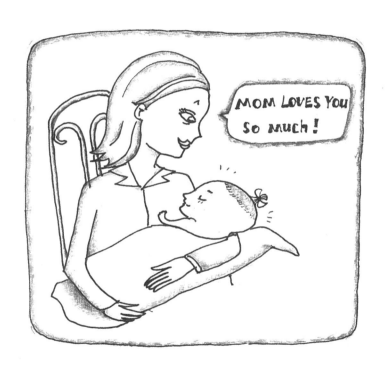

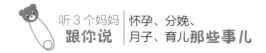

一只行李箱，你和宝宝入院的全部家当

文 / 曦曦妈

　　当准妈妈进入生产倒计时这个关键的时候，宝宝也早已摩拳擦掌，蓄势待发，随时都有"发动"的可能。为了避免临阵慌乱，建议妈妈们提前准备一只行李箱，放入你和宝宝的入院所需，之后就安安心心、踏踏实实地迎接天使的降临吧！

　　孕 38 周后，妊娠足月，随时有可能生产，更有可能发生一些意外状况，让你措手不及。例如我就是在 39 周加 3 天的凌晨突然破水入院的，虽然此前早已了解过如何处理这些意外状况，但在当时我和老公还是乱作一团，给医院打过电话后，拎起早已收拾好的行李箱，直奔医院。

　　在这里，我就以"过来人"的身份，和准妈妈们一起分享行李箱里的必需品。

宝宝用品

　　1. 衣服：纯棉开襟衣服 3~5 套。一般医院都会提供宝宝的衣物，曦曦当时穿的就都是医院提供的，比我自己准备的穿上还合身。但是如果妈妈们对宝宝贴身衣物要求比较高，最好还是自备。

　　2. 出院衣服：如果是在冬季，医院室内温度比较高，宝宝只需穿贴身衣服就可以。但在出院的时候，妈妈们一定不要忘记给宝宝带上棉衣或外套。其他季节也要注意室内外的温度差异。

　　3. 袜子：纯棉松口袜子。

　　4. 抱被或抱毯：抱被或抱毯不仅能够为宝宝挡风御寒，还能给刚出生的宝宝被包裹的感觉，让他更有安全感，减少哭闹和不安的情绪，尤其是当宝宝离开一个刚熟悉的环境，准备回家的时候。

5. 纸尿裤或尿布：用纸尿裤还是尿布，家人一定要提前商量好。我个人的经验是用纸尿裤没有问题，刚出生的宝宝虽排泄的次数多，但是量都比较少，很方便清理，只要及时更换，基本不会出现红屁屁。

6. 隔尿垫：可以防止宝宝大小便弄湿被褥。

7. 湿纸巾：湿纸巾可以准备两种，一种是婴儿手口湿巾，一种是擦小屁屁用的。

8. 护臀霜：每次清理完大小便后，及时给宝宝擦上，可以有效预防红屁屁。

9. 纱布方巾：纱布方巾要多准备几块，既可以用来当口水巾，也可以给宝宝擦脸、擦手。

10. 浴巾：宝宝洗澡后用。

11. 小盆：准备两个小盆，分别用来给宝宝洗脸、洗屁屁。

12. 指甲刀：为了防止宝宝指甲过长而抓伤自己，准备婴儿专用指甲刀或宝宝电动磨甲器，及时为宝宝修剪指甲。

13. 棉签：宝宝专用棉签，给宝宝护理肚脐的时候用来蘸取酒精，还可以用来给宝宝清理鼻屎、眼屎等。

14. 奶瓶：最少准备两个奶瓶，一个用来喝水，另一个在需要添加配方奶粉时用。

15. 奶粉：在母乳没有下来前，以备不时之需。（虽然理论上讲，宝宝在母体里自带的营养足够维持到妈妈下奶后，但是很多时候，父母都不忍心看到宝宝因饥饿而大哭。切记即使宝宝哭闹，配方奶粉一次添加的量也不可过多，一般是 5~15 毫升）。

16. 勺子：很多父母担心一开始就给宝宝用奶瓶，容易造成乳头混淆，所以选用小勺来喂奶以避免出现这个问题。最好选用婴儿软勺。

17. 消毒锅：宝宝的奶瓶用完后要及时高温消毒，用开水烫并不能达到消毒的目的。

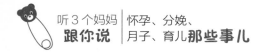
18、婴儿专用肥皂或专用洗衣液：方便清洗宝宝的衣物、口水巾或尿布。

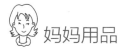 **妈妈用品**

1. 睡衣：纯棉开衫睡衣或哺乳睡衣，产妇特别容易出汗，所以睡衣可以多准备几套，方便随时更换。

2. 出院衣服：出院的外套或衣服，冬季要带棉衣或羽绒服。

3. 哺乳内衣：准备专用的前扣式哺乳内衣，切记不要带钢圈的，会影响泌乳。

4. 一次性内裤：产后会有大量恶露排出，即使用夜用卫生巾，也很容易弄脏内裤，所以建议买足量的一次性内裤。

5. 一次性护理垫：垫在床单上，脏了可以随时换。

6. 卫生巾：最好准备足量的加长加宽型卫生巾，产后恶露排出的量很多，需要及时更换。

7. 帽子：准备适合当季的帽子，避免出院回家途中头部受风着凉。

8. 袜子：产妇一定要穿袜子，以防止脚部受风。

9. 拖鞋：软底棉拖鞋，一定要带包跟的拖鞋，以防止走路时脚会带风。

10. 毛巾：洗脸、洗脚、擦身用。

11. 盆：洗脸、洗脚各准备一个。

12. 牙膏、牙刷或漱口水：选用产妇专用软毛牙刷或海绵牙刷。如果是剖宫产，不方便起身，可以用漱口水。

13. 月子免洗帽或免洗喷雾：虽说月子前几天最好不要洗澡，但如果是我这样的"大油皮"，两天不洗头就瘙痒难耐，月子免洗帽和免洗喷雾就可以暂时解决这个问题。

14. 吸奶器：产后 3~5 天，乳汁不会那么快全部下来，一般情况下是用不到吸奶器的。但是也有一些特殊情况，例如因为妈妈乳头内陷等自身原因，宝宝不肯吸奶，如果不及时用吸奶器将奶水吸出，会影响以后的泌乳。

15. 乳盾：如果妈妈有乳头内陷或扁平的情况，宝宝很难吃到奶，乳盾的设计可以让宝宝更贴近妈妈的乳房，帮助宝宝轻松吮吸，还可以很好地保护妈妈因哺乳而皲裂受伤的乳头。

16. 羊脂膏：防止妈妈乳头因宝宝频繁吮吸而出现皲裂，每次哺乳完后，及时涂上羊脂膏可以很好地保护乳头。

17. 防溢乳垫：垫在内衣里，避免乳汁溢出，以保证乳房干爽、清洁。

18. 产后私处修护膏：很多妈妈在孕晚期会出现痔疮，由于生产时过度使力，产后会更严重。修护膏可以缓解产后痔疮以及阴道撕裂、会阴侧切带来的疼痛和不适。

19. 吸管杯：破水或产后不能起身时，用吸管杯很方便。

20. 一次性杯子：用来招待探视的亲朋好友。

21. 饭盒、筷子、勺子：选用可加热的餐具。

22. 巧克力：在生产时为孕妇补充体力。

23. 复合维生素：产后妈妈身体比较虚弱，服用复合维生素，有助于帮助恢复身体的各项机能。还有一些针对哺乳期妈妈泌乳、脱发问题的维生素也不错。

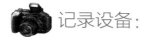 记录设备：

照相机、摄像机：用来记录妈妈和宝宝每一个难忘的画面。但是切记给宝宝拍照时一定不要开闪光灯。

手机：除了可以用来拍摄外，还可以让产妇在待产时听听音乐，缓

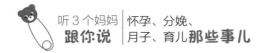
解身体的不适和紧张的心情，或者在备忘录里记录下妈妈此时想要对宝宝说的话，最实用的是可以下载能够记录宫缩时间的 App。（私立医院的待产室里有 VCD，产妇也可以选择自己喜欢的视频或者音乐。）

相关证件：

夫妻双方身份证、结婚证、准生证、母子健康档案（以前私立医院是不需要的，现在入院也必须有）、医保卡或社保卡、保险相关证件（私立医院有合作的相关保险单位，如果购买过保险套餐，此时需要携带相关证件）、确认函（如果购买的是私立医院的团购套餐，必须携带当时签订合同时的一个确认函）、产检报告（如果产检和生产不是同家医院，需要出具之前的产检报告）、银行卡、现金。为了保险起见，最好能够提前跟医院确定一下需要携带的入院证件。

孕 38 周以后准妈妈们就可以开始这项工作了，最好是把放进箱子里的东西做一个记录，方便随时查漏补缺。据我了解，现在很多公立医院都会提供或要求产妇购买待产包，私立医院也会提供宝宝衣物、纸尿裤、湿纸巾、产妇一次性内裤、卫生巾等物品。所以还是建议准妈妈们在入院前跟医院确认一下，医院提供的用品都包括哪些，这样可以避免重复准备。

准备齐全后，准妈妈就可以放松心情，好好享受这最后与宝宝合体的珍贵时光了。

准爸妈最关心的分娩问题

一、产前产后

Q 为何鼓励顺产？

A 瓜熟蒂落，顺产是最符合大自然规律的生产方式。对于产妇来说，顺产具有身材恢复快、子宫恢复快、下奶快、创伤小、并发症少、花费少等优势。对于宝宝而言，协和医院妇产科医生张羽这样描述："每一次子宫收缩都在挤压和推动胎儿，将他推挤向产道以外，挤压帮助胎儿排出双肺的水分，让每一个肺泡在出生后都能随着新生儿第一口吸气瞬间张开，建立呼吸，再发出人生的第一声啼哭。挤压还能帮助新生儿的皮肤建立触觉和感受，建立空间和平衡感。此外，可能还有很多我们人类尚未发现或者根本无从知晓的潜在益处……"[1]

顺产的优势正是剖宫产的劣势，除此之外，剖宫产手术还增加了产妇大出血和感染的概率，也增加了麻醉及手术意外、羊水栓塞的风险，且不利于产妇的内分泌平衡，还会增加乳腺癌、子宫内膜异位症等妇科病的发病率。

> **腊八妈**：在我身边的朋友中有个很有趣的现象，凡是一开始坚定顺产信念的，大都顺产成功，只有极个别的妈妈因骨盆狭窄或胎盘低置等医学指征不得不实行剖宫产。而那些一开始因惧怕顺产，一直犹犹豫豫的，到最后总会因胎儿过大等原因无法顺产。所以我一直相信心理暗示的神奇力量。
>
> **曦曦妈**：我一直坚信顺产是给宝宝的第一份礼物。也是因为有了这个坚定的信念，即使在孕后期出现心脏方面的问题被建议剖宫产时，我还是请求医生在有希望顺产的情况下让我试试，结果却出奇的顺利。

---

1 《只有医生知道》，张羽著，江苏人民出版社，2013年1月第1版，第246页。

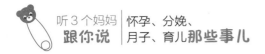

Q 顺产的产妇什么情况下应该去医院待产？

A 破水或见红且有规律的宫缩时，产妇需要立刻去医院待产。在任何情况下，破水后，产妇应尽量平躺，避免羊水大量流出体外。见红后一般会伴有规律的宫缩，至少每五分钟一次，每次宫缩不少于30秒。

曦曦妈：我在凌晨4点突然破水，然后立即去了医院。当发生破水状况时，产妇和家人一定不要慌张，首先要平躺，将臀部垫高。这样可以防止羊水大量流出，也可以避免宝宝脐带绕颈。其次要及时查看羊水的颜色是清澈还是浑浊，当然若备上羊水测试纸会更好。之后记录下时间，打电话告诉医院这些情况。如果是白天路上可能会堵车，建议叫医院的救护车。

Q 无痛分娩真的无痛吗？对胎儿会有影响吗？

A 美中宜和妇儿医院亚运村院区麻醉科主任南兴东在他的微博中说："在医学上我们叫分娩镇痛，也就是说将分娩的疼痛最大程度地减轻，减轻到我们人体可以忍受的范围。绝大部分产妇是明显减轻了，是可以接受的，有一部分敏感的产妇可以达到无痛的水平。"

关于对胎儿是否有影响，南兴东指出，无痛分娩在临床上主要是采取椎管内阻滞，包括硬膜外阻滞和腰硬联合阻滞，将药物注射在硬膜外腔，或者蛛网膜下腔，这些药物通过血管，缓慢吸收入血，进入血液的药物又通过胎盘循环进入胎儿体内，但是因为我们的药物是个大分子，跟蛋白结合率比较高，通过胎盘循环的量非常少，进入胎儿体内的量微乎其微，因此对胎儿的影响是非常小的。对宝宝来说肯定是安全的，这也与我们这么多年的临床经验、临床观察所得到的结果是一致的。

腊八妈、曦曦妈、小鱼妈在同一私立医院均使用了无痛分娩术。

Q 脐带绕颈能顺产吗？

A 这首先取决于产妇和胎儿当时的状况，如果宝宝出现心率减弱等指征，则必须立刻剖宫取出胎儿；其次取决于助产士的专业水平，脐带绕颈两周的胎儿在分娩过程中被助产士手解脐带成功顺产的案例也不少。

Q 胎位不正能顺产吗？

A 胎位不正会影响顺产，但也取决于产科医生和助产士的专业水平。左枕前位是最好的生产位置，当宝宝下降时阻力最小，其次是枕横位，最后是枕后位。有责任心且临床水平高的医生和助产士会帮助产妇通过变换体位的方式纠正胎位，增加顺产的概率。

> **腊八妈**：入院的时候我是枕后位，在医生和助产士的指导下，胎位从枕后位转到枕横位，最后转到左枕前位，前后经历了十几个小时，最终成功顺产。

Q 疤痕体质应该选择顺产还是剖宫产？

A 疤痕体质的人在人群中比例极小，其表现为伤口愈合后，表面疤痕呈持续性增大，不但影响外观，而且局部疼痛、瘙痒。但生长到一定程度后，疤痕便不再继续增大。疤痕体质的产妇最好能顺产，因为即使会阴部有侧切伤口，愈合后一般也不会像在皮肤上的疤痕一样持续增大、凸起。

> **腊八妈**：我是轻微的疤痕体质，曾经的阑尾炎手术伤口在术后两年内都会有微痛、奇痒的状况，因此对于这个问题我特意咨询了我的产检医生。医生说会阴部的皮肤和我们身体其他部位的皮肤完全不同，不会出现疤痕增生的现象。我在顺产过程中没有侧切，只有轻微撕裂，伤口恢复得特别快，月子过半时就几乎感觉不到伤口的存在了。

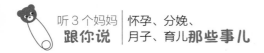

Q 顺产必须要侧切吗？侧切会给产妇带来哪些影响？如何避免侧切？

A 知名妇产科医生、中国妇产科网的创始人龚晓明医生在他的微博中讲过，国际上一致认可的观点是不推荐对产妇进行常规的会阴切开，除非是有一些需要紧急把胎儿分娩出来的情况。侧切会增加分娩出血量、产后伤口疼痛，也会使产妇产生对自然分娩的恐惧。在孕期适当地控制体重是避免侧切的一个重要措施。

和睦家医院妇产科主任医师、留日医学博士常玲也在其微博中表示：会阴侧切作为一个手术，其合并病症包括增加产时出血、增加重度会阴组织撕裂的机会、增加近期以及远期的局部疼痛。侧切适应症为胎儿宫内窘迫、阴道助产、会阴组织坚韧、孕妇自身状况不宜长时间用力等。如果想在生产过程中实现"无侧切分娩"，从怀孕一开始就要做好准备。首先要保持体重均匀增长，控制胎儿体重在合理范围，孕期适当进行体育锻炼（坚持走路、游泳、孕妇体操），保持良好的体能，孕晚期及时治疗生殖道炎症，临产时按照助产士和医生的指导进行下推工作，做好以上准备，就能实现一个无侧切的生产历程。

腊八妈：我和小鱼妈及曦曦妈均实现了顺产无侧切，这主要得益于我们孕前一直坚持的孕期瑜伽。孕期瑜伽除了帮助我们在一定程度上控制了体重外，其盆底肌练习更是增加了会阴组织的弹性和张力。就侧切的问题我在分娩预演课程上详细咨询过我的助产士，她说侧切的伤口是逆于肌肤纹理的，日后恢复较慢，但顺产过程中自然造成的轻微撕裂伤口是顺应肌肤纹理的，恢复会很快。早在怀孕的时候我就听朋友们说过她们的侧切经历，有的说侧切后一年内都无法有性生活，有的说侧切后伤口一直有不适感，还有的说稍微一咳嗽打喷嚏就会小便失禁……她们都有一个共同点，那就是无论胎儿及骨盆大小，在没有侧切适应症的情况下就被实施了侧切术。正如龚晓明医生说过的，过去，在国内将侧切作为初产妇生产的必需条件，所以侧切率很高，随着医学的发展，医生与助产士应该与时俱进，更新观念，减少侧切的使用。

Q 产后饮食和营养应如何调整？

A 儿科专家郑玉巧建议：哺乳妈妈的饮食要点是高蛋白、高钙、高铁、少盐，注意摄取碘、锌、A和B族维生素，每天至少要喝6~8杯温开水（约1200~1600毫升），每天补充维生素和微量元素，每天600毫克钙，200~400国际单位维生素D（最好选择含维生素D的钙制剂）。[1]

Q 如何预防产后便秘？产后便秘该怎么办？

A 首先要下床活动，促进肠道蠕动，其次要多吃新鲜的蔬菜和水果，尽量吃流质食物，忌食生冷辛辣。如果发生便秘，可以请家人去药店购买乳果糖服用，严重便秘者可以使用开塞露。

Q 生完宝宝是否要立刻大量喝汤下奶？

A 刚刚出生的婴儿胃容量只有弹球大小，吃得少，吮吸力差。如果产妇生产后立刻大量喝汤，不仅容易消化不良、加重肾脏负担，分泌的过多奶水还会淤滞在乳腺导管中，引发乳房胀痛，甚至乳腺炎。

二、产后喂养基础知识

Q 是否人人都需要"开奶"？

A 谈到开奶，很多经历过的妈妈都会说开奶比生孩子还疼！很多临产的妈妈看到别人开奶，自己也迫不及待地预约了开奶师。实际上，并不是所有的妈妈都需要受这个罪，如果乳腺畅通，只需要热敷、稍加按摩，并让宝宝勤吮吸，乳房自然就会泌乳。

---

1 《郑玉巧教妈妈喂养》，郑玉巧著，二十一世纪出版社，2010年1月第1版，第21页。

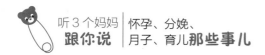
> **腊八妈**：由于产后入住月子会所，我就没有预约开奶师。每天会有护士帮我热敷并按摩乳房，连续四天，没有疼痛，泌乳很顺利。
> **小鱼妈**：产后月嫂帮助热敷和按摩乳房，没有经历过开奶的疼痛。
> **曦曦妈**：由于孕期就进行乳房护理，产后的泌乳很顺利。

Q 什么是初乳？初乳为何珍贵？

A 初乳是指新生儿出生后7天以内母亲分泌的乳汁。初乳除了含有母乳的所有营养成分外，更含有丰富的抵抗多种疾病的抗体、补体、免疫球蛋白、噬菌酶、吞噬细胞、微量元素。这些珍贵物质，至今无法人工提取、合成。初乳可提高新生儿免疫力，保护新生儿对抗外界细菌和病毒的侵袭，防止肠道疾病，加快肝肠循环，预防和减轻新生儿生理性黄疸。[1]

Q 为何提倡母乳喂养？

A 美国著名儿科医生西尔斯博士用最生动的语言解答了"为什么母乳是最好的"这一问题："世界上没有哪两个妈妈的乳汁是一样的，也没有哪两个宝宝需要一样的乳汁。你的乳汁是为你的宝宝量身定做的。每一种乳汁都有它的生物特殊性，也就是说，每一种哺乳动物都有其独特的、针对该物种后代的乳汁，保证它们的成长，提高它们的生存能力。"[2]

概括起来，母乳喂养对宝宝有如下好处：头脑更聪明；视力更好；耳朵感染更少；牙齿更整齐；呼吸道感染更少；消化能力更好；肠道感染更少；便秘更少；体型更匀称；更少得糖尿病；皮肤更健

---

1 《郑玉巧教妈妈喂养》，郑玉巧著，二十一世纪出版社，2010年1月第1版，第24页。
2 《西尔斯亲密育儿百科》，（美）威廉·西尔斯 玛莎·西尔斯 罗伯特·西尔斯 詹姆斯·西尔斯 著，邵艳美 唐婧 译，南海出版社，2009年11月第1版，第114页。

康；免疫力更强；能更健康地成长。而母乳喂养对妈妈的好处也不少：更放松；抑郁更少；天然避孕（虽然这一点并不绝对）；少得骨质疏松症；乳腺癌、子宫癌和卵巢癌的患病概率更低；产后能更快地减轻体重。[1]

Q 如何实现母乳喂养？

A "早开奶、勤吮吸"是实现母乳喂养的关键。宝宝的"第一口奶"应该是母乳，宝宝吮吸得越多，乳房就能制造出越多的母乳。新生儿没有明显的医学指征，不建议添加配方奶粉，适当的乳房按摩加上宝宝的频繁吮吸，大多数妈妈都能在产后一个月内实现母乳喂养。

> **小鱼妈**：我在产后半小时便让宝宝吮吸乳房，第二天开始添加少量配方奶粉，但注意控制添加的次数和量，并坚持每次都是让宝宝充分吮吸乳房后再添加配方奶粉，出了月子实现纯母乳喂养。
>
> **腊八妈**：最初我感觉自己没有奶，但医生查房时用手一挤，一滴滴金黄色的初乳瞬间涌出，医生说新生儿的胃很小，我的奶足够他吃，不让我加配方奶，进了月子会所也是如此，但我偷加了一次，是因为被他的哭声吵得太烦，想试试让他多吃点是否能安静些，现在想想挺可笑的，加那点奶粉真的没有任何意义。我的奶水在前两个月并不算充足，就靠"勤吮吸"一直坚持纯母乳喂养，从第三个月起奶量增大，开始吸奶、储奶。
>
> **曦曦妈**：曦曦出生第一天晚上由于血糖偏低加了一顿 10 毫升的配方奶，之后实现纯母乳喂养。

Q "早接触、早吮吸"为何重要？

A 科学研究显示，出生后立即和妈妈皮肤接触的新生儿，约有88%能够在20分钟后，顺利找到妈妈的乳头，并正确吮吸母乳。而出生后没有立

1　《西尔斯亲密育儿百科》，（美）威廉·西尔斯 玛莎·西尔斯 罗伯特·西尔斯 詹姆斯·西尔斯 著，邵艳美 唐婧 译，南海出版社，2009 年 11 月第 1 版，第 123 页。

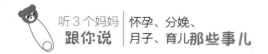
即接触妈妈皮肤和乳头的新生儿，日后能够吮吸母乳的只有约20%，其中还包括吮吸姿势不正确甚至吮吸困难的新生儿。早接触、早吮吸，有利于新生儿智力发育，可防止新生儿低血糖，降低脑缺氧发生率。对于产妇本身来说，早吮吸可刺激子宫，加快子宫收缩，对防止产后出血有一定作用。

世界卫生组织(WHO)在母乳喂养条例中明确规定：新生儿出生后，应立即放在母亲胸部，进行皮肤接触，并帮助新生儿吮吸乳头，吮吸时间不能少于30分钟，除非产妇有严重疾病。我国的母婴权益保护法也有同样的规定。[1]

腊八妈：产后护士迅速把腊八清洗包裹好抱到我胸前，他几乎是一秒钟就找到乳头，开始强有力地吮吸，看到这一幕，相信每一位妈妈都会由衷地感叹：这个小生命是如此的神奇。

Q 哺乳前需要清洁乳头吗？

A 不需要。妈妈的乳头上附着一些益生菌和其他日常生活常见的菌群，宝宝吮吸乳头时往往会将这些菌群一起吃进去，清洁乳头容易将益生菌也清洗掉，并降低宝宝对环境的适应力。所以，平日里正常吃奶时并无必要擦干净乳头。但碰到出汗较多等情况，还是建议通过擦拭等方法，保持乳头的相对干净，减少异味，同时减少鹅口疮的发生。

Q 宝宝不吸乳头怎么办？

A 宝宝出生半小时内要与妈妈进行皮肤接触，如果宝宝贴在妈妈胸口仍然不去衔妈妈的乳头，可以将乳汁挤出一些来吸引宝宝吮吸，或用变换哺乳姿势等方法不断去尝试。

---

1 《郑玉巧育儿经（婴儿卷）》，郑玉巧著，二十一世纪出版社，2008年9月第1版，第17页。

卧位式哺乳

Q 应该用什么姿势喂奶？

A 儿科专家郑玉巧建议的正确喂奶姿势是：胸贴胸、腹贴腹、下颌贴乳房。妈妈一只手托住宝宝的臀部，另一只手肘部托住宝宝的头颈部，宝宝的上身躺在妈妈的前臂上，头顶部朝向妈妈侧前方，妈妈和宝宝的视线近乎相对，下颌贴住乳房下部，鼻子朝向乳房上部，这是宝宝吃奶最舒服的姿势。[1]

刚生完宝宝，妈妈们通常比较疲惫，也可以采用侧躺的体位，即妈妈和宝宝面对面地侧躺，在宝宝的背后倚一个枕头以避免他翻向仰卧的姿势。此外，还有很多其他体式，如橄榄球式及喂双胞胎宝宝的体式，详细介绍可参考《西尔斯亲密育儿百科》。

> **腊八妈**：刚生完腊八时感觉身体很虚弱，住院的三天一直是侧躺着喂奶。到了月子中心后，儿科医生来查房时鼓励我坐着喂奶，理由特别简单：孩子半坐着吃饭一定要比平躺着吃饭舒服！医生同时建议我可以坐喂和躺喂交替进行，因为宝宝半坐和平躺吮吸时刺激乳房的部位会稍有不同，这样可以全方位地刺激乳汁分泌。后来，我白天感觉身体状态良好的时候就坐喂，累了就躺喂，夜间一直都是躺喂。

Q 剖宫产的妈妈如何哺乳？

A 剖宫产的妈妈不能像正常顺产那样，生后半小时就开始哺乳，至少要等到妈妈麻醉苏醒后才能哺乳。由于腹部有刀口，妈妈不能以通常的姿势给宝宝哺乳，可采取半坐位姿势。妈妈倚靠在床头上，在妈妈一侧放上与胸部差不多高的枕头或垫子，把宝宝放在上面，头朝向妈妈正前方，下颌贴在妈妈乳房下方，妈妈一只手抱住宝宝上身和头部，另一只手拇指和食指呈C型托起乳房，帮助宝宝含住乳头和大

---

1 《郑玉巧教妈妈喂养》，郑玉巧著，二十一世纪出版社，2010年1月第1版，第25页。

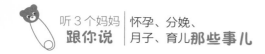

部分乳晕。[1]

Q 宝宝总是吃吃睡睡怎么办？

A 新生儿吮吸力弱，若妈妈奶量有限，宝宝很容易没吃饱就睡着了，然后很快又醒来。遇到这种情况，妈妈可以一边哺乳一边轻抚宝宝的头，或捏捏耳垂、轻弹脚心，唤醒宝宝让他吃饱了再睡。

Q 按需哺乳如何正确理解？

A 按需哺乳，儿科专家郑玉巧给出的概念是："宝宝饿了就喂，妈妈感觉奶胀了就喂。24小时内喂奶10~12次，每次20~30分钟，间隔2小时左右一次，后半夜可间隔4小时一次。出生第一周，喂奶间隔时间可适当缩短，1~2小时一次。出生第四周，可间隔2~3小时。"[2]需要注意的是：按需哺乳不是无规则喂养，应保证每次哺乳的有效性，通过双侧乳房轮换哺乳，让宝宝每一次都吃饱，并在宝宝三个月后逐步延长间隔哺乳的时间。

小·鱼妈：小鱼最初一直是想吃就给，百天内白天几乎都是一两个小时就要吃一次奶。正是仰仗小鱼的"贪吃"，我才实现了纯母乳，但这之后我发现她有时并不是因为饿而吃，而是因为恋乳，想通过吃奶寻求安慰，于是开始逐步控制她的吃奶节奏，通过逗她玩、分散她的注意力等方式逐步延长她两顿奶之间的时间间隔，在添加辅食后才逐步实现了三个多小时一次的较为合理的吃奶频率。

腊八妈：按需喂养说起来容易，做起来难，尤其像我这样前两个月奶量有限又极其贪睡的妈妈。现在回想起那段艰辛的时光，仍然不堪回首，而鼓励我坚持下来并顺利实现纯母乳喂养的，只是一个做妈妈的本能。

---

1 《郑玉巧教妈妈喂养》，郑玉巧著，二十一世纪出版社，2010年1月第1版，第27页。
2 同上，第20页。

58

> **曦曦妈**：宝宝刚出生时几乎是两小时吃一次奶，那段时间是妈妈最难熬的时候，几乎没有整觉。虽说是按需哺乳，但曦曦一直还是比较有规律的两小时一次，即睁眼就吃。随着月龄增大，曦曦一直保持着规律性的吃奶时间，我觉得跟着宝宝的节奏走就是"按需哺乳"的最好诠释。

Q 如何避免乳头混淆？

A 乳头混淆通常只发生在新生儿时期，因此建议在新生儿阶段妈妈不要轻易使用奶瓶喂养，如果不能亲喂母乳，建议使用小勺或母乳喂养辅助器（类似吸管的装置）喂配方奶粉，并需要控制奶瓶使用的频率及方式，尽量在让宝宝充分吮吸乳房后再用奶瓶。

腊八、小鱼和曦曦在月子期间都曾接受过少次、少量瓶喂奶粉，但在奶嘴及妈妈乳头之间转换顺利，没有出现过乳头混淆的情况。

Q 为什么要轮换两边乳房喂奶？宝宝总是吃一边的乳房怎么办？

A 张思莱医师在微博上强调，前奶蛋白质含量高，后奶脂肪含量高，前奶解渴，后奶解饱。每次吃奶15~20分钟最好，吃空一侧乳房再吃另一侧，这样前奶、后奶都能吃上。先把一侧吃空再换另一侧还有利于充分、均衡地刺激泌乳，避免两侧乳房大小不均，给乳房"宝宝还需要更多"的信号，这就是母乳"越吃越有"最通俗的解释。

宝宝总是只吃一边的乳房，需要先判断原因。如果是因为吃奶睡着了而不愿意继续吮吸，那可以通过拨弄宝宝的小耳朵或换纸尿裤等各种方法弄醒宝宝，督促他继续吃另一边；如果是因为一边的乳房乳汁更充分，宝宝觉得吮吸这一侧更为轻松，那就有必要让宝宝每次先去吮吸另一侧的乳房，以刺激这一侧更多地泌乳；如果是因为某侧的乳房涨奶，宝宝不容易吸出前乳而不愿意费劲吃，那就有必要每次喂

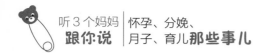
奶前先热敷该侧乳房，或者先用吸奶器吸出部分乳汁，让宝宝吃起来更方便。

Q 纯母乳宝宝需要喝水吗？

A 母乳中水分所占的比例为87.5%[1]，因此通常认为6个月内纯母乳喂养的宝宝只要吃奶量充足，就能够满足宝宝新陈代谢的正常需要，并不需要额外补充水分，额外喂水甚至有可能加重宝宝心脏与消化道的负担，不利于宝宝的生长发育。但是在特殊情况下，如高烧、腹泻、服用某种药物、天气炎热、宝宝出汗多等，就需要额外喂些温开水，以补充体内水分的不足[2]。

小鱼妈：我带小鱼在生产时的私立医院儿科咨询时，大夫建议通过观察宝宝的尿液颜色判断是否需要喂水，当宝宝尿液颜色偏黄时，就说明宝宝体内水分不足，这种情况如果不能多喂母乳就需要适当喂水。

Q 宝宝溢奶、呛奶、吐奶时怎么办？

A 如果宝宝溢奶、呛奶、吐奶时是平躺的，应立即把宝宝变为右侧卧，轻轻拍打其背部，以避免液体呛入气管。在每次喂完奶后应立即给宝宝拍嗝。北京协和医院儿科主任医师鲍秀兰在其微博中回答网友关于宝宝溢奶、呛奶、吐奶的提问时说：常见的原因有喂奶次数过多、喂奶量过大、乳头的孔径过大导致出奶过快、瓶喂时奶瓶中的奶没有完全充满奶嘴导致吃奶时同时吃进空气、喂奶时过多变换体位……妈妈们需要根据上述原因加以改进，如果妈妈的奶速过快，需要用手控制乳房，降低奶速，也可以让宝宝在吃奶过程中休息几次。

---

1 《虾米妈咪育儿正典》，虾米妈咪著，江苏科学技术出版社，2014年7月第1版，第101页。
2 《郑玉巧育儿经（婴儿卷）》，郑玉巧著，二十一世纪出版社，2008年9月第1版，第39页。

立式拍嗝　　坐式拍嗝

Q 喂完奶后如何给宝宝拍嗝？

A 首先在自己的肩头垫上一块干净的口水巾，将宝宝抱起，并将其下巴靠在自己的肩上，一手托住宝宝的臀部，另一只手从宝宝的下背部开始逐渐向上轻拍，一直拍到上背部，一般1~3个来回就可以把嗝拍出。

> **腊八妈**：白天每次喂奶后我都会给腊八拍嗝，但夜间他吃奶后会立即睡去，我会观察他，如果睡得很安稳，说明胃很舒服，就没必要再拍嗝打扰他的睡眠了。

Q 宝宝为什么常常打嗝？如何处理？

A 儿科专家崔玉涛说，婴幼儿出现打嗝是非常常见的现象，这是因为婴幼儿膈肌(分割胸、腹腔的肌肉)较僵硬和平直，当胃充盈后，特别容易刺激膈肌，导致痉挛，引起打嗝。宝宝经常打嗝，父母不用太过担心，可以少喂几口水，或者吃几口奶。这种现象一般在4~6个月后会慢慢消失。郑玉巧在她的书中介绍：用中指弹击宝宝足底，令其啼哭数声，哭声停止后，打嗝也就随之停止了。

> **腊八妈**：腊八在新生儿阶段以及其后的数月中，经常出现持续打嗝的现象。我一直使用月子中心护士教我的方法，给他吃几口母乳，后期就给他喝几口水，打嗝就停止了。
>
> **小鱼妈**：弹足底的方法我一开始就了解，但试验了一次，发现自己舍不得用力，无效，遂放弃。个人感觉喂奶是最好、最简单有效的方法。

Q 奶粉应该如何冲调？

A 不同品牌的配方奶粉冲调要求各不相同，水与奶粉的比例应严格遵守奶粉包装上的说明进行操作。通常情况下应先看清奶瓶上的刻度，计算好水与奶粉的比例后先倒入适量的水(通常情况下水温应控制在37~40度)，再放奶粉，充分摇匀后即可喂给宝宝。

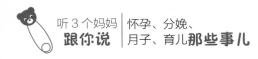
Q 奶粉宝宝需要喝水吗？

A 因为奶粉中所含的蛋白质和无机盐比母乳中多，因此奶粉宝宝所需的水量比母乳宝宝多。这就要求奶粉宝宝最好是在两顿奶之间，补充适量的水分。这样不仅有利于宝宝的消化吸收，也可以有效地防止便秘。

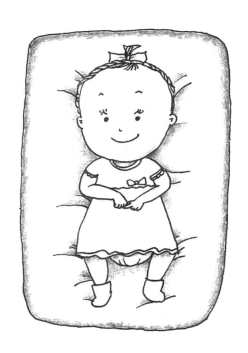

第三章

科学坐月子

》》》》

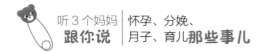

坐月子，带孩子，你听谁的？

文／腊八妈

　　我 33 岁结婚，34 岁生了腊八，身边朋友们的孩子都好几岁了。这些年来，听朋友们说了太多关于月子、月嫂、谁来带孩子等问题，其中有不少宝贵经验，也有很多惨痛教训。一个新生命的到来，对任何家庭来说都应该是件喜事，但因为坐月子和带孩子的问题产生分歧，小到家庭成员之间矛盾重重，大到产妇患产后抑郁症，夫妻关系不断恶化，甚至离婚……这样的例子屡见不鲜。

　　我在孕 12 周就签订了月子会所，也正是因为如此，我感觉自己和宝宝有了保障，就像提前进了保险箱，于是我在整个孕期都很放松，没有学习任何有关新生儿的知识，甚至连夜里需要给孩子喂奶这件事我都没有做好心理准备。在月子会所时即使把宝宝送至夜间托管，孩子饿了护士还是会把他送回来抱到我胸前，一次次被吵醒、24 小时都是碎片式的睡眠，让我几近崩溃……然而，月子结束后回到家，我四脚朝天的日子才算正式开始，一边没日没夜地喂奶、照顾宝宝，一边随着宝宝各种状况的发生，恶补有关新生儿的一切知识：黄疸、疫苗、睡眠、尿便、湿疹、头痂……我才发现，摆在我面前的不仅仅是一个小生命，简直就是一项大工程。

　　我的辛苦并没有白费。直到今天，还有很多朋友愿意向我咨询从怀孕到辅食添加，再到孩子教育的各种问题，我也非常乐于用我的经验和学到的知识去帮助大家。如果现在有人问我坐月子、带孩子到底该听谁的？我的答案是非常坚定的：听自己的。

听月嫂的？

　　我身边多数朋友都请过月嫂。一个朋友跟我说，她的月嫂告诉她不要让孩子吸妈妈的乳房，要把母乳泵到奶瓶里给孩子喝，结果导致她的母乳越来越少；另一个朋友说，她的月嫂指导她给刚喝完奶的孩子拍嗝，一次要拍 20 分钟，居然还拍不出来；最让人接受不了的是一个朋友的月嫂夜晚同宝宝一起睡觉时，因自己感觉热偷偷调低了空调的温度，结果导致孩子受凉，最终引发肺炎……在和朋友们的交谈中，我发现请月嫂最普遍的问题就是月嫂会根据自己的错误经验简单地判断产妇母乳不足而给孩子加了奶粉，更悲哀的是很多产妇并不觉得这有什么不好，她们不具备母乳喂养的相关知识，不了解母乳对孩子的重要性，就这样让根本还没喝过几天母乳的孩子从此喝上了奶粉……

月嫂这个行业是近年来才兴起的，这个群体当中大部分人文化水平偏低，只接受过一些简单的培训，再带过几个娃，摇身一变就成了月收入比白领还高的月嫂了。遗憾的是，很多真正受过高等教育的白领们却深深地信赖她们，听她们的话，按照她们的要求去做，把自己和孩子的健康完完全全地交给她们……请月嫂并不是不可以，好的月嫂也不是没有，关键是我们自己的头脑一定要从始至终保持清醒，提前储备足够的母婴知识，要有能力判断月嫂的观念和行为是否正确，当与自己储备的知识相背时，应及时指正或与之探讨。再优秀的月嫂也是来帮助我们坐月子的，而不是来领导我们的。月嫂的经验我们只能参考，只有我们自己才能对自身和孩子的健康负责，当有突发事件或涉及医学范畴时，我们更要坚信自己的判断，必要时向专业的医生请教。

听老人的？

每当我们对孩子姥姥或奶奶护理宝宝的方法提出质疑时，我们最常听到的反驳就是："你们小时候就是这样的"、"你们就是这么过来的"……坐月子、带孩子都听老人的妈妈们也会因为觉得"自己妈妈或婆婆都是

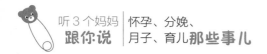

过来人，总比外人更可靠"，从而大撒手，孩子生出来后往老人那儿一扔，就算彻底完成了任务。

然而，二三十年前带孩子的经验，是否能照搬到现在的孩子身上？那个时候女人坐月子不洗头、不洗澡、不刷牙甚至不下地，而现在我们讲求科学坐月子，实在无法想象浑身汗臭的自己该如何给宝宝喂奶？那个时候月子里的我们被包成一个个直挺挺的蜡烛包，后脑勺被睡得扁扁平平的，而现在我们的孩子月子里穿着纯棉透气的哈衣，睡觉也只盖一层薄薄的纱布，一个个都有曾经以为只有国外孩子才有的"问号脑袋"；那个时候我们4个月就加蛋黄，却很少听说谁家的孩子因此过敏，而现在我们经常听到小朋友因鸡蛋、牛奶蛋白等过敏，儿童医院每天都有家长排队给孩子测过敏源；那个时候给我们添加辅食会喝菜水，而现在我们要把煮好的菜水倒掉，把菜打成泥给孩子吃，因为农药和化学残留物会危害孩子的健康；那个时候我们大小便都被大人"把"，而现在我们的孩子都穿纸尿裤，因为我们了解"把"对孩子还没有发育完全的脊柱和括约肌都没有好处……

那个时候的天空也总是蓝色的，空气是新鲜的，而现在的天空总是灰色的，很多人出门都戴上了口罩……时代在变，环境在变，知识也在不断更新，我们必须及时更新头脑中的知识才能了解如何去应对，坐月子及带孩子的方法也需要跟上时代的节奏、适应环境的变化。然而，家里的老人或许不会考虑这么多，面对同一个宝宝，老人的旧观念和我们的新知识必定会产生矛盾，如果同时还请了月嫂，月嫂和老人也会相互看不惯，本该安心休养的月子有可能会终日鸡犬不宁……

听网络的？

多数妈妈都有过在网上泡坛子、看产经、搜索各种答案的经历。然而，在这个信息爆炸、自媒体盛行的时代，如何去甄别这些信息？在别的孩子身上适用的方法是否同样适用于自己的孩子？我们是否会不由自主地人云亦云，被别人的观点牵着鼻子走？

举个特别简单的例子。微信朋友圈曾盛传一篇文章，题目是《谢谢各位，春节不要这样逗我的孩子》，内容大致是："不要拿着一个红包对孩子说，叫叔叔，不叫就不给你，再小的人也有尊严！不要当着孩子说他不如谁谁谁，你要说了我就直接问你，都是爹妈养的，你和人家李嘉诚怎么比！不要问孩子在幼儿园有没有被欺负，他每天都很快乐。不要问哥哥妈妈是喜欢你还是喜欢弟弟，我两个都爱！不要说孩子胆小……不要强迫我的孩子唱歌跳舞……不要认为孩子不打招呼就是认生……不要问孩子是喜欢爸爸还是妈妈……"看着朋友们疯狂转发此文并频频点赞，我惊讶的同时不禁在思考，我们这些妈妈们，经历了艰辛的孕育和哺育阶段，而一岁以后的养育和教育，才是对我们更大的挑战。孩子心灵和身体的健康同等重要，难道我的这些朋友们都希望培养出玻璃心的孩子吗？我们是否可以以我们的标准去要求他人如何说话？是否要让我们的孩子生活在真空里？这个社会本来就是尊重与不尊重、公平与不公平、高雅与媚俗、阳光与阴暗同在，我们的羽翼能保护孩子多久？我们在去要求别人提升素质的同时是否更该注重加强孩子的心灵建设，提升孩子的抗干扰能力呢？

听书本的？

现代人的生活节奏之快，使得很多人在想得到某个问题的答案时，不去书中寻找，因为今天互联网的发达程度几乎没有什么搜不到的东西。我在英国留学时，每当走进地铁，心里都一阵惶恐，因为那里人人都在读书。我的手里没有书，我就感觉别人都在前进，而我在原地踏步。我在怀孕的时候一直在看孕期及胎教的书，生了孩子之后在和曦曦妈及小

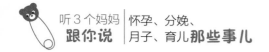

鱼妈每天的沟通中，我惊喜地发现我结识的是两位同样爱读书的妈妈。我们在微信群就护理宝宝的问题进行讨论时，经常会以"崔玉涛在《图解家庭育儿》里说"或"西尔斯在《亲密育儿》里说……"作为开头。然而，我们完全听书本的内容是否可行？答案当然是否定的。正是因为我们看的书很多，我们才发现每一位专家都是从各自学科的研究方向出发去阐述或解答问题，因此很多时候专家们的观点各不相同，却各有各的道理，那么，我们到底该听谁的？我国著名的育儿专家郑玉巧说："我也是孩子的母亲，在很多时候，我更愿意凭借母爱的力量和做母亲的直觉，来决定我该怎么解决养育孩子中的问题。任何专家的建议都不是针对某一个体，也不是针对某一件具体事情而提出来的。任何一个建议都需要爸爸妈妈参考着做，而不是不折不扣地执行。"[1]

在我们三位妈妈长达一年多的交流中，我们探讨着各位专家、医生的观点，反观自己的家庭生活方式及孩子的个性特征，在大量阅读、分析、归纳书中的观点后，结合自己的经验教训，从坐月子到带孩子，每个人都形成了一套自己的方法论。这也正是我们写作此书的目的，我们需要有书中的理论及专家的意见作为支撑，更需要结合宝宝的个性差异，边学习、边摸索、边总结。我们不会一头陷入纷繁庞杂的网络信息中理不出头绪，也不会人云亦云、随波逐流，我们有理有据，在做妈妈的道路上快乐又自信。

1　《郑玉巧育儿经（幼儿卷）》，郑玉巧著，kindle 电子书。

我在月子中心学到的事

—— 腊八妈月子经

和十个人说我要去月子中心坐月子，估计会有九个人说：你真有钱。有没有钱这个问题要辩证地看，这是价值观的问题，是你认为生活中哪些事更重要、更值得去花钱的问题。我和老公住着普通的两室一厅，开着一辆09年的北京现代，我们完全可以换辆好车，但是我们觉得开好车这件事一点也不重要。但是，我们认为生孩子这件事非常重要，因此我们花四万多在私立医院生了孩子，我们认为坐月子这件事也非常重要，因此又花六万多选择在月子中心坐月子。

我和老公都不太习惯月嫂来家里与我们同吃同住，恰巧得知我以前公司的同事正在月子中心坐月子，了解到这是一家由专业的医生和护士护理产妇和婴儿的月子中心，我和老公便决定去参观拜访。2013年5月末的一天，我们走进了这家月子中心的大厅，立刻有工作人员引领我们穿鞋套，消毒双手，测量体温，然后才带领我们上楼来到会客区。在会客区，工作人员给我同事打电话，在得到她的允许后，我们才进入她的房间。刚刚哺乳完的她面色红润，皮肤细腻，正轻轻地摇着婴儿床，看着宝宝睡觉。她身后是一张宽大的双人床，雪白的床单上洒满了温暖的阳光。

是否人人需要开奶师？

我生孩子的私立医院和月子中心同属一个医疗集团，从生完腊八开始住院的第一天起，我就开始享用月子中心提供的月子餐了。每天三顿正餐、三顿加餐，汤水多、花样多、少油少盐、营养均衡，最重要的是利于乳汁的分泌。

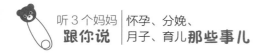
2014 年 1 月 10 日，我和腊八离开医院来到月子中心，开始了我们 28 天的月子生活。非常幸运的是，我们还被升级到了一室一厅的套房。在房间里还没坐稳，儿科和产科的医生及护士们就来看望我们了，儿科医生给腊八进行了全身检查并测了黄疸值，产科医生给我检查了会阴及乳房的情况，得知我奶水少，立刻安排护士给我进行乳房按摩。以前听说每个产妇刚生完宝宝都要请通乳师开奶，开奶的过程简直是痛不欲生，比分娩还要疼，但护士给我按摩的手法却特别轻柔舒缓。原来，产妇是否需要开奶也因人而异，开奶主要是针对乳腺不通者，很多产妇明明乳房没有问题，只要稍加按摩并让宝宝勤吸，奶水就会逐渐多起来，但看到别人都开奶，就盲目地认为自己也要开，请来开奶师一通乱揉，真是花钱买罪受。一些不合格的开奶师把产妇乳腺揉坏的事并不少见。每次护士给我按摩 40 分钟，四天的按摩结束后，我开始感觉到生理性乳涨，奶水也随之慢慢多了起来。

奶水多少因人而异，供需平衡是最佳状态

在接下来的每一天里，儿科和产科医生都会轮流来查房，如果感觉身体不适，医生和护士们都会随叫随到。有一次，一位白发苍苍的儿科医生来查房，看到我正躺着给腊八喂奶，对我说："夜里躺着喂奶是为了便于休息，白天就不要躺着喂了，宝宝总是躺着吃奶多不舒服啊，来，我教你坐着喂奶。"医生让我坐在椅子上，在我背后放了个靠垫，先喂左边，就让左脚踩在一个 10 厘米高的脚垫上，然后把腊八抱给我，这样腊八就可以斜躺在我的怀里吃奶了。吃完以后医生还教我给腊八拍嗝，竖抱起腊八让他的头靠在我的肩上，从下背部一直朝颈部轻拍上去，没拍几下嗝就出来了。

产妇的体质千差万别，有的产妇天生奶多，每天都能用吸奶器吸出

很多，让我羡慕不已，而我每次喂完腊八奶水就所剩无几了。负责照顾我的护士看到我如此羡慕那些"超级奶牛"们，就跟医生申请了医嘱，通知厨房每天给我加一顿汤。厨师长还特意来我的房间看望我，询问我的口味偏好。我就这样吃上了小灶，事实上，我这边加汤，隔壁房间的妈妈却因为奶太多而减汤。医生告诉我，只要宝宝够吃就可以了，奶太多也是负担，供需平衡才是最佳状态。最初我并不太理解，直到产后第三个月我的奶突然多起来，每天半夜孩子没醒，我却因奶涨爬起来吸奶时，我才真正体会到当时医生说的这句话的深刻含义。

月子中心的标准化服务

在月子中心最热闹的时刻莫过于每天早上妈妈们隔着宝宝洗澡房的大玻璃窗观看护士们给每个房间的宝宝轮流洗澡。护士们的动作娴熟又利落，一手夹住宝宝，一手用棉球蘸水开始给宝宝擦拭眼睛，然后洗头，洗澡，涂护肤霜、护臀霜，护理脐部，滴维生素D，抚触，测身高和体重……一气呵成。妈妈们在外面边看边学习，生怕回家后业务不熟练。其实，在每一位妈妈回家之前，护士都会把这一整套程序手把手教给妈妈们。现在腊八已经一岁多了，我依然在使用护士教给我的那套抚触手法每天给腊八按摩。

月子中心对宝宝的照顾是无微不至的。保洁阿姨每天来打扫房间两次，妈妈和宝宝的衣服及床上用品可以要求随时换洗。护士每天早晚两次给宝宝测量体温并监测黄疸数值。我坐月子的时候刚好是北京最冷的时候，只要出太阳，护士就来我的房间让腊八晒日光浴。如果妈妈们想休息，还可以请护士把宝宝接到托管室去照顾，托管室的每一张婴儿床上方都装有摄像头，妈妈们在自己的房间里通过电视屏幕就可以看到宝宝们的一举一动。我和老公曾经在晚上睡前把腊八托管，腊八需要吃奶

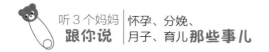

的时候护士会给我送回来，我喂过奶后护士再把腊八抱走，护士夜间还会负责给腊八换尿布并安抚哄睡。

关于护臀膏、束缚带、产后恢复等问题

我观察到护士每一次给腊八换尿布时，都会涂沫护臀膏，当时我还在想是否有这个必要，后来听说一些朋友的宝宝都曾经有过红屁股，他们都是直到红了才想起来给涂，我才明白每一次给孩子擦拭后涂抹护臀膏的重要性，如果红了就说明屁股已经腌了，孩子一定很难受，却又不会说话，想想真是可怜。

很多妈妈在产前囤货的时候，都买了束腹带，我也不例外。据说束腹带有两种功效，第一是防止内脏下垂，第二是有助于加速恢复腰身。然而，当我询问医生我能否使用束腹带的时候，却得到这样的答复：内脏是否下垂取决于个人体质而非束腹带，即使要使用束腹带，也一定要等子宫回到盆腔里才行。那么子宫什么时候会回到盆腔里呢？我是直到第十五天，经过医生用手去按压判断，才确定子宫已经回到盆腔。很多产妇在生完孩子第二天立刻就缠上了束腹带，这是非常不可取的，即不利于子宫的恢复，也不利于恶露的排出。

在月子中心坐月子并不是每天都待在房间里。妈妈们可以按照课表去上产后瑜伽课或去产后修复中心选择适合自己的护理项目。我向瑜伽老师询问在月子里是否可以练习仰卧起坐来帮助收腹，老师说这要看腹直肌恢复的情况。她让我躺下来，用手测量了我的腹直肌后说："还有两指半，已经很不错了，很多妈妈在月子里都是三指多，等恢复到两指才可以练习，否则的话，腹直肌就永远也恢复不了了"。我这才知道原来产后练习仰卧起坐也有这么大的学问，自己可不能轻举妄动。

我发现在这里坐月子的妈妈们都特别爱学习，这一点从每一次知识

课的座无虚席就可以看出。在母乳喂养课上，老师用她神奇的一双手就可以估量出我们每一个人的奶量。很多妈妈都很关心每次母乳后，宝宝到底是否吃饱，以及正确的母乳储存和复温的方法，针对这些问题，老师做出了详细的PPT，给我们耐心地讲解。在新生儿常见症状课上，老师更是将宝宝发烧、感冒、呕吐、腹泻、皮疹等常见症状为我们逐一分析，并给出相应的对策。

妈妈自身强大才是硬道理

在月子中心那一个月，我得到的不仅仅是科学的护理和照顾，更学到很多知识及护理宝宝的方法和技巧。我相信每一个新妈妈都愿意尽自己所能给宝宝最好的照顾，这就需要我们汲取更多的相关知识，用心学习，反复实践。无论是选择月子中心还是请月嫂，我们都只能得到这一个月的照顾，今后还是要靠我们自己去抚育孩子。这是一项大工程，也是一套崭新而庞大的知识体系，需要我们去不断探索、不断完善"妈妈"这个新角色，给接下来的新生活一个良好的开端。

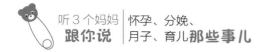

适合自己的就是最好的

——小鱼妈月子经

一、传统或现代：月子怎么坐

一间窗门紧闭的屋子，一位体弱的女子穿着保暖的厚衣裳，戴着帽子安静地躺在光线昏暗的床上，对床边亲友怀中自己的宝宝满意浅笑，这大概是从前一说坐月子我瞬间联想到的影视剧中的固定场景。待到自己真坐月子时，才深刻发现这种场景只可能属于他人。我这种一见阳光心情大好，以动养生，宅家一天就可能犯晕，不冲澡洗头就睡不踏实，严冬外出也只穿一条单裤的人，怎么可能忍受连续的卧床休息、忍受始终呼吸同一个屋子里的陈旧空气、忍受大冬天屋里和屋外穿一样多，还要用帽子包起油腻的头发上床睡觉？如果硬要忍受，真不知自己的心情会有多糟糕。

所以，无论老妈事前怎么善意告诫我坐月子对女性多么重要，无论传统的坐月子到底有多美好、多必要，我都很清楚自己需要一个舒适的月子。因为只有身体舒适才可能心情舒适；只有身心舒适才可能尽快恢复精力胜任新妈妈的角色。于是，很自然地我在产后当天就恢复洗脸刷牙，一出院立刻恢复每日冲澡洗头，在家第一天就习惯时不时地在各屋随意走走。

那么我是不是可以像自己仰慕的欧美妈妈那么现代，生完小孩完全不耽误事，毫无月子概念，生活一切照旧，照样跑步游泳，照样外出逛街会友，甚至照样保持性生活？这时候我又充分意识到自己的保守：既没有那么好的体质也没有那么冒险的勇气，真诚希望产后能认真调养。因此，在月子里我除了每天各屋溜达轻微走动外，并不敢加大运动量，哪怕自认为有体力并想舒展筋骨；除了喂奶也不常抱宝宝，哪怕其实很想抱；从未直接吹风，总是几个房间轮流通风，哪怕很想感受清风拂面的惬意；一直憋到出月子才第一次出门，哪怕总是望着窗外蠢蠢欲动。

中庸的月子之道也确实挺适合我。我在月子里身心整体愉悦，产后42天复查一切良好，不久就开始练习产后瑜伽，并没有传说中的各种月子病。月子里唯一出的问题是我怕脚部着凉日后落下病根，放弃了在暖气良好的家中光脚穿凉拖的习惯，最初几天不顾闷热在家穿袜子和包脚跟的棉拖鞋。结果我可怜的右脚脚面竟然起了湿疹！之后果断放弃。还值得一提的是，产后三个多月感觉右手手腕疼痛，亲友都说这是月子里抱宝宝闹的毛病，可月子里偶尔抱宝宝难道是一种错误吗？我认为自己错的只是出月子体能尚未完全恢复时，就频繁单手抱宝宝，右手手腕内扣的姿势运用过多。之后我通过佩戴护腕以避免手腕内扣受力，很快彻底恢复。因此，并非所有的产后不适都得归罪于坐月子不当。但凡稍加理性思考，你就会明白月子里刷牙不会导致牙齿松动，反倒是不刷牙会感染口腔疾病；月子房密不透风无法保证你不着凉感冒，反倒会引起身体抵抗力下降；月子里室温足够的前提下穿戴过于厚重不会让你的身体恢复得更快，反倒可能引发剖宫产、侧切伤口的二次感染……相信，绝大多数新妈妈都能在传统的极其讲究的封闭式坐月子和欧美毫无忌惮的产后生活中，找到一个适合自己的平衡方式。

二、月嫂及月子餐：如何看待

孕晚期，我先后探望了四位刚出月子的女友，都被叮嘱坐月子的注意事项，有意思的是四位妈妈对月嫂的感受形成鲜明对比：一位特后悔自己请了月嫂，控诉月嫂偷懒、爱喂奶粉等种种不是；而另一位特庆幸自己请了月嫂，认为自己宝宝穿着轻薄等许多好习惯很大程度都仰仗月嫂的指导；一位很后悔自己没有请月嫂，月子里全家都只关注宝宝冷落

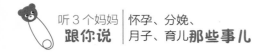

了对产妇的照看，过得颇辛苦；而另一位很欣慰自己没有请月嫂，仅凭自己和母亲就非常顺利地度过了月子。我在最初听到各种不同声音时也颇有点无所适从，不清楚自己是否有必要请月嫂，后来想明白了，其实不必那么复杂，看个人想要什么：我希望月子过得舒适还不想累着老人，又没有选择月子会所，那请个月嫂来帮忙当然是最好的。

那么，请月嫂究竟能帮多大的忙呢？我最初只准备请28天的月嫂，后来一直用到了小鱼百天。我家有小姨做家务，我妈做饭，月嫂只负责照顾小鱼，一百天就拿近四万薪水，在我妈看来这实在不值当，我却相对满意。虽然月嫂以自己的错误经验让小鱼出生第二天就添加奶粉，但一直坚持让小鱼先吮吸母乳再加奶粉，且奶粉量控制良好，努力帮我实现了纯母乳。甚至有一次我因小鱼哭闹主动提议加奶粉时，她还严词拒绝，因为她判断那一次小鱼的哭闹只是源于情绪而非饥饿。虽然月嫂偶尔小偷懒甚至偶尔小抱怨自己的辛苦，但整体属于踏实能干的，在这百天内有了她的帮忙，小鱼才可能在偶发的轻微湿疹和红屁屁外没有出现其他任何护理问题，我妈和小姨才可能继续坚持每天傍晚的广场舞，我才可能在产后两个多月就开始到俱乐部练习产后瑜伽。

孕妈妈俱乐部一名老师教授大家如何挑选月嫂时特别强调了对月嫂要"高标准、严要求"，并强调为实现这个目标，准妈妈就必须储备足够的育儿知识，才能有效指导月嫂工作。我对这个观点特别的感慨，因为要做到这一点实在不是件容易的事。以我自己为例，月嫂最初护理小鱼都是八九点才睡觉，她认为小婴儿白天睡得太多、入睡太早不利于夜间睡好觉，我也一直没觉得不妥，直到一两个月后我学习了婴幼儿睡眠专业知识才认识到一岁以内的小婴儿八九点入睡已属于偏晚，往往已错过了宝宝的最佳入睡时间点，容易引起宝宝闹觉，这之后我才指导月嫂逐步将小鱼晚上的入睡时间从最初的八九点提早到六七点。月子里小鱼一天拉七八次粑粑，轻微红屁屁时月嫂用红霉素眼膏而不用护臀霜，我见效果良好到药店一口气买了十盒红霉素眼膏，生怕小鱼再次红屁屁，直到很长时间后我才了解红霉素眼膏含有一定量的激素，不应轻易使用。有时候我甚至提出了错误的要求和指引而浑然不觉，例如小鱼睡觉一哼哼我就要求月嫂及时给予安抚，结果导致小鱼睡眠连贯性较差，夜醒频繁……因此，现在的我总爱和准妈妈朋友们认真建议，孕期的重点不是研究如何购置母婴用品，而是要好好学习育儿知识。

月嫂通常都负责月子餐，我在请月嫂之外还定了月子餐，是希望月嫂能集中精力照看好小鱼。月子餐可以定现成的，每天送货到家，也可以定半成品，买来配料配方，自备部分食材，按照食谱在家制作。我的月子照顾人手颇多，月嫂照顾我和小鱼，小姨负责家务，于是选择定了半成品，把每天制作月子餐的任务交给老妈专门负责，现在回想却颇为后悔。

月子里一天六顿饭，品种繁多，虽有食谱对照，甚至有专门的指导顾问，可我仍感觉我妈大部分时间都在厨房忙碌，而不是陪小鱼玩耍，这实在有违我让她尽享天伦之乐的本意。此外，这份月子餐并未帮我迅速实现纯母乳，这引起了我妈对其功效的质疑，在既定的月子餐之外又做了调整，变换花样做了许多她认为好我也爱吃的食物。也正因她的这份付出，我出月子时竟然增重了十几斤！孕期良好的体重控制付之一炬，产后近一年才恢复。

客观地看，营养丰富、少油少盐等都是这份月子餐的优点，但缺点也很明显。例如，再好的食用油也不可能营养全面，月子里完全可以用不同的油，没必要限定月子餐指定用油。再如，按照月子食谱蔬菜水果在产后第一二周需禁止或限制，但实际上不吃蔬菜水果容易出现便秘、痔疮等问题。

所以，在我看来，定制月子餐主要是懒人的选择。我这种懒人若能再次重来，为避免麻烦一定会一步到位直接选择月子餐现成品，而不是

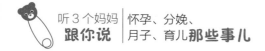

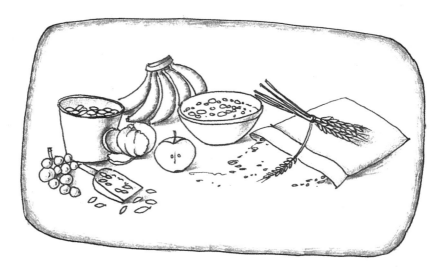

半成品，在此之外自己适当补充水果、蔬菜就好。但如果你的身边有人擅长做饭，了解月子饮食的注意事项，还不嫌麻烦，那就完全没有必要定制月子餐。

二、抑郁或快乐：月子情绪如何调节

月子基本是身体最虚弱的时期，情绪常受身体左右。我这种产后迅速就有体力在各屋走动的妈妈已算幸运，但在月子初期面对大量的产褥汗，每天更换两三套衣服，始终用着姨妈巾，仍然让我感到很不习惯，常心生烦躁。月子里不分白天黑夜，每隔一两个小时就得给宝宝喂奶，宝宝不够吃大哭的时候、宝宝困倦闹觉的时候、宝宝起湿疹或红屁屁的时候……无论最终多么顺利解决，总有些时候我会有莫名的挫败感。更糟糕的是，无论多少人在帮忙，我发现自己彻底失去了自由，音乐、书籍、美食、逛街……各种日常的美好事物都迅速消失，满世界几乎只剩下照顾宝宝这一个主题。

不知道有多少人真的享受月子，而我当时只希望能尽快顺利度过月子。其实，最初的这种辛苦相当程度上来自于情绪的压力。月子里我常焦虑为何自己没能实现纯母乳，自己是否是个不称职的妈妈？甚至还因为恶露持续三周就担心自己是不是有毛病。[1] 据统计，约50％的新妈妈有不同程度的产后抑郁。[2] 很庆幸我在月子里虽有过焦虑、烦躁、不适，但这些负面情绪完全在可以承受的范围，且都能及时调整。调整的重点就在于适当放低要求，允许身体恢复的节奏慢一点；允许照顾宝宝的不完美甚至失误；允许自己小小偷懒一下，给自己留一点时间和空间。听首歌、读本书、看个片，以及加入新妈妈群，和他人交流经验，相互借鉴，彼此支持都是很不错的方法。月子里我和腊八妈妈、曦曦妈妈几乎每天都要聊会天，从如何实现纯母乳到女宝阴部如何清洁等问题，总有聊不完的内容，我们三个总能从聊天中收获安慰或启发。

家庭关系的处理也很影响产后情绪，同期晋升新妈妈的一批女友中有的产后夫妻不和甚至干脆离异，有的在产后展开婆媳大战，一发不可收拾。我常庆幸自己在产前非常明智地和家人事先"约法三章"：月子里对育儿等各种事情但凡发生分歧一切以我的意见为主，月子里这条约定被良好执行，避免了许多不必要的矛盾。特常见的一个事是，老人总担心宝宝受凉，总想让宝宝多穿点，但月嫂给小鱼穿得很少，一整个冬天在屋里都只光着大腿穿包屁衣。我和老妈解释小婴儿不应穿太多，手脚微凉但后颈部温热，就属于温度合适。但老妈以自己的固有经验并不易接受这个道理，多次说不通后我"简单粗暴"地告诉老妈不准干涉小鱼穿着。这虽然引起老妈内心不满但至少坚持了正确做法，穿着轻快的小鱼儿一直没感冒也最终让老妈放宽了心。当然我的这种方法恐怕只适合母女间，婆媳之间如何良好沟通并保证新妈妈自己说了算真心是更高

1　关于恶露，无论是出院后医院发的指导材料还是我看的孕产书籍（《十月怀胎1000问》，戴玄编著，中国人口出版社，2010年5月第1版，第326页），都是说产后大约三周恶露就干净。而事实上，有不少妈妈恶露持续时间较长。

2　《十月怀胎1000问》，戴玄编著，中国人口出版社，2010年5月第1版，第360页。

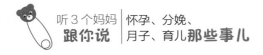
的要求。

　　月子里新妈妈理应获得家人加倍的关心照顾，但是新妈妈自己说了算并不意味着就可以随性、随意发脾气，有时候适当放低对他人的要求，真诚感恩他人的陪伴付出，并注意沟通的方式方法，更容易拥有平和的心态和心情。亲子关系是月子里各种关系的重心，但并不能以此为由完全忽略夫妻关系。如果你的先生勤劳能干，能在月子里充分陪伴并当超级奶爸，那当然再好不过了。可我家那位较为忙碌，月子里一改往日习惯不出差、不应酬、不加班，我就能接受，非要要求他和我一样每晚两小时醒一次，反倒有些于心不忍。因此，我能容忍他在家陪小鱼玩耍之外的各种不作为，容忍我在月子里辛苦得出不了门，而他在家开完电话会议还能到公园跑圈健身。但有那么几个夜晚，当我从夜奶的疲惫中来到客厅喝水时，撞见他对着电脑不是在工作，而是正在品红酒看美剧时，那真是瞬间燃烧起愤愤不平之火啊！还好，当时没有迅速爆发，而是及时自我安慰，他忙碌一天也难得休息，又何必计较呢？自我安慰无效时，也不借题发挥，而是直截了当地提意见，要求他立刻停下手头的事情专心陪我聊天。此后他一直颇为感谢我在月子里对他的"低要求"，在之后漫长的育儿征途中自觉地表现得越来越好。

月子里的那些事儿

——曦曦妈月子经

随着生活水平的提高、生活条件的改善，科学坐月子的理念已经深入人心，大多数新妈妈都不会遵照旧传统去坐月子而把自己搞得一团糟。相反，合理安排照顾自己和宝宝的人手、为自己准备高质量的月子餐、让自己的身体尽快恢复才是我们更应该关注的事儿。

在哪儿坐月子？

在哪儿坐月子一定要在孕期就早早决定好，从自身的实际情况出发，但我建议可以多为自己考虑，毕竟这是女人初为人母最敏感、最需要被关心的时候。很多人坐月子都是回娘家，能撒娇，能发脾气，不怕跟亲娘红脸。但是这点我想都不用想，谁叫自己是远嫁他乡呢？入住月子会所，这是我当初觉得最省心省事的选择，那里有专业的护理团队、营养合理的餐食安排，不管是大人还是孩子都能被照顾得妥妥的，还可以避免跟家人产生不必要的矛盾。最主要的是能给新妈妈们一个相对自由的空间，毕竟面对医生、护士、孩子、老公，绝对要比面对其他人来得轻松。后来我也去一些月子会所了解了一下，价格从三万到十几二十万不等，便宜的我觉得环境不够好，各方面都还不错的，价格又高得不在我的预算范围内。想来想去，其实我没有选择，那就踏踏实实地在自己家好好坐月子。

身边需要谁？

决定了在哪儿坐月子后，就要考虑在这个特殊的时间段里你将和谁

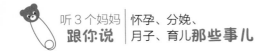

相处？而和谁相处又决定了你的月子生活能否安稳愉快地度过。无论是在娘家还是自己家，你都需要考虑要不要请月嫂，在自己家是婆婆来还是妈妈来，又或是婆婆、妈妈齐上阵。很多人一听到这里，就觉得要天下大乱了，这个环环相扣的问题我也琢磨了好一阵，并且做好了充分的心理准备去面对即将要出现在月子生活里的人。事实证明，我的终极选择："月嫂＋婆婆＋妈妈"的模式，不但没有天下大乱，反而其乐融融。

老公：从陪产、陪床，到忙里忙外地照顾我和宝宝，再到采购月子餐，我这个平时没什么耐心、脾气也不怎么好的老公在月子里的表现居然让我甚是满意。放在平时，老公能够做到这样，已经足矣。但是在这个特殊阶段，他的角色赋予了他更高的要求，不但要照顾好妻子孩子，还要成为一个出色的"中间人"，调节家庭成员之间因为各种问题而产生的矛盾。在这方面，我老公真是无用武之地，因为他有一个开明的妈妈、谦和的丈母娘和一个懂事的老婆。所以我们家从来没有因为带孩子或是别的问题有过争吵，这也是让我觉得最安慰和得意的地方。

孩子：从孩子出生的那一刻，我的视线再也无法从她身上挪开。但是在坐月子期间，能给孩子最好的爱就是照顾好自己。我月子里很少抱曦曦，为了能够让我休息好，除了吃奶，其他时间她都是在自己的房间。刚开始我忍不住经常跑过去趴在床边看她睡觉，后来全家人都在我耳边叨叨，让我多卧床，少走动，趁着她睡觉的时候赶紧补觉去。曦曦也很配合，很少哭闹，所以后来我也就安心休息，等待喂奶时相聚的亲子时刻。

妈妈：虽说亲妈可以对自己百般包容，但要她爱屋及乌，能够像对你一样去对待你身边的其他人，这要求貌似有点太高。我之所以会让妈妈、婆婆一起来，是因为我了解我的妈妈，她虽然不是很能干，照顾我和孩子都不能独挑大梁，但是她足够谦和，清楚自己的角色。她跟我说："孩子有月嫂，做饭有你婆婆，我来就是在你老公上班后替他给你擦药、洗衣服，一些你不好意思让月嫂和你婆婆去做的事情，妈妈都能帮你。"

婆婆：很多人说到婆媳关系，都会摇头叹气，好像这是世上最难逾越的鸿沟。其实我觉得凡事都是相互的，婆媳关系也一样，在你抱怨婆婆这不好那不好的时候，你有没有认真地审视过自己做得如何？很多家庭婆媳关系紧张的根源都在孩子身上，这点我比较幸运，遇到一个能干的好婆婆，她会主动去看各种书籍，接受最新的育儿理念，很多知识掌握得比我还要全面，所以曦曦的很多小毛病，例如泪囊炎，婆婆在家护理就能轻松搞定。除了全心全意地照顾孩子，她还经常鼓励我产后多做恢复运动，让我跟老公出去旅游散心。在跟腊八妈和小鱼妈聊起这些的时候，她们都笑称我有一个"全能婆婆"。

月嫂：我决定请月嫂的初衷，一是她们照顾孩子更专业些，即使你已经从书中了解到各种信息，但在实际操作中却没有经验；即使你的妈妈、婆婆是有经验的，但那也已经事隔很久，现在的很多观点和方法都不一样了。二是月嫂在带孩子的问题上能够起到很好的桥梁作用。但前提是之前你们就能有一个很好的沟通，她的专业知识能够得到你的认同，这样就可以确定在以后遇到问题时一切以月嫂的专业知识为准，才能够很好地避免家庭矛盾。三是有了月嫂，妈妈和婆婆就不用那么辛苦，毕竟月子里带孩子过的是黑白颠倒的生活。我们请的月嫂照顾孩子很细心，也教会了我们很多不知道的护理知识，整个过程相处得还算愉快。

总结了我们家这么复杂的月子环境，却能相安无事，相处愉快的制胜法宝，就是每个人都能够清楚自己的角色，各司其职。但新妈妈们千万不要忽视自己的核心位置，要早早地跟每个人沟通，明确她们"此行"的目的，才能防患于未然。

月子里怎么吃？

月子期间除了充分的休息，通过"食补"来调理和恢复体能，是坐

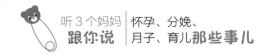

月子的关键。我和老公相当重视产后的饮食调理，在产检的医院就有合作的某品牌月子餐的推荐，我们也特意去了它的门店深入了解。它家的月子餐可以定半成品，也就是除了食材的所有汤料。还可以直接在产后定全餐，每天六餐做好会有专人配送。在门店的时候，我对他们介绍的"科学阶段性食补"比较赞同，而且试吃了其中的几样，打破了我对传统月子餐无味、油腻、难以下咽的印象。

既赞同他们的食补理念，且餐品相对也容易接受，回家后我和老公就决定购买他们家的月子餐。定全餐比较省事，但价格高；半成品虽然麻烦点，却可以选择最放心、最新鲜的食材。所以我们买了它整套的汤料，按照所附的食谱，自己购买相应的食材制作。

整套的月子餐分为四个阶段：代谢排毒、收缩内脏、滋养泌乳、改善体质。和很多传统的月子食谱不同，它忌讳产后立即大补，因为分娩后的2周内，妈妈们气血虚，内脏尚未收缩完全，无法吸收太多的养分，如果此时就大补特补，不但无法增进乳汁的分泌，还有可能造成乳腺堵塞、产后肥胖。所以月子餐食的安排一定要有科学依据，果断摒弃传统的错误观点，循序渐进地调理，才是正确的坐月子饮食方式。

产后第一阶段，也就是第一周，这时妈妈们的体力很差，肠胃消化吸收尚在休眠中，子宫正在强力收缩，并有大量的恶露排出。这个时候的饮食调理重点就在促进肠胃功能的苏醒和补充体力上。因此食谱当中安排的食材都是猪肝、鸡肝、鸭肝等，搭配各种谷物主食，有利于恶露的排出。

产后第二阶段，随着子宫收缩入盆，脾胃功能和内脏的恢复就是调理的重点。这个阶段的食谱中多以腰类食材为主，猪腰、羊腰、鸡肾等，都可以起到强腰固肾、减轻腰酸背痛的症状。我从小就接受不了这类食材的味道，月子期间虽然是硬着头皮吃，但仍然是吃几块就再也难以下咽。孕前我就有轻微的腰部不适，这个阶段又没有好好进补，所以到现在腰是我唯一觉得没有完全恢复的地方，但是通过后期的专业指导锻炼，这种情况也在好转。

产后第三阶段，经过前两周的调养，妈妈们身体的各种功能都已初步恢复，此时就可以加快泌乳的速度了，因此这周的食补重点就在于滋养泌乳、补中益气。传统下奶的麻油鸡汤、花生猪脚汤等在此时终于可以派上用场了。

产后第四阶段，越是快到"出阁"的时间，妈妈们越容易放松，这个阶段的餐食虽然对比第三阶段没有什么变化，但是只有巩固整个坐月子的成果才能更好地改善体质，让奶水源源不绝。

这套月子餐用"月乃汤"（将优质米酒去除酒精成分，添加汉方草本精华，再分解成小分子团）代替水来煮所有的食材，更易于产后体质吸收，帮助疏通全身气血。孕妇体内的水分会比孕前增加30%，这种生理性水肿会在产后代谢排出，所以产后建议不要喝太多水，以免增加肾脏负担。我在产后除了服用维生素补充剂，几乎没怎么喝过白水，月子餐中的红豆汤、养苷汤（红枣水）、美妍茶（山楂水）既能满足所需，又能帮助排毒瘦身。

月子餐的食谱虽不复杂，但是每天六餐做起来还是有点麻烦，而且很多时候我都只能吃一半的量，半成品餐的好处就是可以随时根据自己的身体情况调整。例如早餐的粥和饭，可以任选一样。晚上的加餐如果吃不下，也可以临时取消。不用担心营养不够，因为加餐本身就是为了避免产妇因哺乳而过快地产生饥饿感，但是如果本身就饱腹，也不必勉强自己加这一顿。

我的产后恢复很顺利，恶露在20天后就完全排净，因生产时大出血而产生的贫血在42天后复查时也完全恢复。除了跟个人体质有关，我觉得这套餐食的调理也是功不可没，并且还有意外惊喜，在不知不觉中已接近孕前的体重目标，真的是应了餐谱首页的标题"补充营养不发胖的

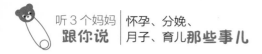
月子餐"。

　　坐月子,在我看来是女人的一次蜕变,它既是母亲完成重要使命的"仪式", 也能彰显家人的支持和团结。我们需要做到的是调整心情,以放下一切的态度来好好享受这段特殊的假期。

产后恢复不必急于求成

——运动达人小鱼妈谈产后恢复

孕前，我是一名业余运动达人；孕中，我的体重控制良好。因此，当孕期瑜伽老师预计我在产后将快速恢复时，我是相当的自信，完全没料到要用如此长的时间。

一、月子里的慢动作

产后一小时被送回单人间，自觉头脑清醒、体力尚存，遂自主下床上厕所。不料完事后一阵强烈眩晕，居然失去了起身的力气险些摔倒，十几秒后才缓过劲来。这才认识到即便是无痛分娩、产程顺利，产后的身体依旧非常虚弱；这才体会到为什么理论上为防止便秘、肠粘连及血栓形成，建议顺产的妈妈在产后 6~12 小时再轻微下床活动；才明白为何孕妈妈俱乐部的老师多次强调，为防止意外产后第一次下床一定要有家人陪护。

于是在医院的三天我变得很老实，除了洗漱、如厕、吃饭外，几乎都在床上待着，唯一有意识的运动只是盆底肌练习。我在孕期瑜伽训练中了解到盆底肌的训练方法及训练的重要性：怀孕和分娩都会导致盆底肌松弛，练习盆底肌不仅有利于顺产，预防产后出现类似一咳嗽就漏尿的尴尬，还有利于保障夫妻性生活的质量。我在产后才发现我所在的私立医院有针对盆底肌恢复的高科技仪器出租，颇受新妈妈欢迎。但在我看来盆底肌的自我练习简单方便，只要坚持练习就能收获良好效果，这比花钱租赁仪器要经济便捷得多。

在医院躺着时，我常忍不住摸自己的肚子，颇为郁闷，它真的像之前孕妈妈俱乐部老师形容的，还是孕期四五个月大的模样。产后大肚囊

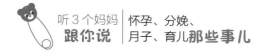
的恢复往往是最让人头疼的，为此不少人都推荐使用束腹带，主要理由是产后腹部松弛，腹壁下垂严重，束腹带能够起一定的支撑作用，能让新妈妈感到舒适；对剖宫产的妈妈，束腹带对伤口愈合也能起到较好的保护作用。我买的束腹带是那种需要层层缠绕的纱布材质，产后有专人前来医院指导我如何使用，并交代顺产24小时后即可使用。然而，在医院期间月嫂帮着缠裹几次后，我真心觉得麻烦，而且怎么都觉得不那么舒服。恰巧腊八妈在月子会所就此事咨询了妇产科医生，医生认为产后束腹带不仅无法帮助肚子变小，且过早使用或是包裹过紧，还可能影响子宫复位，产后内脏是否会下垂跟绑束腹带也并无关联，而是跟个人体质有关。有了医生的这番话，我很痛快地就将束腹带束之高阁。对束腹带的使用效果或许存在争议，但有一点是肯定的：产后的形体恢复，运动的作用一定远大于束腹带、美体衣等各种道具，否则产后恢复该是件多么轻松愉快的事啊！哪还有什么值得新妈妈发愁的呢？

出院后在家随意走走几乎是月子里我全部的运动。产后恶露未尽并不适合多动，但除简单走动外，月子里在家其实还有更多的活动方式选择，例如仰卧在床上将双手高举过头顶，掌心合十，做伸展全身的瑜伽山式动作，或是仰卧做双腿蹬自行车的动作等，关键是这些活动得简单舒适，以不感到累为限。我在月子里也曾尝试过这些动作的练习，稍微活动下筋骨确实不累，但很遗憾月子里的自己常是一躺床上就想补觉，完全没能坚持。

二、中断的产后瑜伽

月子里为实现纯母乳喂养，胡吃海塞后我发现自己居然比刚生完孩子时胖了10斤！看着体重秤上飙升的数字，心情无比郁闷。于是，我在产后两个月即来到之前练习孕期瑜伽的俱乐部，开始专业的产后瑜伽训练。产后恢复机构一般都要求新妈妈经过产后 42 天的医院复查，确保身体合适，才能开始恢复运动。我所在的这家俱乐部产后瑜伽分为初级班和高级班。前者较为舒缓，注重产后身体的唤醒，逐渐恢复体能，至少练习两三个月后（基本是产后六个月后）才升到高级班，开始追求塑形瘦身的效果。这种分级的设置充分说明产后恢复不能冒进，需要循序渐进。

　　每位新妈妈初上产后瑜伽课，老师都会检查腹直肌恢复的情况。怀孕期间腹部肌肉随胎儿的增大逐渐拉伸导致两条腹直肌从腹白线的位置往两边分开，即腹直肌分离，产后会逐渐恢复到产前状态。在恢复前训练腹肌，可能损伤腹肌导致腹直肌永远分离，腹部更难恢复平坦。因此，产后瑜伽课上老师会根据每个人的腹直肌恢复情况制定不同的训练计划。

　　产后瑜伽课堂上，我发现之前一起训练孕期瑜伽的朋友们少了不少，一联系基本都是产后忙于照顾宝宝，无法抽空出门运动。在孕期瑜伽老师的专业眼光看来，产后六个月是恢复的黄金时期，这个时候开始针对性的运动，将为今后身体的全面恢复奠定良好基础。这不仅是指形体的恢复，更指的是身体机能的恢复。例如不少新妈妈经常一个姿势给宝宝喂奶，容易腰酸背疼，产后瑜伽通过对应的体式可以缓解疼痛，通过训练相关肌肉增强力量，有效预防疼痛发生。产后三个多月我发现自己右手手腕疼痛，在瑜伽课堂上和老师讨论后，确定了主要是因为日常抱宝宝手腕内扣姿势过多引发的，在之后在训练中但凡涉及手腕受力的动作，老师都提醒我改成握拳姿势，减轻手腕受力，或直接放弃该动作的练习，并在课后帮我按摩疼痛部位。我还遵照老师的建议，购买了专业护腕，避免手腕内扣动作，一个多月后即彻底恢复。

　　我在产后的体能大不如前，每次产后瑜伽课都感觉小累，但锻炼完都有种身体被唤醒复苏的舒适感，心情也随之很好，这令我对自己产后的尽快恢复信心满满。却不料刚开始享受产后瑜伽没多久，小鱼突然开始拒绝奶瓶，大约两个小时就必须亲喂一次的节奏把我彻底栓在家中无

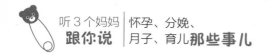

法出门，产后瑜伽就此中断。这一度让我很郁闷，也始终是我产后恢复
最大的遗憾。

三、坚持就是胜利

中断瑜伽后，我开始尝试抽空到公园慢跑，但发现在哺乳期跑步，
乳房不是很舒服。之后改游泳，出于水质安全的考虑，特意选择了一家
五星酒店的泳池，却发现或许是因为产后体质尚未完全恢复，游完常会
过敏打喷嚏，并且会持续一两天。再之后改在家里小区的健身房聘请私
人教练，但当妈后各种忙，总不容易确定时间，临时约课又约不上……
就这样，变换着各种运动方式，三天打鱼两天晒网，产后断断续续坚持
着运动。其实，产后运动不是像我这样非得出门才做得了，日常生活中
有许多方法同样可以收获良好效果，例如以走楼梯代替乘电梯，再如育
儿专家西尔斯建议的用背巾背着宝宝每天散步至少一小时[1]。可见，产后
运动的形式并不是最重要的，重要的只在于坚持。

在产后运动的过程中，常和朋友们交流。有的新妈妈特别担心哺乳
期间运动会影响乳汁分泌，总想着断奶后才开始运动。事实上，流汗较
多的大运动确实会影响乳汁分泌，毕竟体内水分还没来得及转化成乳汁
就变成汗液排出了，但适度的运动并不会影响乳汁的分泌，相反，运动
带来的身心愉悦还在一定程度上有利于乳汁分泌。但产后运动必须注意
在运动前通过哺乳或使用吸奶器排空乳汁，以免运动中涨奶，也预防运
动中因乳房自身重量过大引起的乳房下垂；对于需要较多跑跳的运动还
建议穿着承托功能强大的专业运动内衣。运动会分泌乳酸，运动结束后
不宜立刻哺乳，需等至少半小时。

---

1 《西尔斯亲密育儿百科》，（美）威廉·西尔斯 玛莎·西尔斯 罗伯特·西尔斯 詹姆斯·西
尔斯著，邵艳美、唐婧译，南海出版公司 2009 年 11 月第 1 版，第 73 页。

有的新妈妈因为担心身材走样不愿意哺乳。事实上，哺乳能刺激催产素分泌，帮助子宫回缩、腹壁复原；乳汁分泌还能促进母体的新陈代谢和营养循环，减少皮下脂肪的累积，能有效减少肥胖[1]。有的新妈妈急于恢复，产后立刻开始节食，或进行高强度运动。在产后最初的六个月，哺乳是新妈妈最重要的任务，这个时候宝宝的营养全部来自于母乳，新妈妈如果急于减肥造成宝宝营养不足，势必影响宝宝的生长发育，因此产后前六个月需要通过控制热量的摄入和适当运动防止营养过剩，但不宜强调瘦身。

我曾特别羡慕各大明星，好奇他们究竟是如何做到出了月子身材就恢复如初的，毕竟十月怀胎一点点增加的脂肪，要在产后仅一个月的时间内就全部减去，这得需要多么大的努力啊？我身边的朋友除了天生体质极瘦的新妈妈外，几乎没有人能做到这一点。

并未刻意控制饮食，只是坚持哺乳和断续的锻炼，在小鱼一岁时，我终于完成了产后恢复，这很好地印证了育儿专家郑玉巧的观点：大部分妈妈一年后都能恢复，产后恢复不必急于求成。[2]

---

1 《十月怀胎 1000 问》，戴玄编著，中国人口出版社，2010 年 5 月第 1 版，第 352 页。
2 《郑玉巧育儿经（胎儿卷）》，郑玉巧著，二十一世纪出版社，2008 年 11 月第 1 版，第 232 页。

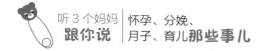

新手爸妈最关心的月子问题

一、产妇休养

Q 坐月子可以开空调或窗户吗？

A 可以。产妇和婴儿的房间一定要适当通风，保持空气清新，但是要避免对流风直吹产妇和婴儿，以防感冒。夏季可以开空调，室温控制在26~28℃，避免风口直吹产妇和婴儿。

Q 月子里可以洗头、洗澡吗？

A 可以，但剖宫产的产妇需要在伤口愈合好后再淋浴。月子里的产褥汗、恶露、溢乳等都要求产妇在这一特殊时期应比平时更加注重个人卫生。需要注意的是产后身体较虚弱，洗澡时要调高浴室室温；洗澡后要迅速将身体从头到脚擦干、穿好衣服再出浴室；洗头后要立刻用热风吹干，以防受凉导致感冒。

曦曦妈：我的发质偏油性，平时必须要天天洗才不会瘙痒。医院里没有沐浴的条件，所以生产前我就准备了免冲洗月子洗发帽，产后当天晚上我就用它洗了头，虽然洗得不是很彻底，但是在当时已经觉得相当舒服了。

Q 月子里可以刷牙吗？

A 可以。和能否洗头洗澡的问题一样，产妇应更加注重口腔卫生。月子里除一日三餐外还有若干加餐，每餐后都应该及时用温水漱口，早晚刷牙两次。由于产后体内激素水平的变化，牙龈容易肿胀出血，因此刷牙要选用软毛刷。

曦曦妈：我月子里选用的是产妇专用的海绵牙刷，非常有效地避免了产后牙龈出血的问题。一次性使用，既卫生又能保持口气清新。

Q 如何观察恶露？

A 恶露是指产后自阴道排出的坏死脱落的子宫蜕膜、血液及宫颈黏液、表皮细胞等混合物。正常恶露一般持续4~6周[1]。但这个时间只是一个参考，实际上有可能早于或晚于这个时间。正常恶露颜色由鲜红色逐渐变成淡红色再到灰白色，性状由黏稠的浆液逐步变稀，气味血腥但不臭。恶露不尽（一般指产后两个月还没有彻底干净）、夹杂血块（较大的血块尤其需要注意）及恶露臭味明显，都有可能是组织物残留、子宫恢复不良等问题的表现，需要及时就医检查治疗。

Q 月子里如何预防及治疗痔疮？

A 多吃蔬菜水果、适当吃粗粮、便后冲洗以及适当下床走动和提肛运动都有利于预防痔疮。轻微的痔疮可以通过温水坐浴缓解，但需要注意恶露未尽前坐浴仅限肛门直肠部位。较重痔疮，建议就医，对症治疗。

Q 产后会阴部如何护理？

A 每天温水冲洗，在恶露干净前不坐浴。

Q 月子里不能碰凉水吗？

A 是的。产妇尚处于身体恢复期，免疫力低，容易受寒。尽量不要碰凉水，不要吃生冷的食物。

---

1 《孕产育儿宝典》，红孩子商城、父母必读杂志社编著，北京出版集团公司，2013年3月第1版，第121页。

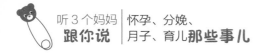

Q 月子里可以吃蔬菜、水果吗？

A 可以，但是从冰箱里取出的水果不要立刻吃，要吃常温的、新鲜的蔬菜和水果。蔬菜和水果中含有大量的维生素和矿物质，有利于产妇的身体康复和奶水分泌。其中维生素C还具有止血和促进伤口愈合的作用。此外，新鲜果蔬中的膳食纤维还可以促进肠道蠕动，防止便秘。

Q 红糖水对产妇有什么功效？应该喝多久？

A 红糖性温，可以散寒止痛、活血化瘀，能促进产后子宫收缩、乳汁分泌及恶露排出。但如果长时间饮用红糖水，会导致产妇出汗过多，使身体更加虚弱，延长产后出血的时间，所以饮用10天左右即可。

Q 月子餐有何特殊要求？

A 除了营养丰富及均衡外，最重要的一点就是要少盐。从孕晚期开始产妇体内水分开始增多，产后吃盐过多的话不利于水分的排出，因此月子餐要以清淡为宜。

腊八妈：我所在的月子中心每日提供的六餐总共含6克盐，吃起来非常寡味，曾一度让我非常苦恼，我想如果在家里坐月子估计达不到这么严格的标准。然而，其他房间有的妈妈就非常享受这种清淡月子餐，记得当我和一位妈妈抱怨餐太淡吃不下时，她的回答让我瞬间被雷到："知道刘德华为什么长得年轻吗？人家不吃盐的。"虽然刘德华是否吃盐无从考证，但我想就算清淡有诸多好处，但如果影响了我的食欲和心情，恐怕我的奶量会更少，于是在月子后期我和月子中心的很多妈妈一样，忍不住吃了很多次家属餐。

Q 月子里产褥汗多怎么办？

A 产妇在月子里皮肤排泄功能旺盛，出汗多是正常现象。只要勤换衣服，保持身体清洁就好，出了月子会慢慢好转。需要注意的是换衣服时要观察室温，因为出汗多正是身体虚弱的表现，如果受风很容易感冒。

Q 坐月子要穿月子鞋、戴月子帽吗？

A 因人而异。传统坐月子要求穿月子鞋、戴月子帽，以及不能洗头洗澡都是因为过去家里条件有限，天气寒冷时无法保暖，怕产妇因身体虚弱、抵抗力差从而受风受寒。如今住房条件显著提高，只要房间内可以保持26~28℃的恒温，没有穿堂风，产妇感觉身体舒适无异常，就无需这些保守的讲究。

Q 坐月子必须卧床休息吗？

A 无论是顺产还是剖宫产，产妇都会失血，顺产还会消耗产妇大量的体力，因此，坐月子视身体状况应适当卧床休息，尤其是月子初期。

Q 月子里是否不能提重物、不能做家务？

A 月子里长时间的站立、做家务、提重物容易造成内脏下垂，甚至是子宫脱垂。但并不是说坐月子就是除了喂奶什么都不能干，适当下床活动，做简单的伸展体操，给宝宝换尿布、洗澡、换衣服都是可以的。适量的身体活动更有利于身体机能的恢复。

Q 月子里可以下床走动吗？

A 顺产的产妇当天就可以下床走动；剖宫产的产妇在产后24小时即可下床走动，以防止肠粘连。适当走动可以促进子宫复原及恶露排出，还可以预防便秘。如果产妇整日卧床，会引起食欲减退、全身无力，身体恢复速度也会很慢。

腊八妈：产后我只是一个用手撑着床坐起来的动作，就伤到了右手腕，几个月后才痊愈。所以产后自己可能感觉不到身体和从前有什么不同，最开始所有动作都"慢镜头"一些肯定没坏处。

小鱼妈：产后第一次下床活动一定要多注意，争取有人看护，因为产后体虚有可能出现低血糖等问题，如果晕倒可能导致损伤。我从产房被送到病房，立刻自行下床如厕，结果当时就出现了眩晕的情况。

Q 月子里可以看书、看电视、看手机吗？

A 月子里产妇身体的各个器官都处于比较脆弱的阶段，应当充分休息。看书、电视或手机的时间都不能太长，每天最好不要超过一小时，避免用眼过度产生疲劳。

Q 月子里可以外出吗？

A 一般建议月子里尽量不要外出，因为产后身体抵抗力差、产褥汗多，一旦受风很容易感冒。如果要外出，一要注意保暖，二要尽量减少在室外活动的时间。

Q 如何预防产后抑郁？月子里如何保持好心情？

A 产后体内激素的变化及日常生活的巨大改变都容易引起产后抑郁。据统计，约50%的新妈妈会有不同程度的产后抑郁[1]。饮食方面仍然强调要注意营养的丰富与均衡，防止因为某种维生素缺乏引发的抑郁。身体方面则要求在照顾宝宝的同时重视自身的休养，有了好的身体才会有好的情绪。自我调节方面建议产后要保留适当的个人空间，不要完全围着宝宝忙碌。遇到不良情绪不要憋屈，要通过倾诉等方式疏导；若不能向家人倾诉，可以在妈妈群中和朋友们多说，因此产后建立自

1　《十月怀胎1000问》，戴玄编著，中国人口出版社，2010年5月第1版，第360页。

己的朋友圈也是情绪疏导的重要途径。

Q 月子期间可以有性生活吗？

A 不可以。月子期间子宫口还没有完全关闭、子宫内膜尚未修复，发生性行为容易引发炎症。一般要等恶露完全排干净，42天产后检查正常后，方可进行性生活。

Q 如何尽快复原子宫？

A 产后子宫的完全恢复需要大约六周的时间，哺乳有利于加快子宫恢复，因为新生儿吮吸乳房能够刺激子宫的收缩。在此期间还要注意不要久站，避免加剧子宫下垂。

Q 是否需要绑束腹带？

A 产后使用束腹带的功效存在较多争议，不少孕产书籍都推荐产后使用束腹带，但腊八妈就此事亲自咨询了月子中心的妇产科医生，其观点是：产后束腹带不仅无法帮助肚子变小，且过早使用或是包裹过紧，还可能影响子宫复位，产后内脏是否会下垂跟绑束腹带并无关联，而是跟个人体质有关。如果一定要绑束腹带，也一定要等子宫回到盆腔之后才可以。

Q 产后如何护理乳房？

A 哺乳导致的乳房问题，如乳房一边大一边小、乳头皲裂或破损等，请参见母乳喂养篇章相关内容。此外，产后乳房护理很重要的一点就是要坚持白天在家佩戴胸罩，以防止胸部下垂。

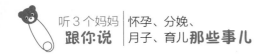

Q 长了妊娠纹怎么办？

A 妊娠纹关键是要预防（详见第一章中"准爸妈最关心的孕期问题"部分），一旦形成很难完全消除，只能通过日常坚持涂抹相应的护肤品，随着时间的推移逐步减轻。

Q 如何预防和治疗产后腱鞘炎？

A 产后体质虚弱，抱或拍哄宝宝、使用手动吸奶器、做家务等许多看似简单的活动，都有可能会使手腕受力过多从而导致腱鞘炎。因此要注意在身体完全恢复前控制手腕受力的程度，例如使用吸奶器或拍哄宝宝时尽量避免手腕内扣的姿势。一旦发现手腕有所不适，一定要及时休息放松或佩戴护腕以避免手腕受力。

腊八妈：产后第一天，我只是一个非常普通的用手撑着床坐起来的动作，就使得我的右手腕疼痛了几个月之久。在月子会所时，护士每天为我做理疗，之后又佩戴了护腕，虽然做理疗的时候会舒服一些，但效果并不明显，大约三个多月后自然恢复。

小鱼妈：产后三个多月时发现右手手腕疼痛，身边一些朋友提醒我一定要重视，否则可能要做手术，还有可能永远无法彻底恢复。因此我在一开始就高度重视，最初自己做些简单的热敷按摩处理，发现效果不佳后及时佩戴了专用护腕，避免手腕继续受力，一个多月后彻底恢复。

Q 如何预防产后腰酸背痛？

A 喂奶姿势不当或身体未完全恢复就做过多家务等都容易造成产后腰背疼痛，因此，产后给宝宝喂奶一定要保持正确姿势，使用哺乳枕，防止腰背过多受力；在身体完全恢复前尽量请家人多分担家务。此外要注意补钙，避免骨质疏松引起的腰背疼痛，且通过适当的锻炼增强腰背力量。

曦曦妈：我从产后开始腰疼，直到现在也没完全恢复。起初是弯几秒钟都酸得受不了，所以月子里我是用躺喂的方式进行哺乳的。之后情况慢慢好起来，但却大不如前。目前我正在专业教练的指导下做一些适当的运动，初见成效。

小·鱼妈：腰背肌肉力量的好坏决定了腰背能够承受的负担大小。得益于之前运动奠定的基础，我本来腰背肌肉的力量就较好，产后又比较注意避免腰背劳损问题，几乎没有出现大家常见的腰酸背痛问题。

Q 产后贫血怎么办？

A 产后贫血需积极补血，轻微贫血推荐食补，多吃补血益气的食物。贫血较为严重或通过食补未达到良好效果的，建议及时就医，通过药物补充。

Q 产后脱发怎么办？

A 产后4~6个月，体内激素重新调整，很多产妇都会经历脱发的过程，这是常见的生理现象，一般几个月后会自行恢复。防止或减轻这一症状，首先需要考虑补充营养，营养全面通常不易严重脱发。其次，选用产后专用的防脱洗发水，也能起到一定的作用。

曦曦妈：我在产后六个月的时候脱发很严重，额头两边明显有两处空白。洗澡时也是一抓一大把。我及时换了防脱发的洗发水，但没觉得有什么明显效果。很多过来人告诉我这是大多数人必经的一个过程。至少在我身上也印证了这一说法，后来我的脱发部位都长出了新发。

小·鱼妈：产后哺乳一直在吃专用的产后综合维生素补充剂，一直使用专用的产后头发洗护用品，而且因为是短发，几乎没有感觉自己有明显的脱发过程。

二、月子期间的喂养问题

Q 暂时性母乳不足怎么办？可以加奶粉吗？

A 产后10天左右多数新妈妈都会遇到暂时性母乳不足的情况，一般情况下并不需要添加配方奶粉，只要让宝宝勤吮吸，使妈妈的乳房得到频繁的刺激，奶水自然会越来越多。如果宝宝的体重下降超过了出生体重的7%，就需要添加配方奶粉[1]，但一定要让宝宝充分吮吸妈妈的乳房后再添加，如果直接喂宝宝配方奶粉，宝宝很可能越来越不愿意费力去吃妈妈的奶，导致奶粉越加越多，乳房因得不到刺激而泌乳越来越少。

Q 母乳奶瓶喂好还是亲喂好？

A 在新生儿阶段，通常建议亲喂。首先，奶瓶喂容易导致宝宝乳头混淆。其次，亲喂有利于宝宝能够吃到附着在妈妈乳头上的有益菌群。第三，亲喂更容易刺激乳房产奶，也相对更卫生、安全及便捷。张思莱医生在她的微博中称：亲喂和挤出来喂，奶量还是存在差别的，尤其是后奶脂肪含量高，热量也高，让孩子吮吸才能获得更多的奶量。儿科专家郑玉巧则从产妇的角度阐述了亲喂的好处：宝宝直接吮吸有利于妈妈子宫内残留物的排出和子宫复原，利于妈妈盆腔健康，减少患乳腺增生、乳腺癌、卵巢癌的发生。[2]

然而，对于在职妈妈来说，适当的奶瓶喂养可以让妈妈在上班之后不再为宝宝不接受奶瓶而发愁。一直母乳的宝宝也同样需要适当的奶瓶喂养，有利于让宝宝适应奶瓶，为将来从母乳过渡到配方奶粉再到最终断奶做好准备。因此，实战型育儿专家特蕾西建议："一旦宝宝衔乳正确，你的乳汁分泌流畅，对大多数妈妈来说大约在第2或第3

---

1 《崔玉涛图解家庭育儿2：母乳与配方粉喂养》，崔玉涛著，东方出版社，2012年8月第1版，第13页。
2 《郑玉巧教妈妈喂养》，郑玉巧著，二十一世纪出版社，2010年1月第1版，第27页。

周——就开始给宝宝用奶瓶。一天至少喂一瓶，一直坚持下去"。[1]此外，适当瓶喂还有助于判断宝宝的吃奶量，培养宝宝规律吃奶。

> **曦曦妈**：曦曦是一个特例，在奶瓶喂养后，越来越不喜欢亲喂，最终导致中途断母乳。所以妈妈们在适当奶瓶喂养时，一定要把握好尺度，以免出现这种情况。
>
> **小鱼妈**：一开始没有习惯奶瓶的母乳宝宝，其中有不少在很长一段时间内都不接受奶瓶，甚至会始终都拒绝奶瓶。小鱼即如此，这在很大程度上增添了妈妈的辛劳。

Q 奶水太少怎么办？

A 首先要保证日常饮食营养均衡，多喝汤水。其次，尽可能充分休息，精神放松。第三，可以尝试喂奶之前热敷乳房，并适当按摩。最后，就是要坚持亲喂，每次都要让宝宝两侧乳房各吮吸10~15分钟，奶水自然会越产越多。

Q 奶水太冲怎么办？

A 奶水太冲、奶速过快容易导致宝宝呛奶，妈妈可以先用吸奶器吸出来一些，或是在哺乳过程中用手控制乳房的流量，降低奶速，也可以让宝宝在吃奶过程中休息几次。喂完奶后，要立即把宝宝竖着抱起拍嗝。

Q 如何提高母乳质量？

A 提高母乳质量需要妈妈自身营养过硬，哺乳期的妈妈一定要吃好，注重自身饮食的营养丰富和均衡，才能实现"一人吃两人补"。在注重日常饮食之外，育儿专家西尔斯还建议哺乳期的妈妈坚持吃维生素补充剂。小鱼妈、腊八妈、曦曦妈在哺乳期都依旧注意日常饮食营养的丰富和均衡，且都服用了产后专用的综合维生素补充剂。

1　《实用程序育儿法》，（美）特蕾西·霍格　梅林达·布劳著，张雪兰译，京华出版社，2009年1月第1版，第98页。

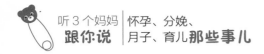

Q 母乳妈妈是否要补钙及 DHA？

A 母乳喂养会导致母体本身钙的流失。妈妈为防止自身骨质疏松需要摄入足够的钙，为了通过母乳供给宝宝DHA，也需要摄入足够的DHA。这些营养都可以通过日常饮食有效摄入。例如足够量的蛋奶制品就能满足哺乳期钙的摄入，足够量的深海鱼就能满足DHA的补充。但若无法保证日常饮食营养的均衡和丰富，营养补充剂不失为良好选择。

腊八妈：在月子中心时，医生建议我每天除了正常饮食之外，再补充 600 毫克的钙剂。

Q 乳头皲裂、破损如何护理？

A 乳头皲裂、破损通常是因为宝宝衔乳姿势不正确引起的，所以首先要纠正宝宝吃奶的姿势，确保宝宝吃奶时把整个乳晕含在嘴里。一旦发生乳头皲裂、破损，一方面可以通过物理隔绝方法，例如使用乳盾喂奶，严重情况可以停止亲喂，改用吸奶器；另一方面是细心呵护受伤乳头，在每次喂奶后自然晾干乳头，并涂抹用于保护乳头的羊脂膏等。

曦曦妈：我在孕后期就开始了乳头护理，每天洗澡时用温水冲洗并按摩乳头。之后每次哺乳完毕，都会涂上羊脂膏。虽然哺乳前期也出现过疼痛，但并没有破损。我想这不仅靠后期的护理，孕期的准备也很重要。

腊八妈：在月子中心时，护士告诉我每次哺乳后，挤一点乳汁涂于整个乳头，也可以预防乳头皲裂。我虽然不是每次哺乳后都能记得这样做，但整个哺乳期没有出现过乳头受伤的情况。

小鱼妈：产后第二天我就因为一时不适应小鱼的吮吸而感觉乳头刺痛，当时用了乳盾，有效缓解了疼痛，经过两三天乳头就适应了宝宝的吮吸。之后我将乳盾推荐给一些遇到乳头麻烦的妈妈，但发现不是每个新生儿都愿意且能够有效地用乳盾吸奶的。

三、新生儿护理

为宝宝洗澡

Q 如何给宝宝洗澡？需要给宝宝使用洗发液和沐浴露吗？

A 室温应在26~28℃。水温最好用温度计来测量，控制在36~38℃。用手托住宝宝的头颈部，让宝宝仰卧在手臂上，家长要用拇指和中指压住宝宝的耳朵，防止耳部进水。先用棉球蘸清水轻轻从宝宝的眼窝处划向眼尾，以擦拭掉眼部分泌物，不要怕水会进到宝宝眼睛里，擦拭的时候宝宝自然会闭眼。然后清洗额头和脸部。紧接着从头部、上半身、下半身依次清洗，最后轻轻翻过身，清洗背部。 新生儿期间还要注意如果宝宝的脐带尚未脱落，肚脐部位最好不要见水，以免感染。

清洗完后，要迅速给宝宝擦拭全身，之后进行新生儿抚触。

新生儿洗澡用清水即可，即使是无泪温和配方的洗发液、沐浴露对新生儿娇嫩的肌肤都是种刺激。宝宝稍大一点，活动频繁后，可以使用专用的沐浴产品，但也不要过多，每周2~3次就可以。

给宝宝做抚触

Q 为什么要进行新生儿抚触？如何给宝宝做抚触？

A 当父母给宝宝进行抚触时，从心理需求方面来说，是一种交流和爱的传递，能够增进彼此间的感情。而从生理方面，宝宝初来乍到，急需从这种身体间的接触中获得安全感。同时新生儿抚触还可以增加胰岛素、胃泌素的分泌，减少婴儿哭闹，改善睡眠状况，提高机体的免疫力。

做抚触时要选择合适的时间，最好是在宝宝沐浴后、两次喂奶之间，每次时间不超过15分钟。室温要保持在24~26℃，抚触时可以放些宝宝喜欢的音乐，也可以边抚触边跟宝宝聊天，最大限度地让宝宝感到放松和愉悦。如果进行过程中宝宝出现哭闹等情绪，应立即停止。抚触前要温暖双手，将按摩油倒入掌心，先轻轻抚触，再逐渐加大力度，每个动作重复4~6次。

抚触步骤：

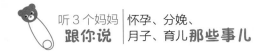
（1）头部：两手拇指指腹从额头中间位置向两侧推开。再从下颌中间位置向外侧上方耳垂的方向滑动，让上下唇形成微笑状。

（2）胸部：两手分别从胸部下方向对侧上方交叉按摩至肩部，注意要避开宝宝乳头。

（3）腹部：食指、中指依次从宝宝的右下腹至上腹、再至左下腹滑动，顺时针方向画半圆，注意避开脐部。

（4）四肢：两手交替抓住宝宝的一侧上肢，从腋窝至手腕轻轻滑动，滑动过程中停留按捏。另一侧上肢和下肢的按摩手法相同。

（5）手和脚：用拇指指腹从宝宝的掌心或脚心位置向指尖或脚尖推进，充分抚摸到每个手指和脚趾。

（6）背、臀部：以脊柱为中线，双手分别从脊柱两边的上端逐步向下至臀部，这个动作可以稍微用力些，受力的宝宝肌肤会从肉色轻微变白。但要注意观察宝宝的表情，一定是要在可承受的范围内。

曦曦妈：抚触这个环节一直到现在都是曦曦每晚必须享受的美好时刻。从新生儿时期只会"啊啊"的任我摆布，到现在已经可以给我递按摩油、纸尿裤。这个环节也伴随着她的成长，记录了我们特殊的亲子时光。而且不知道是不是因为这个，曦曦真的很少生病，我们一家都感冒了，她也可以安然无恙。

脐部护理

Q 宝宝脐带如何护理？

A 新生儿脐带自然脱落的过程一般需要1~2周，在此期间家长一定要注意护理好宝宝的脐带，保持其干爽，避免局部摩擦以防止脐带感染。脐带每天都要进行清洁。清洁时，用棉签蘸上75%的酒精，一只手提起结扎线，另一只手用蘸过酒精的棉签擦拭脐带根部和脐窝，使两者不再粘连。最后再用新的酒精棉签从脐窝中心向外转圈擦拭。

Q 如何护理宝宝臀部？如何预防尿布疹？

A 当宝宝小便或大便后，可以用湿纸巾轻轻擦拭掉粪便，再用清水冲洗干净。待臀部皮肤干燥后，涂上护臀霜。

保持臀部皮肤干爽是预防尿布疹的关键。首先，大小便后应及时清洗，用软布或纸巾擦干后涂上护臀霜，待完全吸收后，再穿上纸尿裤。其次，要勤换尿布或纸尿裤。第三、对于轻微的尿布疹，就不要再使用护臀霜，因为护臀霜有隔离的作用，会导致皮肤不透气，应待恢复后再使用。较重或时间较长的尿布疹，可以去药店买电烤灯对臀部皮肤进行局部烘烤。而已经破损或溃烂的，应及时到医院皮肤科就诊。

曦曦妈：孩子越小发生尿布疹的概率越高，曦曦小的时候，尿量比较少，一旦发现屁屁红，我就会给她换上尿布，情况会有所改善。但是等她大点，尿布承受不了一次尿的量，如果没有及时更换，反而会使屁屁腌得更厉害。我只能又换回纸尿裤，每次在更换时都会尽量让她光着屁屁多晾一会儿，再擦上护臀霜，之后就再没出现过红屁屁。

小鱼妈：宝宝臀部使用的物品需谨慎。小鱼在月子里屁屁微红时，经月嫂建议使用了红霉素眼膏，效果很好。但之后我才了解到红霉素眼膏其实含有一定的激素，对轻微的红屁屁并不建议使用。

Q 月子里宝宝每天睡眠时间应该是多久？

A 20小时左右。月子里宝宝除了洗澡、抚触、换纸尿裤、吃奶的时间外，大部分时间都应该在睡觉，睡得多一点或少一点也都是正常的。

Q 月子里室温应该保持在多少度？宝宝应该穿什么样的衣服？

A 24~26℃。纯棉透气且方便穿脱的哈衣最适合新生儿，夜里睡觉也不需要盖厚被子，一层棉布或纱布即可，新生儿比成年人更怕热。

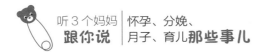

Q 新生儿采取什么样的睡姿最安全？

A 儿科专家郑玉巧在她的书中介绍：在新生儿护理理论与实践中，目前广泛接受的观点是新生儿采取仰卧睡姿最适合。侧卧睡姿很容易转变成俯卧，如无人看护，极易造成新生儿猝死，酿成不幸。[1]

> **腊八妈**：新生儿采取什么样的睡姿恐怕应该更尊重宝宝自己的喜好，前提是我们要观察并确保他喜欢的姿势是安全的。腊八的头型是标准的"问号"脑袋，很多朋友以为这是我刻意给他睡出来的，其实不然。他从出生第一天起就喜欢侧卧，如果人为变换他的姿势，他会立刻再变成侧卧，好像只有这样才能睡得踏实。月子中心的护士告诉我，这是因为胎儿在母亲的子宫里就是这个蜷缩的姿势，这会让他非常有安全感。我的一个朋友的孩子和腊八正相反，他从出生起就是仰卧，人为同样无法改变，因此他的后脑勺就是平的，这更像是我们小时候老人们刻意让我们睡出的头型。
>
> **小鱼妈**：新生儿的睡姿不用刻意追求，但是需要注意如果宝宝总是喜欢固定一侧的睡姿，可能导致头型睡偏，这种情况还是需要人为帮助宝宝轮换两侧睡的。

Q 男宝宝外生殖器官如何护理？

A 每天用清水冲洗即可。

Q 女宝宝阴道有分泌物是否正常？应如何处理？

A 正常。这是在婴儿发育期间妈妈体内的雌激素通过胎盘进入胎儿体内所产生的。在出生后几个星期内，婴儿体内留存的来自妈妈的激素可

1　《郑玉巧育儿经（婴儿卷）》，郑玉巧著，二十一世纪出版社，2008 年 9 月第 1 版，第 3 页。

刺激婴儿阴道产生一定的分泌物。[1]

平时可以用温水从前到后清洗。女婴阴道分泌物不可过度清洁，一方面它具有杀菌抑菌的作用，另一方面也可以避免在清理过程中造成局部黏膜受损引起小阴唇粘连的现象。

> **曦曦妈**：在给曦曦日常护理时，我就特别注意小女生的隐私部位。虽说是不要过度清洁，但随着孩子越来越大，阴道分泌物也会增多，只用清水冲洗，很难将过多的油性分泌物清洗掉。所以我隔段时间会用棉签蘸上橄榄油涂在分泌物上，一遇到橄榄油，这些分泌物就变成液体状，再用棉签卷出就可以了。
>
> **小鱼妈**：小鱼的隐私部位月子里没有特别处理，出月子后在医院进行体检时，医生建议可以用棉签蘸凉白开水轻轻卷走表面的白色分泌物。之后小鱼定期如此处理。我的经验是小鱼在小婴儿时期阴道分泌物较多，六个月后阴道分泌物逐渐减少，一岁之后甚至无需再如此特殊处理，清水冲洗就能保持干净。

Q 新生儿囟门是不能碰吗？

A 给宝宝洗头或抚摸的触碰都是可以的，但是要避免撞击。

Q 新生儿哭闹是否应该立刻就抱？

A 宝宝不会表达自己的感受，哭闹必有其原因。首先就是要判断宝宝哭闹的原因，是饿了？渴了？还是拉了？是热了？冷了？还是穿得不舒服？解决了这些问题之后就应该不哭了，如果还哭，我们就应该抱起来给予温柔的安抚，或许宝宝就是求安慰、想妈妈了。西尔斯的观点是，对宝宝的哭声妈妈即使做出了错误的回应，也比没有回应要好，只要你在回应他，就是在鼓励他和你一起努力，直到你准确理解他的意思。很多父母对宝宝的哭声采取不理会的方式，觉得一哭就抱是纵

---

1 《崔玉涛图解家庭育儿7：直面小儿护理》，崔玉涛著，东方出版社，2013年8月第1版，第43页。

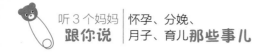
容宝宝，所以就让宝宝一直哭下去，这是极为不可取的方式。换位思考一下，如果我们是一个刚刚脱离母亲温暖子宫的新生儿，弱小、无助、不会表达……哭是我们与外界交流的唯一方式，如果父母对我们不理不睬，让我们一直哭下去，会是什么感受？

小鱼妈：我属于小鱼一哭闹必抱的妈妈，直到现在也基本都如此，因为我和大多数妈妈一样天生心软，也和不少妈妈一样最初就习惯了抱，除了抱并不掌握其他更好的安抚手段。但学习的知识告诉我，宝宝哭闹时妈妈理应安抚，但是安抚的方式不局限于抱起来安抚，有些时候妈妈不抱但是躺着陪伴拍哄等也是很有效的，而且一定程度上有利于培养宝宝不那么赖抱的好习惯。

曦曦妈：新生儿哭闹还有一个常见的原因就是肠绞痛，曦曦有段时间就是很固定的在晚饭后哭闹，我查阅对比了很多资料，了解到这种现象就是肠绞痛，然而缓解肠绞痛的一种有效的办法就是采用不同的抱姿。所以当宝宝哭闹时，父母很有必要去了解宝宝哭闹的原因。

Q 如何清理宝宝鼻屎？

A 很多家长都会用吸鼻器给宝宝清理鼻腔，但使用洗鼻器会对鼻黏膜造成很大的损伤。鼻腔中的分泌物其实也是保护其免受感染的小卫士，因此不可过度清洁。平时可以用温热毛巾湿敷，以防止结痂。如果分泌物比较多，可以用婴儿棉签蘸上橄榄油滋润宝宝鼻腔，稍后再用干棉签将分泌物卷出。

曦曦妈：往宝宝鼻腔里滴几滴橄榄油，鼻屎软化后用棉棒一卷就出来了。

腊八妈：腊八是个特别"护脸"的孩子，就算是洗完脸涂个油、饭后擦个嘴，他都哭天喊地的，更别提清理鼻屎了。面对这样的孩子，也不必和他较劲，趁洗脸的时候多揉两下他的鼻子，鼻屎被水软化后自己就会掉出来。

小鱼妈：月子里月嫂介绍可以通过妈妈口吸的方式吸出宝宝的鼻屎，但我暂时还没有勇气尝试过，一直没有对小鱼的鼻屎特别处理，都是等到她的鼻屎明显快冒出鼻子了，我用手轻轻一压她的鼻子就顺手处理了。

Q 如何清除头皮乳痂？

A 将橄榄油涂抹于乳痂处，停留数小时，较薄的乳痂就会变得松软而自动脱落。没有脱落的较厚的乳痂则需要多涂些橄榄油，停留更长的时间，可以用小梳子轻轻梳一梳，最后用婴儿专用洗发液彻底将头洗干净。如果一次还不能将乳痂清除，以上的步骤可以每天进行。

小鱼妈：月子里我一直没敢处理小鱼的头皮乳痂，出月子后每次洗澡前用棉签蘸橄榄油轻轻清理再洗头，连续多日才清除完。

Q 宝宝睡觉抽搐是怎么回事？

A 新生儿睡觉时经常会出现下颌或身体抖动的情况，很多新妈妈认为是"抽风"，其实这是由于新生儿的神经系统发育还不够完善，出现暂时性不协调的表现。一般情况下，只要宝宝吃得好、睡得好、排泄好，妈妈们大可不必担心。这种情况会随着月龄的增大而慢慢消失。实战型育儿专家特蕾西特别推崇小婴儿睡眠时"包襁褓"的方式，这有助于增加宝宝的安全感，减少宝宝抽搐。要注意的是不能包得过紧，通常宝宝的手臂和腿部要留有一定的活动空间，借此和备受批判的传统的"蜡烛包"区分。

Q 宝宝睡眠不好都有哪些原因？

A （1）饮食问题：宝宝在睡前是否吃饱，或者是因吃得太多而导致消化不良，引起胃部不适。

109

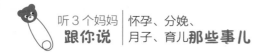

（2）睡眠环境：是否有一个相对安静的睡眠环境，室内温度是否合适以及睡觉时家长是否给宝宝盖得太厚。

（3）特殊阶段：宝宝是否在出牙期，或者预防接种后。

（4）生病期间：宝宝是否有感冒鼻塞等症状，或者鼻道中有异物，这些都会影响宝宝的顺畅呼吸。六个月前的宝宝肠胃功能尚未发育完全，肠绞痛带来的胃部不适也会影响宝宝的睡眠质量。

（5）缺钙：如果宝宝没有及时补充维生素D或者补充的量不够，夜醒次数多、易出汗等就有可能是缺钙的表现。而缺钙会导致宝宝烦躁不安、睡不安稳。

（6）睡眠习惯：宝宝没有养成良好的睡眠习惯，自主持续睡眠能力较差，总是需要借助外力，例如拍哄或哺乳等才能持续睡眠。(具体见睡眠部分)

Q 宝宝何时需要枕头？如何给宝宝选择枕头？

A 何时需要枕头不是指具体的时间，而是根据宝宝的发育状况而定的。正常情况下，宝宝在会独立坐之前，颈椎是平直的，因此完全不需要枕头。当宝宝能够独立坐时，颈椎也随之发生了变化，开始前屈，这个时候给宝宝枕枕头，是为了让宝宝的呼吸更顺畅。

给宝宝选择枕头，枕套要柔软、轻便、透气，吸湿性好。枕芯方面，妈妈们喜欢选择荞麦皮、决明子等都没有问题，但无论是枕套还是枕芯都要经常清洗和更换，保持枕头清洁、干爽，以免引发一些过敏性疾病或皮肤病。

曦曦妈：曦曦会坐后，睡觉还是习惯平睡，但是没有呼吸不顺畅或打呼噜的状况，所以按照她的习惯，我并没有强迫她枕枕头。但是如果出现这些状况，家长就要诱导孩子枕枕头。

小鱼妈：小鱼9个月后开始尝试枕头，但是到现在16个月，都因为睡觉老翻身，很难一直枕着枕头睡。

腊八妈：腊八9个月之后白天睡觉有人在旁边陪护，就让他用枕头，因为白天只是一觉一两个小时,他并不怎么翻滚,用枕头一直很顺利,但是夜晚他会满床滚，就不适合用枕头了。

Q 宝宝枕秃是缺钙的表现吗？

A 宝宝枕秃与缺钙无关。很多家长都会给宝宝在满月或百天时剃头，剃头时用力不均匀，就会造成宝宝的头发在短期内生长不均匀，形成枕秃。另外小宝宝在没有活动能力的时候，只能靠转动头部来探索周围的事物，这样头部与床之间的物理摩擦也会形成枕秃。枕秃只是宝宝生长发育过程中一个常见问题，随着月龄的增大，会逐渐消失。

四、新生儿健康

Q 新生儿体重下降是怎么回事？

A 新生儿出生后的最初几天会有一个生理性体重下降然后再回升的过程。这是由于新生儿出生后吃奶量还不多，通过排尿、排胎便或出汗等途径造成水分丢失引起的，一般7~10天即可恢复正常并开始增长。[1] 出现这种情况时，很多妈妈都会误认为是母乳喂养不足，儿科医生崔玉涛则建议只有婴儿体重下降超过出生体重的7%，才可以考虑添加配方奶。

Q 新生儿体重每天应增长多少？满月时体重、身高总共应该增长多少？

A 平均每天体重增加30~40克，满月时增加1000克左右、身高增长3~5厘米左右即为正常。

> **腊八妈**：腊八出生时体重是3330克，在月子里每天体重增长得非常不稳定，没有任何规律可言，有时今天增长是零，第二天就一下子长了110克。满月时总共增长了900克，加起来还不到八斤半，对此

---

1 《坐月子常识与新生儿护理500问》，吴庆庆主编，中国妇女出版社，2012年4月第1版，第150页。

我曾对月子中心的医生表示过我的担忧，腊八是不是太瘦了？好多宝宝刚出生就八斤多。医生却说：腊八的体重很正常，那些太胖的宝宝的父母才更应该担忧。

Q 如何判断宝宝生长发育是否正常？

A 孩子2~3岁前，应以宝宝自身的生长曲线作为比较的基础。家长可以通过世界卫生组织的网站来获得生长曲线。但也不要认为低于百分之五十的平均水平就有问题。只要孩子按照自己的轨迹生长，曲线轨迹在同一水平就是正常。[1]

曦曦妈：曦曦出生三个月后体重在生长曲线中的位置一直是30%，身高却是80%。直到现在也是按照这个轨迹在生长，除了体重偏低，其他各项发育都很好。

Q 新生儿的胎便是什么样子？排胎便一般会持续多久？

A 胎便是稀糊状、墨绿色的大便，从出生开始持续两三天，逐渐过渡到正常的大便。如果出生后24小时内没有胎便排出，应及时就医。

Q 如何判断宝宝大小便是否正常？

A 正常大便：排完胎便后一直吃母乳的宝宝大便颜色呈金黄色，性状会稍稀但不是水状，味酸却不臭，一般每天排泄3~4次。吃奶粉的宝宝大便颜色呈浅黄色或土灰色，性状较稠，略带臭味，一般每天排泄1~2次。添加辅食后的宝宝大便颜色跟所摄入的食物有关，比如添加了蔬菜泥，那大便颜色就会呈现菜色。这时宝宝的大便基本成形，臭味明

---

1 《崔玉涛图解家庭育儿8：小儿生长发育》，崔玉涛著，东方出版社，2013年10月第1版，第3页。

显。一般1~2天一次，有时候好几天不排泄，也不必太过担心，有可能是宝宝在"攒肚儿"。

异常大便：宝宝的大便呈绿色，明显的稀水状或黏液状，味道酸臭，有泡沫，掺有奶瓣，次数增多，这些都是消化不良的反应。如果宝宝频繁地拉水样便，出现脱水的状况，则是腹泻的表现。如果大便呈鲜红色，有可能是消化道出血。若呈灰白色，则是更危险的信号，极有可能是肝炎或胆道阻塞。

正常小便：宝宝小便的次数、量以及颜色与吃奶、喝水和饮食等都有很大关系。但总体来说，宝宝小便除了在刚出生头几天颜色较深而稍显浑浊外，整个婴幼儿时期尿液几乎都是无色透明的。

异常小便：尿液浑浊，尿色发红或呈深茶色，次数明显增多，但每次量特别少，宝宝排便时会因疼痛而哭闹，这些都是不正常的小便，应该及时就医。

小鱼妈：观察宝宝的便便是观察宝宝身体健康的一个良好窗口。妈妈们一方面要多留心宝宝的便便，但另一方面要放松心态，因为大便性质偶尔一两次的改变，只要不是灰白色、不带血丝、不是蛋花状的水样便，不影响宝宝的饮食和睡眠等日常活动，妈妈并不必过于在意，通常宝宝自身很快就能调节好。

Q 宝宝需要补充钙吗？维生素D和钙的关系是什么？

A 儿科医生崔玉涛在他的微博中反复强调：无论是母乳还是配方奶粉，只要宝宝摄入奶量充足，其中钙的含量足以满足婴幼儿生长发育的需求，所以宝宝不需要额外补钙。维生素D可促进血液中的钙进入骨骼，促进骨骼生长和发育，还有促进免疫成熟等作用。所以纯母乳喂养的宝宝需每日补充400国际单位的维生素D，混合喂养及纯配方奶粉喂养的宝宝应酌情补充。

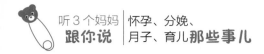
Q 宝宝需要补充 DHA 吗?

A 儿科医生崔玉涛在其微博中强调:母乳、婴儿配方奶粉、营养米粉等食品内都含有DHA和ARA,有利于大脑、视网膜的发育,并可调节免疫功能。母乳、配方奶粉基本能满足婴儿体内对DHA的需求量。所以,2岁前一般无需特别补充。2岁后可酌情补充藻类DHA。

Q 宝宝湿疹如何护理?

A 和睦家药师冀连梅在微博中说,宝宝患湿疹了,焦虑地寻找过敏源,对治疗意义并不大,反而会给宝宝增加负担。如果是轻度湿疹,家长精心护理,经常用低敏护肤霜保持皮肤滋润,避免日晒和衣物摩擦等物理刺激,避免洗护用品的化学刺激就能控制病情。如果病情严重,除了上述护理方法外,要遵医嘱,该用外用激素药膏就得用,以免延误治疗。合理使用外用激素药膏并不会影响宝宝的生长发育。

小鱼妈:个人的经验是除了天生体质外,预防湿疹很重要的一点在于防止宝宝受热。小鱼偶尔犯湿疹,基本都是受热引起的,适当降低室温、减少衣服,这种轻微湿疹很快就能消退。小鱼曾得过一次相对严重的湿疹,经朋友介绍在洗澡水中适当掺入使用金银花和白菊花煮的水,坚持了三天痊愈。

腊八妈:腊八新生儿时期的湿疹不算严重,却非常顽固,我试过很多方法,效果都不理想,用金银花煮水泡澡会有所缓解。每次打疫苗体检时,医生都说无大碍,待一岁半后湿疹会彻底消退。果真,腊八从一岁开始湿疹就逐渐消退了。如果是很严重的湿疹,建议去儿研所就医开药,会好得很快。

Q 宝宝脐疝如何护理?

A 部分婴儿在脐带脱落后,会出现"脐疝",是在胎儿期脐带出入的腹壁肌肉处留有的圆形缺损在完全长好前,腹腔内的小肠从连接的薄弱处向外凸出所形成的。[1]然而早产和肠绞痛都会诱发脐疝，所以一般在4~6个月后肠绞痛不断缓解，脐疝也会慢慢改善，并且随着生长发育，绝大多数到2岁前都会自愈，所以不需要特殊护理。但是如果2岁以后还没有完全自愈，就应该及时就医。育儿专家张思莱在微博中说，虽然脐疝不需要特殊护理，但是平时要尽量避免让孩子大哭大闹，以免增加腹部的压力。

Q 宝宝泪囊炎如何处理？

A 通常，宝宝的泪道在鼻泪管的出口处都有膜状物封闭，大多数宝宝在出生的同时会自动破裂，泪道开始畅通。一些宝宝出生后泪道出口处的膜状物没有破裂或由于鼻泪管部先天畸形等因素，造成泪道阻塞，使泪水潴留在泪囊内。一旦感染，泪水就变成了脓液，从而导致出现新生儿泪囊炎。[2]

新生儿泪囊炎是一种很常见的眼病，美国儿科专家西尔斯介绍了一套疏通宝宝泪管的按摩手法：轻轻按摩眼睛下面靠近鼻子的凸起部位——输泪管就在它的下面。向下、向内按摩（朝向鼻子）大概6次。这种按摩可以随时做，按摩会压迫里面积聚的液体，最终冲破隔膜，清空管道。也有很多宝宝靠这样的保守治疗不起作用，那就需要专科医生做一个很小的输泪管疏通手术，这种手术最好在宝宝一岁前做，因为一岁以上的宝宝做就需要实施麻醉了。

> **曦曦妈**：曦曦有段时间每天早上醒来，黄色的眼屎都会糊满眼睛，我当时就是用了西尔斯教的按摩手法，果然奏效。

1　《崔玉涛图解家庭育儿 7 直面小儿护理》，崔玉涛著，东方出版社，2013 年 8 月第 1 版，第 35 页。
2　《坐月子常识与新生儿护理 500 问》，吴庆庆主编，中国妇女出版社，2012 年 4 月第 1 版，第 254 页。

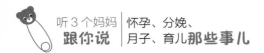

Q 宝宝消化不好，出现肠绞痛应如何处理？

A 儿科医生崔玉涛说，婴儿无明显原因哭闹，有时真是撕心裂肺的哭闹，但进食和生长正常，多考虑是婴儿肠绞痛。这是婴儿发育过程中常见的问题，于出生后4~6个月好转。对待婴儿肠绞痛，家长首先不要着急，让婴儿俯卧位趴着，在其耳边规律地吹哨、适当偏紧地包裹、慢慢小幅度摇晃、吮吸都可缓解一定症状。对于较严重的婴儿，可以服用西甲硅油。

曦曦妈：曦曦2个多月时每到晚饭过后都会止不住的大哭，当时搞得我们晕头转向不明白原因。上网看了很多资料才了解是婴儿肠绞痛，肠绞痛也没有特别好的治疗方法，变换各种抱姿对曦曦最有效果。这方面西尔斯介绍得比较具体，有需要的妈妈可以详细了解[1]。

Q 宝宝生病拒绝吃药怎么办？

A 对于大多数父母来说给宝宝喂药都是极具挑战性的"工作"，父母一定要有足够的耐心，掌握方法和技巧，才能让宝宝顺利服药。

（1）辅助工具：可以使用喂药器、滴管之类的辅助工具。

（2）投其所好：如果是液体的药，可以加入少量的果汁，如果是固体或者粉末，可以先将其碾碎，加入果泥中。但是之前最好咨询一下医生这样的做法会不会影响药效。

（3）条件反射：利用宝宝的生理条件反射，比如告诉宝宝，笑一个，当她张开小嘴时，快速准确地将药物喂进去，然后再说一些宝宝感兴趣的事情分散她的注意力。

（4）称赞鼓励：宝宝都是特别喜欢听到家长的称赞，每次成功喂药后，可以称赞宝宝勇敢，做得非常好。还可以适当地奖励一些小玩具，

---

1 《西尔斯亲密育儿百科》，（美）威廉·西尔斯 玛莎·西尔斯 罗伯特·西尔斯 詹姆斯·西尔斯 著，邵艳美、唐婧 译，南海出版公司，2009年11月第1版，第399页。

这样在下次喂药时，宝宝就不会感到恐惧，而是期待自己有更好的表现。

曦曦妈：很庆幸曦曦没怎么生过病，仅那一次的喂药经历已经很让人头疼。很难让她张嘴，最后还是使用了辅助工具，类似针管的喂药器，她当时可能觉得新鲜，因为我告诉她这个可以当水枪，她先跟这个"水枪"培养了下感情，然后张开嘴要求试试，于是也就顺利地完成了喂药任务。

小鱼妈：小婴儿的药一般都是果味的，口味上都设计得尽量让宝宝容易接受。喂药的关键在于妈妈放松，不要让宝宝觉得是件令人恐惧的事情。

腊八妈：我可能比较简单粗暴，给腊八喂药他肯定会哭闹，哭闹的时候肯定会张嘴，所以很容易就喂进去了。

Q 新生儿出现黄疸怎么办？

A 儿科专家崔玉涛认为，新生儿黄疸是常见的新生儿问题。在出生后两周内，多数新生儿黄疸基本会消退。但有些婴儿黄疸会持续超过1个月，甚至达3~4个月，这主要见于纯母乳喂养的宝宝。只要婴儿生长正常，进食正常，血液胆红素水平小于17，就可坚持母乳喂养。暂时停止母乳喂养看似利于退黄，实际上会增加配方奶粉过敏的风险。仅是轻度黄疸，维持时间偏长，不是母乳的错，属于正常。仅极少数严重到难以控制的黄疸才需暂停母乳。对此，张思莱医师也持同样的观点，她在微博中写道：纯母乳喂养的宝宝有可能黄疸消失得比较慢。不要着急，勤喂母乳就可以了。

崔玉涛同时指出，若血胆红素水平大于17，可采用光疗（蓝光或白光），这样可有效避免因血液胆红素过高，穿过血脑屏障引起大脑损伤——核黄疸。只有严重的黄疸或疾病状态，如溶血、严重感染等才需医学治疗。口服葡萄糖无预防和治疗黄疸的作用，反而会影响血糖的代谢。

美中宜和妇儿医院新生儿科主任祁俊明在其微博中介绍：病理性黄

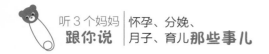

疸一般有以下特征。1、时间早：宝宝出生后24小时内出现，且最早出现的部位是巩膜和面部。2、进展快：从面部逐渐波及躯干、四肢。3、消退慢：常超过两周，早产儿超过三周。4、状态差：宝宝状态明显不好，有时候还会出现双眼往一个方向凝视、惊叫或者抽搐的现象。当宝宝出现病理性黄疸的特征时，父母一定要高度重视，及时就医。

一般黄疸出现的顺序是：面部—躯干—四肢，消退时则相反。

> **腊八妈**：腊八出现黄疸的时候，我还没有看到以上的观点。腊八在月子里及第二个月黄疸指数大约是 8~10，当时医生的建议是停母乳，改喂配方奶粉，或是把乳汁用吸奶器吸出来烧开后晾凉再给宝宝喝。由于我产后两个月内母乳本来就不多，仅够腊八吃，但是吸不出多余的，并且我很担心腊八吃上奶粉后将不再喜欢母乳，因此我就顺其自然了，腊八的黄疸没过多久也自然消退了。
>
> **曦曦妈**：曦曦在去注射乙肝第二针时测试黄疸指数为 10，被要求推迟注射，当时医生给我的建议就是把母乳用吸奶器吸出烧开后再用奶瓶喂，我便采用了这种方法，一星期后黄疸迅速消退，顺利注射了疫苗。

Q 新生儿黄疸可以接种乙肝疫苗吗？

A 儿科专家崔玉涛在他的微博上强调："没有证据证明新生儿黄疸期间不能接种乙型肝炎病毒疫苗。乙肝疫苗实际就是乙肝病毒表面抗原，在体内刺激免疫系统产生乙肝病毒表面抗体。整个过程不在肝内完成，对肝脏无任何刺激。再有，仅个别新生儿黄疸是由肝脏原因所致的，绝大多数与肝脏无关。不能因新生儿黄疸延迟乙肝疫苗接种。"

关于乙肝疫苗的注射时间，崔玉涛医生的建议是，第一针应于出生后第一个月内注射，最好在出生1~2天内（母亲为乙肝表面抗原阳性，应于生后12小时内）注射。第二针与第一针间隔4~8周，第三针与第一针间隔6个月。

腊八妈：我带腊八去注射乙肝第二针时，因黄疸没有完全消退被医生要求推迟注射，消退后注射的时间没有晚于8周。

Q 宝宝注射疫苗时应该注意什么？

A 注射疫苗前：家长要了解宝宝是否有感冒、发烧、腹泻、过敏等状况，如有以上状况，要推迟注射时间。

注射疫苗后：（1）最好在现场停留15~30分钟，以观察是否有异常反应，方便及时就医。（2）注射疫苗后24小时内不要给宝宝洗澡或者避免针孔处沾水。（3）如果是刚开始添加辅食的宝宝，需要在注射疫苗五天后再给宝宝添加新的食物种类，以免当出现过敏状况时，无法判断是否为疫苗反应。

曦曦妈：曦曦偶有一次注射疫苗后，腿上鼓起了大包，这也不是什么严重问题，只是皮肤吸收得不太好。当时就用很薄的土豆片贴了一下午，消肿的效果特别好。

Q 益生菌可以长期服用吗？服用时应该注意什么？

A 很多人认为益生菌是"包治百病"的良药，孩子肠胃不适给服用益生菌，便秘、湿疹也服用益生菌，但其实益生菌不是保健品，它除了含有益生菌成分，还含有添加剂、稳定剂等其他成分。因此若医生无特定要求，则无须长期服用。长期服用反倒会破坏孩子自身的肠胃调节功能。

服用时要注意：第一，要确定孩子是否有必要服用益生菌？例如孩子胃肠感染、服用抗生素等情况下可以遵医嘱服用益生菌，但需与抗生素分开服用。第二，服用温度应低于37℃，以免活菌被杀死。第三，如果需要长期服用益生菌，除了要选择含有BB12、LGG等菌株的益生菌制剂外，其中的添加成分也决定了是否可以长期服用。

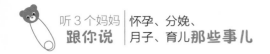

曦曦妈：曦曦出了月子就是只吃不长肉，我们带她去医院体检，医生说可能是消化不好，建议服用益生菌，而且最少要服用一个半月到两个月。但事实上服用益生菌后她的体重增加仍然很缓慢。

Q 宝宝发热怎么办？

A 孩子的正常体温应该在35.5~37.5℃，高于37.5℃就属于发热的范围。当宝宝处于发热的情况下，首先可以采取物理降温法：洗温水澡、用温水不断擦身、贴退烧贴等。有些老人会认为传统的酒精擦身效果更佳，但张思莱医师在微博中说，世界卫生组织研究证明在发烧时（38~41℃）用酒精擦浴降温是不科学的，这样做违反了生理的发烧调节机制，不仅无效，且可能使患儿发生颤抖，加重肺炎和其他疾病。

儿科医生崔玉涛强调，体温超过38.5℃就应服退烧药，以避免体温持续升高引起惊厥。同时，保证体内有足够的水分，孩子发热时即使服用了退烧药，如果体内水分不足，散热也会受到阻碍。因此，家长一定要给孩子增加液体的摄入量，多饮水，多排尿。

如果孩子有头痛、持续腹泻、呕吐、发热72小时以上的严重症状，应立即到医院就诊。

Q 用安抚奶嘴有何利与弊？

A 儿科专家崔玉涛在其微博中指出，绝大多数婴儿都有吮吸手指的习惯，有部分婴儿会依赖吃手到很大，有可能影响今后牙齿的排列。使用安抚奶嘴的利弊应该与频繁吃手相比。吃手的过程有可能导致牙龈或已出牙齿变形，甚至拇指变形，而吮吸安抚奶嘴的过程中，向内吮吸的动作会被奶嘴外面的圆片抵抗，不会产生对牙龈和牙齿的负向影响。待孩子到2岁或再大些，随孩子兴趣增加可逐渐停止吮吸安抚奶嘴。戒安抚奶嘴比戒吃手容易很多。

五、产后运动

Q 产后多久可以开始锻炼？

A 盆底肌练习，顺产后若无明显不适即可开始，剖宫产一般建议手术刀口恢复后再行训练。其他锻炼的开始时间，郑玉巧建议，"不宜过早，最好等到产后4周开始锻炼，至少也要等到阴道分泌物干净后再开始；剖宫产或有并发症的产妇，应该推迟锻炼；如果进行正式的锻炼项目，应征得医生同意"。[1]一般认为，产后42天医院复查一切良好后即可开始锻炼，但需注意适度，且要循序渐进。

> **腊八妈**：对于产后运动我一直都是"不着急"的态度，一切以哺乳为重。哺乳过的妈妈都很清楚，每隔个把小时就开始涨奶，乳房沉重甚至胀痛，我几乎不敢有什么大动作，伸伸胳膊伸伸腿，缓解一下长时间哺乳带来的腰酸背痛，就算到头了。前六个月夜里平均两个多小时喂一次，白天但凡有点时间只想补觉，对于运动我一直是有心无力，对那些宣称自己是纯母乳喂养、产后又迅速瘦回孕前体重的"神话"，我一直持怀疑态度。
>
> **曦曦妈**：我一向是不喜欢运动的"懒"人，孕期瑜伽已经是我坚持最久的运动了。产后运动除了腊八妈说的那些不便，最主要的是我本身缺乏运动的主动性。所以我的第一次产后运动是产后五个多月开始的瑜伽练习。
>
> **小·鱼妈**：热爱运动的我，还没出月子就开始琢磨恢复运动，但深知急不得。产后42天复查后，自觉完全有体能恢复运动，但疲于哺乳带娃，拖延了快两个月才到孕妈妈俱乐部练习产后瑜伽。先在产后第一阶段的班级练习，这个阶段的产后瑜伽较为舒缓，注重产后身体的唤醒，逐渐恢复体能。第二阶段的练习强度增大，一般要求产后六个月后参加，开始追求塑形瘦身的效果。一直很遗憾我当时没有足够的时间坚持上课。产后一年，我总是不断尝试适合自己时间和哺乳状态的运动方式，如慢跑、游泳、健身房私教等。

1　《郑玉巧育儿经（胎儿卷）》，郑玉巧著，二十一世纪出版社，2008年第11月第1版，第232页。

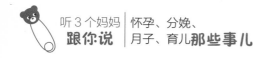
Q 产后运动会影响哺乳吗？

A 产后运动若运动量较大、流汗较多会影响乳汁的分泌量，但适度的运动并不影响。相反扩胸等运动还有利于乳汁分泌，运动带来的身心愉悦也在一定程度上有利于乳汁分泌。

Q 哺乳妈妈产后运动需要注意什么？

A 一、在运动前通过哺乳或使用吸奶器排空乳汁，以免运动中涨奶，也预防运动中因乳房自身重量过大而导致的乳房下垂；二、建议穿着承托功能好的专业运动内衣；三、因为运动会分泌乳酸，运动结束后不宜立刻哺乳，需间隔至少半小时；四、哺乳和健身都会消耗身体的大量水分，因此运动前和运动中都要注意及时补充水分；五、由于孕期及产后长时间不运动，韧带关节很容易受伤，所以运动前一定要做好热身。

Q 产后适合做什么样的运动？

A 跑步、游泳、瑜伽等各种日常运动都是可以作为产后运动的选择，重在适合自己和持之以恒，还需注意控制运动的强度，不宜影响哺乳，要循序渐进。

腊八妈：大概在产后五个月以后，我和曦曦妈结伴断断续续上了几节产后瑜伽课。我最大的感受就是因为哺乳的原因在练习瑜伽过程中，尤其是俯卧在瑜伽垫上时胸部被挤压得很不舒服，若再加上涨奶，这种产后运动的体验就更不好了。因此建议母乳喂养的妈妈产后运动要量力而行，不要急于瘦身，断奶后很自然就瘦下来了。

第四章

母　乳

》》》》

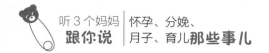
母乳喂养：贵在坚持

文 / 小鱼妈

一、母乳喂养：给孩子最好的礼物

人们常说母乳是这个世界上妈妈带给宝宝的第一份厚礼，这是因为母乳主要由糖（乳糖）、易消化的蛋白质（乳清和酪蛋白）、脂肪（可消化的脂肪酸）组成，全部根据婴儿的需求均衡配置，可预防多种疾病，如中耳炎、过敏、呕吐、腹泻、肺炎、哮喘、细支气管炎和脑膜炎等。母乳还含有多种矿物质、维生素，以及有助于消化吸收的酶，母乳是婴儿最好的食物[1]。还有研究表明，由于配方奶中没有母乳特有的激素、生长因子，以及促进神经系统结构性发展的特殊脂肪，吃母乳的时间越长，孩子的智商优势就越明显，母乳能养出更聪明的宝宝[2]。

其实，母乳喂养附加好处还有许多：母乳比配方奶经济实惠；总是保持恒定的温度37℃，随时随地可供宝宝享用，快速便捷；坚持母乳喂养有利于妈妈产后子宫收缩和身材恢复，有利于情绪放松；还是培养亲子感情的最佳纽带等。

母乳不仅是婴儿的完美食物，还是一种智能食物。它会依照宝宝的月龄提供相应的营养成分。金黄色的初乳中脂肪和乳糖的含量略低于成熟乳，适合新生儿的消化吸收；初乳之后过渡到成熟乳，乳汁中的蛋白

1　《美国儿科学会育儿百科（0－5岁）》，（美）斯蒂文·谢尔弗主编，池丽叶 栾晓森 王智瑶 王柳译，北京科学技术出版社，2012年6月第1版，第75页。
2　《西尔斯亲密育儿百科》，（美）威廉·西尔斯 玛莎·西尔斯 罗伯特·西尔斯 詹姆斯·西尔斯著，邵艳美 唐婧译，南海出版公司，2009年11月第1版，第117页。

质和矿物质含量减少，脂肪和乳糖的含量逐渐增加[1]，因此母乳由稠变稀是适应婴儿的生长需求的，并不代表营养逐渐减少或不足。此外，前六个月的母乳含有母体自带的免疫抗体，营养价值最高，母乳充足的妈妈可以把前六个月富裕的母乳吸出来储存，待日后给宝宝享用。

　　毫不夸张地说，母乳给宝宝提供了近乎完美的营养，是任何其他营养物质都无法取代的，母乳是妈妈给宝宝最完美的礼物。不过，母乳也存在一些小小的不足，由于母乳中维生素 D 的含量不足，纯母乳喂养的宝宝，从出生后 15 天开始必须每天补充 200~400 国际单位的维生素 D。[2] 对于纯母乳喂养的 6 个月左右的宝宝，母乳已不能满足其需要的全部营养，需要添加辅食。

　　鉴于母乳天然的优势，美国儿科学会建议婴儿纯母乳喂养至少四个月，最好是半年，持续母乳喂养到至少一岁；只要母亲和婴儿都愿意，一岁后仍可以继续母乳喂养。世界卫生组织及国际母乳协会建议婴儿纯母乳喂养半年，持续母乳喂养到两岁，两岁以上视母亲和婴儿的意愿决定是否继续母乳喂养。因此，日常生活中我们有时会遇见两三岁的宝宝还在吃奶，总有人会质疑甚至批判怎么这么大还吃奶，殊不知这样的宝宝其实幸福得很。

二、母乳喂养的实现：倡导科学的坚持

　　母乳是如此的美好，且无可取代，但新手妈妈实现母乳喂养并非一路坦途，总有不少妈妈遗憾自己母乳不足。其实天生的母乳不足虽然客观存在但比例很低，许多自认为母乳不足的妈妈只是没有掌握科学的母

1　《虾米妈咪育儿正典》，虾米妈咪著，江苏科学技术出版社，2014 年 7 月第 1 版，第 100 页。

2　《崔玉涛：宝贝健康公开课》，崔玉涛著，北京出版社，2013 年 1 月第 1 版，第 5 页。

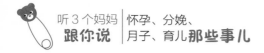
乳喂养知识。

"早开奶、勤吮吸"，这六字真经充分阐述了实现母乳喂养的关键。宝宝出生后一定要先吃母乳，要在产后一小时内甚至半小时内尽早让宝宝吮吸妈妈的乳房。"第一口奶"的概念现在已逐渐普及，这既有利于宝宝吃到附着在妈妈乳头上的许多益生菌，还有利于妈妈的乳房开始接受宝宝觅食需求的刺激，逐渐发动产奶的功能。宝宝的频繁吮吸加上适度的乳房按摩，通常产后3~7天妈妈的乳房就开始正式产奶。在这之后宝宝吮吸得越多，乳房制造出的母乳越多。所以有人很形象地形容母乳是"越吃越有，即吃即有"，是宝宝的流动食堂。只是，从"宝宝吃"到"妈妈有"之间是需要一点时间，需要一个过程的，妈妈们不要着急，要了解泌乳反射的基本原理，更要坚持让宝宝吮吸，给自己和宝宝足够的磨合时间。

在实现母乳喂养的过程中，没有相应的医学指征，如新生儿体重减轻超过出生体重的7%、出现严重黄疸等，均无需添加配方奶。婴儿的啼哭并不一定代表没吃饱或需要添加配方奶，虽然给宝宝喂几口配方奶往往能有效地安抚宝宝，但很可能会影响后续母乳喂养的顺利实现：宝宝可能开始喜欢配方奶的味道而排斥母乳，妈妈的乳头会因宝宝吮吸刺激的减少而降低产乳量，添加配方奶不适量还可能导致宝宝的胃被人为撑大，不利于宝宝的健康成长，过早添加配方奶还可能增加宝宝日后对牛奶蛋白等物质过敏的概率。

当然，有不少妈妈都会经历最初的母乳暂时性不足，这个时候添加配方奶是可以的，但应注意科学的添加方法。一是注意第一口奶是母乳而非配方奶。二是注意让宝宝每次充分吮吸乳房，确实吸空母乳后再给配方奶，通过勤吮吸刺激产奶，并在母乳产量提升的基础上逐渐减少配方奶的量，直到最后实现纯母乳喂养。三是在新生儿阶段尽量采用奶瓶之外的工具，用小勺、哺乳辅助器给宝宝喂配方奶，以免宝宝产生乳头混淆，爱上了奶瓶的轻松吮吸而不愿意费劲去吮吸妈妈的乳房。

母乳喂养看似简单，实际大有学问。新妈妈在实现母乳喂养的过程中总会遇到各种困惑：要学习正确的哺乳姿势，月子里尽量舒适地躺喂以养精蓄锐，出月子则宜选用和宝宝有所交流互动的坐喂；更要学会判断宝宝的衔乳姿势是否正确，避免不当的吃奶方法导致乳头破损；还需准备好羊脂膏、乳盾以紧急应对乳头破损……如此多的问题，是不是颇有些让人心生畏惧呢？其实只要有耐心、有恒心地按需喂养，逐步学习判断宝宝的真正需求，不要轻易把乳头当成宝宝的安抚奶嘴，放松心态、科学坚持，就一定能实现母乳喂养的美好愿望，并和宝宝一同享受母乳喂养的美妙过程。

三、母乳妈妈的担忧：哺乳期的饮食

母乳是给宝宝最好的礼物，但如何让这个礼物更有质量、更加完美呢？从个体自身的角度讲，妈妈自身的营养直接影响母乳的质量，想要养育健康聪明的宝宝，就需要注意哺乳期的营养。出于制造奶水的需求，母乳妈妈需要额外摄入不少热量，这也是老话常说的"一个人吃两个人的"。

日常饮食是营养摄入的根基，饮食的基本原则在于营养均衡和丰富。米面等谷类、水果、蔬菜、鱼肉蛋等高蛋白类、奶制品这五类食物每日都需均衡摄入。有的妈妈为产奶猛吃高蛋白食物，忽视了水果蔬菜的摄入，甚至认为水果蔬菜属于"凉性"，容易导致宝宝腹泻而不敢吃，殊不知这样不仅会导致自身肥胖，还会引发便秘等问题。有的妈妈担心吃高蛋白食品过于油腻不利于宝宝消化，日常饮食过于偏素，却不了解蛋白质能提供机体每日所需能量的 15% ~20%，蛋白质摄入不足容易导致奶水供应不足，哺乳妈妈还易疲惫、免疫力下降。

母乳喂养之外，妈妈们普遍关心宝宝是否需要补钙和 DHA。其实，宝宝只要每日摄入足够量的母乳并不会缺钙，我们常说的小儿缺钙往往是维生素 D 缺乏，因此母乳喂养的宝宝需要额外补充维生素 D。虽然宝宝不缺钙，但为满足其骨骼的快速生长，宝宝从母乳中吸收了大量的钙，妈妈自身容易缺钙引发骨质疏松等问题，因此哺乳期妈妈特别需要注意自身钙的补充。DHA 虽有助于胎儿和婴幼儿大脑的发育，但需求量很少，摄入过多人体会将其作为能量消耗掉，且最好的 DHA 来源于母乳。因此如果母乳妈妈自身摄入的 DHA 足够，母乳中就会含有足够的 DHA，是完全能满足宝宝的需求的。[1]

钙、DHA 等各种营养大多都可以通过日常饮食有效摄入。例如足够量的蛋奶制品就能满足哺乳期钙的摄入，足够量的深海鱼就能满足 DHA 的补充。所以不论是孕期还是哺乳期，日常饮食营养的均衡和丰富总是最重要的。当然如果你无法有效保证这些，在日常饮食之外，营养补充剂也是保证营养的一个良好选择。

和"应该吃什么"相比，许多妈妈恐怕更关心"什么不能吃"的问题。其实，很难说哺乳期有绝对的饮食禁忌。举个简单例子，我们说哺乳期饮食整体上要少油盐，少辛辣，但对于多数无辣不欢的重庆妹子，哺乳期照吃辛辣食品宝宝也很适应，一点辣没有不仅妈妈吃不香，宝宝也可能因为母乳缺少了平日里"妈妈的味道"而食欲不佳。因此，在适量摄入的基础上，"什么不能吃"更多的是个体化的问题，而这种个体化的禁忌需要妈妈通过宝宝日常细微的变化认真留意和把控。如果妈妈吃海鲜发现宝宝起湿疹，那很可能是海鲜过敏，妈妈就需要忌食海鲜。如果妈妈每天一杯咖啡并不影响宝宝的排便和休息，那大可以安心每天一杯咖啡，但若这一杯咖啡足以让宝宝不同以往的兴奋甚至引发腹泻等问题，

1　《崔玉涛：图解家庭育儿 5：小儿营养与辅食添加》，崔玉涛著，东方出版社，2013 年 5 月第 1 版，第 127 页。

那妈妈自然要考虑减量甚至忌食。

有人宣称妈妈生气后的母乳堪比毒药，宝宝食用妈妈生气后的母乳可能导致死亡。实际上，哺乳期患了乳腺炎、使用青霉素类或头孢类的抗生素，都不影响哺乳，妈妈的情绪又怎么可能对母乳产生如此严重的影响呢？[1] 妈妈的情绪只可能影响奶量，并不影响奶水的质量。一句话，母乳并没有那么脆弱，它是为宝宝健康成长天然设计好的最值得坚持的食物。

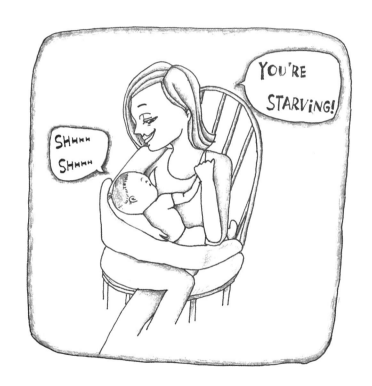

1　《冀连梅谈：中国人应该这样用药》，冀连梅著，江苏科学技术出版社，2013 年 12 月第 1 版，第 171 页。
　　《母乳有毒——谁造的谣言》http://zhidao.baidu.com/daily/view?id=910。

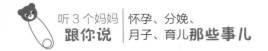
爱的抛物线

——腊八妈母乳经

　　特意等到彻底断母乳的今天来写这篇文章，为此，我已经准备了很久。从对母乳喂养的抵触甚至痛恨，到理性地接受，再到享受其中；从一岁后腊八的自然离乳到我反过来追着他喂奶，再到最后我不得不尊重他的选择，彻底割断我和他之间这条最亲密的纽带，整整 16 个月的母乳喂养之路于我来说就像一道长长的抛物线，凝聚着我们对彼此的爱，深深地刻在我的心里。

　　在准备这篇文章的时候，我越来越发现，我的母乳喂养之路自始至终都没有离开过腊八的爸爸，将来我也会告诉腊八：对你的母乳喂养，是我和你爸爸共同完成的。没有他，我不可能坚持下来，你最感恩的人，应该是你的爸爸。

供不应求：比想象的更艰难

　　产后半小时内护士迅速把腊八包裹好抱到我胸前的时候，他瞬间找到我的乳头，强有力地吮吸起来。说实话，看着他那么卖力，我真的很想笑，因为我一点感觉也没有，我怀疑自己根本没有乳汁。回到病房时已经是晚上 10 点半了，20 个小时没合眼的我，早已筋疲力尽，特想好好地睡一觉，而身边哇哇大哭、嗷嗷待哺的腊八却时刻提醒着我，我已经成为一个妈妈，再也不可能只想着自己了。

　　医生和护士交代我要让宝宝勤吸，可是他吸完了没过一小时就又会大哭，虽然我的母乳知识告诉我，新生儿的胃只有玻璃弹球大小，每次吮吸仅一点点乳汁就可以满足他，不需要另加奶粉，以免孩子爱上奶粉的味道从而拒绝母乳。但是，我一次次喂完他，就在我快要睡着的时候，却总是一次次被他那尖锐又富有穿透力的哭声惊醒。撑到夜里两点，我终于全线崩溃，丧失理智地拿起电话打给护士站："我要加奶粉，应该加多少？"护士赶紧跑来我房间抱起腊八，温柔地说："宝宝刚刚离开妈妈的子宫，缺乏安全感，需要的是安抚，而不是更多的奶水，你还是要让孩子勤吸，这样才能产更多的奶。"

在那个我们一家三口第一次同处一室的夜晚，困倦、烦躁夹杂着腊八的哭声席卷着我每一根脆弱的神经，我想抵抗、想爆发，但好像又没有理由这么做。听着腊八在我旁边的小床上哭哭咧咧，我和老公商量："我们自己加奶粉吧，听说奶粉就是比母乳顶饿。""加多少合适呢？"老公问。我看了看奶粉桶上的说明，每一勺奶粉加 30 毫升水，"就 30 吧。"我坚定地说。

我和老公两个人就像做贼一样，在房间蹑手蹑脚地给腊八冲了 30 毫升的奶粉。现在回想起来，我为了自己耳根子清静，就把母乳知识完全抛在脑后，我哪儿像是在冲奶粉呢，简直就像是在下安眠药。腊八豪爽地一饮而尽。看着他慢慢睡着，我回到床上，老公也回到沙发上，终于能睡一会儿了。谁承想，两个小时不到，腊八又醒了，老公只得再一次把他抱到我的胸前吮吸。

为了不再让腊八打搅我休息，老公没有把他放回小床，而是抱着他走到离我病床很远的地方，来回走动轻轻地拍哄，等腊八睡着了，老公就在沙发上坐下来，让腊八在自己的怀里睡。不知是不是因为腊八从孤单的小床来到爸爸温暖的怀抱感觉舒服极了，在爸爸的怀里他终于安静了。就这样，在住院的这三天时间里，老公就整夜歪在沙发上抱着腊八睡，中间还要把他抱到我跟前来吃奶、换纸尿裤、涂护臀膏……老公这个 24 小时连轴转的"月嫂"，完美得让人无话可说。

第二天一早，儿科医生来查房，我们向医生坦白了夜里给腊八加了 30 毫升奶粉的事实。医生严肃地说我们加得太多了，刚刚出生没几个小

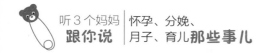

时的宝宝，加5~10毫升就可以了，否则很容易把宝宝的胃撑大。我顿时心生愧疚，怜惜地看着腊八，没敢说我多加的真实原因是想让他多睡一会儿。

我生产的私立医院和月子中心同属一个医疗集团，他们的风格是如此的一致：绝对倡导纯母乳喂养，不到万不得已绝不给宝宝添加奶粉。这个万不得已，就是宝宝因摄入母乳不足而出现的医学指征，如体重下降超过出生体重的10%（儿科专家崔玉涛的建议是7%）。每天早上护士给腊八洗完澡称重后都告诉我，他的体重在合理的范围内，不用添加奶粉。

就这样，为了遵从"按需哺乳"的原则，我没白天没黑夜，就像被绑在床上一样，每隔一两个小时就要喂一次奶。我一直就是个"嗜睡如命"的人，生孩子之前每天都是至少九小时睡眠，低于七小时就会头疼，因此，即使是在高大上的月子中心，我仍然疲惫不堪。那一刻，我终于明白为什么有的妈妈会患产后抑郁症了。

月子中心负责宝宝的夜间托管，我实在是太羡慕那些母乳充足的妈妈们，她们可以在睡前把奶吸出来连同宝宝一同交给护士，护士在夜间负责给宝宝喂奶、换尿布、哄睡。但对于像我这样母乳量非常有限、吸奶器一次最多吸出来20毫升的妈妈来说，夜间托管宝宝就没有意义了，因为每当宝宝饿了，护士还是要抱回来让我喂奶的。我开始变得焦虑起来，盼望着我的吸奶器也能派上用场，更盼望着我也能享受到托管服务。就在我请厨师每天给我多加些汤的时候，隔壁房间的妈妈却因为奶水太多而要求减汤。住在这里的妈妈们每天都吃一样的东西，我不得不承认，奶多奶少和每个人天生的体质有很大关联。

母乳喂养导致碎片化睡眠，而碎片化睡眠必然带来更多的疲惫，如此的恶性循环，真的比我产前想象得更加艰难。记得就在我快撑不住、身体和精神都极度疲惫的时候，我以前的一位同事给我讲述了她的哺乳经历，我学到一个新名词："挂喂"。这是一个夸张又有趣的比喻：把宝宝 24 小时"挂"在脖子上，以便随时喂。虽然夸张了些，但妈妈辛勤哺乳的画面跃然纸上。

供大于求：储奶的成就感胜于一切

这种艰难，一直延续到我出了月子回到家的第二个月。我对老公抱怨说："自从我生完腊八到现在快两个月了，我居然没有一觉能超过两个小时。"其实老公比我更辛苦，他白天上班，晚上为了能让我睡踏实些，就自愿和腊八共处一室，他睡书房的单人床，腊八睡旁边的婴儿床，而我睡卧室的大床。夜里腊八醒了老公就先给他换纸尿裤，然后再抱给我喂奶，如果腊八吃完能直接睡着，那真是很幸运，老公可以直接把他抱回婴儿床，否则，老公抱着他轻轻关上我的卧室门后，回到书房还要继续哄睡……

记得有一天夜里，我困得睁不开眼睛，给腊八喂完奶，他却还莫名其妙地哭，我终于没忍住对他大吼了两句。腊八先是愣了一下，然后"哇"的一下哭得更大声了。他的脸涨得红红的，哭得那么伤心。我顿时就后悔了，他那么小，那么无助，不会表达自己的需求，他有什么错呢？他最需要的人难道不是我吗？

我开始调整自己的负面情绪，接受母乳喂养就是这样艰难的现实。从那以后，腊八的任何诉求我都积极地回应。随着他一天天地长大，和我的互动渐渐多了起来，我也慢慢找到了当妈妈的感觉。有一次，我给他睡前穿得太多了，夜里喂奶不开灯我没有察觉，第二天早上天亮的时候，我才发现他满头大汗，从头到脚布满了湿疹，胖胖的小脸上呈现出红色"满天星"的局面。然而，当他看到我的时候，依然激动得手舞足蹈，咧开嘴快乐地笑着。那一刻我简直是难以言状的自责和愧疚，他冲着我笑，

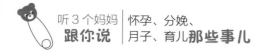

我对着他却是泪如雨下。

产后第三个月，我的奶水似乎一夜之间就多了起来，我终于也用上了吸奶器和储奶袋，着实有一种"农奴翻身把歌唱"的感觉。晚上睡觉前我把奶吸出来交给老公，自己就欢天喜地去睡觉了，结果，睡梦中我就感觉两侧乳房越来越沉重，直到奶水把床单浸湿……我终于恍然大悟，我曾羡慕的那些睡前把奶吸出来交给护士、把宝宝托管的妈妈们，她们其实并没比我多睡几分钟，唯一的不同是我喂奶的时候，她们在吸奶。夜间是泌乳的高峰时段，如果涨奶不及时吸出来，将面临严重堵奶及患乳腺炎的风险。

我深深体验到，夜里吸奶比喂奶更加辛苦。喂奶甚至都不用睁眼，只需翻个身，喂完就继续睡，吸奶则要起床坐好、开灯、清洁奶瓶、打开吸奶器，双侧都吸完至少要 20 分钟，最后还要装袋，注明日期和奶量，放进冰箱冷冻室才算完事。等这一切都结束回到床上，你会发现：睡意全无了。

尽管如此，奶多还是比奶少更让我心安。从第三个月开始，腊八夜里的睡眠时间逐渐延长，平均三个小时醒一次，有时甚至一觉可以睡四个小时。从三个月到六个月，我几乎每天夜里都会被涨醒，但腊八没醒，我就只得起床开动吸奶器。每当我辛苦地吸完奶，捧着带有我自己体温的奶瓶悄悄地从卧室走向厨房的冰箱，听着书房里老公和腊八熟睡的声音，我的困倦和疲惫似乎就一扫而光了。

腊八半岁的时候，冰箱冷冻室里满满两抽屉都是我的冻乳。早在孕前的母乳课上，老师就讲到六个月以内的母乳营养价值非常高，建议妈妈们多储存一些给宝宝日后享用。看着那两抽屉亲自给腊八存下的粮食，这其中的辛苦只有我自己最清楚，而这其中的成就感也只有我自己最能体会。

供需平衡：真正享受的阶段

从第六个月开始尝试添加辅食，第七个月辅食走上正轨，此时的母乳喂养也终于达到了供需平衡的最佳状态。这种状态就是：三四个小时之内不会感到涨，等到涨的时候也该喂奶了，有时到了该喂奶的时间也没有涨，但腊八吃的同时会逐渐涨起来。这个阶段的母乳喂养变得不再有负担，虽然夜里还要喂两三次，但几乎不用再爬起来吸奶了。

我开始享受每一次喂奶。当我问腊八你要不要抱抱吃奶的时候，我享受他那激动得有些夸张的表情；当他安静地吮吸的时候，我享受我的乳汁汩汩流进他嘴里的满足感；当他吃饱了仰着脸看着我的时候，我享受我们彼此对视时的微笑……

从第八个月起，我开始每天给腊八加一次奶粉，这主要是因为我亲眼看到身边一些朋友的孩子都恋乳恋得厉害，断乳断得艰难。朋友家两岁的孩子在公共场合居然掀开妈妈的衣服就要吃奶；家里小时工阿姨说，她服务的另一个家庭的孩子已经上幼儿园了，但每天回到家第一件事就是吃妈妈的奶；另一个朋友给孩子断奶的时候，又是在乳头上涂黄连、又是出去住酒店与孩子隔离，搞得妈妈和宝宝都以泪洗面、痛苦万分……这些都是我特别不愿意看到的，自然离乳是最佳的离乳方式，这是我一直以来的愿望。每天给腊八加一次奶粉，就是想让他逐渐接受奶粉的味道，为将来断母乳、使用奶瓶做好准备。

加了奶粉就要面临母乳越来越少的危险，但是，我每天在固定的时间加固定量的奶粉来替代一次母乳，其他喂母乳的时间保持不变，因此，我的母乳一直保持着稳定的量。腊八每天的奶粉喝得并不情愿，才几十毫升的量经常要分好几次喝完，有时喝到一半就不喝了。无论用什么方式，哪怕剩下了没喝完都没有关系，重要的是每天都坚持，让他逐渐习惯奶

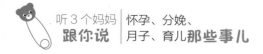

瓶和奶粉。

在这个时期的夜奶过程中，我发现腊八虽然还像以前一样夜醒两三次，但他根本吃不了几口就翻过身去，需要哄一阵才能睡着。我越来越觉得腊八夜里吃奶并不是因为饿，而是在寻求安慰。就在我们一家三口这种碎片化睡眠持续近一年的时候，我读到了一篇关于孩子睡眠的文章，作者阐述了国内外睡眠专家的看法。综合来看，宝宝从六个月开始夜里就应该睡整觉了。从孩子身体发育的角度来看，睡整觉的意义远远大于夜奶的意义。看到这里，我暗暗欣喜，终于为断夜奶找到了理论依据。

腊八的夜奶断得干脆利落。睡整觉，这个我做了一年的梦，终于在腊八一岁的时候实现了。从那以后，母乳喂养变得更加轻松，早中晚共喂三次，外加一次奶粉，三次辅食。腊八也变得越来越爱吃乳类以外的食物，没有恋乳倾向，从来不会主动去找奶吃。

自然离乳："恋乳"的居然是我

从第15个月开始，腊八的三顿母乳吃得越来越不专心。晚上奶睡和早上醒来那顿吃得还好，可能是因为在黑暗中，而他也是处在困倦或是迷迷糊糊的状态，给就吃，不给也不要。白天那顿奶他吃不了几口就开始玩了，而且逐渐地，我发现他有了一个细微的变化，当我解开衣服抱他到我怀里时，他居然变得很不好意思，羞涩地笑着扭过头去，或是挣脱开我的怀抱。这完全在我的意料之外，我还没想这么快就给他断奶呢，于是我哄着他、求着他吃，可他依然会"委婉"地拒绝。就这样，白天的那顿母乳就只能取消了。

这是自然离乳吗？我反复地问自己。这不是我一直期待的结果吗？可是我却为什么这么失落，一点也高兴不起来呢？再后来，一早一晚的奶腊八也不认真吃了，以前我可以把他奶睡，但从第16个月开始，他吃了几口就一轱辘从床上站起来。我不甘心，把他按倒，再把乳头塞进他嘴里，但他会咯咯笑地翻个身再爬起来。他好像也懂得照顾我的面子，每晚我给他吃，他都不会拒绝，但只吃几口意思一下而已。我终于认识到，每天这几口奶对他来说已不再有意义。就这样，在腊八满 16 个月的时候，彻底断掉了母乳。

那些天，我总会怀念曾经怀抱腊八喂奶时的温暖，怀念他用力吮吸时那专注的眼神。我甚至会胡思乱想我是不是喝汤少了，奶粉加得太早了，自己太贪睡了才导致腊八过早离乳……作为一个妈妈，我们一生中给宝宝母乳喂养的时间平均也就两年，但它不可逆转，也不能重来。

美国著名的育儿专家西尔斯在他的《西尔斯亲密育儿百科》中说："生命是一次次断奶的过程：先是脱离你的子宫，离开你的乳房，离开你的床，离开家到学校，这些都是断奶。每一个断奶的里程碑都值得我们纪念。"[1] 我看着腊八的小小背影，对自己说：看，他已经是一个小小男子汉了。

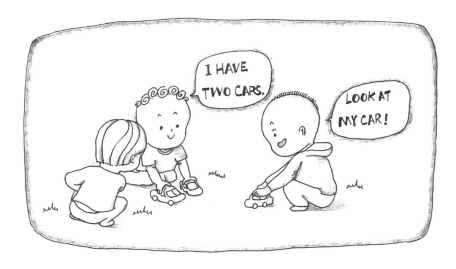

1　《西尔斯亲密育儿百科》，（美）威廉·西尔斯　玛莎·西尔斯　罗伯特·西尔斯　詹姆斯·西尔斯著，邵艳美 唐婧译，南海出版社，2009 年 11 月第 1 版，第 195 页。

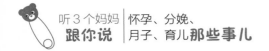

辛苦并快乐着

——小鱼妈母乳经

如果我告诉你小鱼是母乳娃，出生时身高体重的生长曲线都只有百分之三十多，但出了月子就成了小胖妞，到现在一直保持百分之七十左右；如果再告诉你小鱼从快一岁才开始尝试添加奶粉，现在一岁五个月仍然以母乳为主，身体健康；是不是听上去蛮不错？是不是觉得我是个成功的母乳妈妈？其实，除了少数拥有"天使宝宝"的幸运妈妈，很少有妈妈的母乳经历是一路坦途，我的母乳之路也曾是各种纠结，各种辛苦。

一、纯母乳：出月子才实现的目标

产前在孕妈妈俱乐部学习时我就已明白母乳喂养的重要意义，也知道"早开奶、勤吮吸"是实现纯母乳的关键，了解如果没有出现宝宝体重减轻超过出生体重的 7% 或是严重黄疸等相应的医学指征，并不需要添加配方奶。可在产后住院第二天，小鱼吮吸完乳头后总是大哭，月嫂说这是小家伙没吃饱，建议添加配方奶，并称不吃饱、代谢慢容易新生儿黄疸时，我几乎是毫不犹豫地同意了，把之前所学远远地抛到脑后。在医院的第三天，儿科主任来查房，听说我已经用奶瓶给小鱼每天喂 2~3 次奶粉，每次约 15~30 毫升时，很严肃地提出了批评，认为我在小鱼没有医学指征的情况下添加奶粉是不对的，新生儿哭闹属正常现象，不都是没有吃饱的诉求；还认为给小鱼的奶粉加多了，出生第三天的小婴儿的胃如樱桃大小，一次添加 5~10 毫升就足够了；并建议如果非要加奶粉也不能用奶瓶而是用小勺加，以免引起乳头混淆；并给我解释了新生儿开始吃得少、代谢慢，可能有轻微的黄疸，但只要在安全数值范围内并不要紧，不必为了这个原因硬把新生儿的胃撑大。

医生的建议很中肯，也完全符合我之前所学。但新妈妈都有一颗玻璃心，很多时候理性总是让位于感性，看着哭闹的小鱼每次吃完奶粉心满意足地安睡，我也能踏实休息会，就把医生的交代当成了耳边风。出院到家不久，小鱼的奶粉单次添加量就上升到了近 50 毫升，仍旧是一天 2~3 次。一周之后，眼看着纯母乳的目标没有接近反而远离，我开始焦虑，甚至懊恼自己最初添加奶粉的选择。每次月嫂给小鱼喂奶粉时，这种焦虑就愈发强烈，总是紧盯着奶粉的毫升数，但凡小鱼多吃点我就忍不住地皱眉。直到有一天，小鱼吃完母乳又哭闹时，我的焦虑爆发了，带一丝莫名的愤怒，把小鱼递给月嫂，大声交代"饿就饿着吧"。但不过半分钟，妈妈的天性让我无比心疼小鱼的啼哭，从月嫂手中接过小家伙，看着她伤心的小小面容，安抚无效后我只好交代月嫂照常泡奶粉。看着她吃完奶粉，在我怀里安睡的那一刻，我突然想通了：我或许确实不应该给小鱼添加奶粉或者应少加奶粉，这才更有利于实现纯母乳。但是，追求纯母乳的意义难道不是为了宝宝好吗？为宝宝好的含义难道仅限于纯母乳吗？其实这二者的关系再简单不过，母乳当然是宝宝最好的食物，但在母乳不足时添加一些配方奶，甚至因特殊原因完全配方奶喂养，并不代表对宝宝身体就不够好，只不过当妈的总想把最好的礼物带给自己的孩子，却容易忽视母乳之外妈妈的陪伴和陪伴时的美丽心情也是给孩子的重要礼物，甚至是更重要的礼物。就这样，我开始坦然给小鱼添加奶粉，不再紧盯毫升数，也不再焦虑自己什么时候才能实现既定的纯母乳目标，甚至

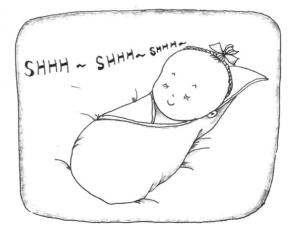

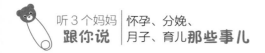

做好了混合喂养的准备。

　　随着身体的康复，仰仗小鱼的频繁吮吸，并坚持科学的奶粉添加方法（总是在宝宝吮吸完乳房后才加奶粉），我的乳量逐渐增多，小鱼添加的奶粉量和次数逐渐减少，出月子时已稳定实现纯母乳。这之后接触了不少同样纠结母乳喂养的新妈妈。有人特别坚定纯母乳喂养，甚至为追奶半夜起来喝肉汤，并尝试喝各种中草药；有人为追奶，坚信多刺激乳房就能多产乳，除了喂宝宝还频繁使用吸奶器，甚至牺牲了休息和陪伴宝宝的时间。同为新妈妈，我特别理解她们的心意，也很钦佩她们的付出，但这些追奶的辛苦方式有些是错误的，例如哺乳期需要多喝汤水，但不是非要多喝各种肉汤，油分的吸收不代表蛋白质和能量的摄取。中草药汤更需谨慎，一些常用做通乳的中草药都具有肝毒性，并不宜多服用。有些方法从追奶的角度出发或许是正确的，例如在每次母乳亲喂之后继续使用吸奶器刺激乳房，但这些正确的方法若占用过多时间精力，变成一种沉重的负担，就有些得不偿失了。毕竟母乳之外，妈妈还在其他许多地方影响宝宝，陪伴的时间、陪伴的质量一样很重要。母乳是母爱的自然流淌，我们在追求母乳喂养的过程中需要科学的知识和方法，也需要自然的状态和心态。

二、吸奶器和奶瓶：曾令我如此头疼

　　当妈的总是愁完这个就得愁那个。月子里我发愁自己母乳不足；出月子实现纯母乳后我又开始发愁小鱼不用奶瓶、不喝冻奶、不吃奶粉。

　　母乳充足，宝宝吃不完，为防止涨奶并保持奶量，妈妈通常需要把富裕的奶水吸出来储存。吸奶就得靠吸奶器，我事先准备了大家公认好用的某大牌电动吸奶器，却不料自己属于吸奶器使用困难人群，经常是半夜涨奶晕沉沉地爬起床吸奶，结果折腾半小时睡意全无，却只吸出几十毫升的量。每每看到妈妈群里有人晒自己分量满满的储奶瓶，我都忍不住萌生一丝羞愧。后来才了解吸奶器吸出来少并不意味着真实的母乳量就少，纯母乳阶段小婴儿生长发育状况良好就完全没有必要质疑自己的母乳是否充足。

比起吸奶器使用时的愁人，小鱼对奶瓶的拒绝曾一度令我抓狂。小鱼在月子里对奶瓶来者不拒，出月子好不容易实现纯母乳，很自然地暂停奶瓶使用。产后两个多月我开始练习瑜伽，训练时间加俱乐部往返路程大约三个小时，而小鱼当时的吃奶频率基本是两个小时一次，不能亲喂就只能奶瓶喂冻奶。起初她还勉强能接受，两三个星期后居然开始激烈抗拒。尝试各种品牌的奶瓶、奶嘴，尝试播放音乐制造气氛轻柔地哄，尝试一人喂一人逗小家伙开心，尝试拿着漂亮奶瓶给小家伙玩试图引发她对奶瓶的兴趣……总之，各种尝试均以失败告终，小鱼依然我行我素，对奶瓶弃之如敝屣！那改用小勺子喂呢？依旧抗拒。是不是只是不吃冻奶呢？尝试奶瓶装水吧？不行。尝试新鲜的母乳现吸现喂呢？还是不行！就这样，我被迫放弃产后瑜伽练习，只能等每次亲喂完小家伙后，临时抽空到公园跑个步，到家边上的酒店游个泳，严掐两小时以内的间隔迅速返回。在产后相当长的时间里，除了运动外几乎从未离开过小鱼。当时的我特别羡慕那些母乳喂养又能自由出门的妈妈们，非常希望自己也能多点自由，偶尔和小家伙适当分离，享受锻炼时光，享受夫妻或朋友的私会时光。

虽然愈发惆怅，但并未彻底放弃，隔几天就拿奶瓶逗小鱼玩，一旦她表示不喜欢就拿走。坚持了三个多月，突然有一天小鱼对一个带有重力锤的国产奶瓶兴趣浓厚，对自己坐着就能捧着奶瓶喝到水颇为兴奋，但这只限奶瓶里装水，换成冻奶依旧被拒。还是坚持不定期的尝试，小鱼八个多月时，突然对奶瓶里的冻奶也接受了。之后尝试奶粉添加，开始都是一样的艰难，以至我在上班后的很长一段时间都只能中午赶回家

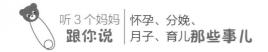

亲喂，快一岁时小鱼又奇迹般地自行解决了接受奶粉的难题。

坚持不懈的尝试，或许是小鱼接受奶瓶、冻奶和奶粉最重要的原因。我最初以为每个宝宝都有自己的规律，耐心等待宝宝的成长，总会有接受的时刻，无非是早晚的问题。但现实是，过晚尝试有时候真的是个麻烦事，有些朋友的宝宝无论多大都始终抗拒奶瓶、冻奶及奶粉。因此当我回想自己曾经的纠结时，特别赞成美国实战型育儿专家特蕾西对奶瓶使用的建议："一旦宝宝衔乳正确，你的乳汁分泌流畅——对大多数妈妈来说大约在第2或第3周——就开始给宝宝用奶瓶。一天至少喂一瓶，一直坚持下去"。[1] 而关于奶粉的添加，我曾在医院咨询过北京儿童医院保健科的张峰主任，她是母乳喂养的支持者，但有一个很务实的观点，即建议宝宝六个月后每天适量添加一次奶粉，量无需多，重要的是培养宝宝逐渐接受奶瓶和奶粉，为日后的离乳提早做准备。

三、恋乳小家伙：让我欢喜让我忧

最初我只把母乳喂养作为新妈妈的一种责任来承担，只希望能母乳喂养到小鱼满周岁，但现在小鱼已经17个月，仍在母乳喂养中。这不仅是因为母乳是给宝宝最好的礼物，还因为母乳喂养的时间越长，我发现自己越享受哺乳的过程。哺乳时我能清晰感受到小鱼的信任及依赖，感受到双方的充分放松及满足；带小鱼出门时等于带上了小鱼最宝贵的流动食堂，不必担心口粮缺乏或卫生问题；尤其是小鱼生病时，我总特别庆幸自己还在哺乳，能给予最强有力的安抚，小鱼即便高烧时仍能在吃几口奶后安静入睡……哺乳的这种美妙恐怕很难用言语传达，正如一位妈妈所言，离乳的困难很多时候不仅在于宝宝需要，还在于妈妈舍不得

---

1 《实用程序育儿法》，（美）特蕾西·霍格 梅林达·布劳著，张雪兰译，京华出版社，2009年1月第1版，第98页。

人为地切断这一连接母子的最天然的亲密纽带。

但是除了哺乳带来的这种种享受外，面对恋乳的小鱼我也曾有不少纠结，不少疲惫。我明白按需哺乳并非无条件喂养，应当尽可能地让宝宝一次吃饱，许多专家都建议出月子后就应逐渐培养宝宝间隔三四小时吃一次奶的频率。我也做了一些努力，例如每次哺乳确保环境的安静舒适好让宝宝专心，每次让宝宝轮流吮吸两边乳房，在宝宝边吃奶边想睡时挠挠小耳朵提醒她多吃。但百天内小鱼几乎一直是一小时一吃，五个月前一直保持两个多小时吃一次奶的节奏，且常常一吃奶持续半小时甚至一小时。面对如此高的哺乳频率，有时候我这个当妈的是真心感到疲惫。直到五个多月添加辅食后，小鱼才渐渐做到了三四个小时吃一次奶，我才开始真正享受哺乳。

相比白天哺乳频率过高，夜奶更是伤不起的话题。小鱼在我全职陪伴时的夜奶频率大概两三次，尚在接受范围。但在我上班后的一段时间内，每晚都需要夜奶至少三四次，最多时能到十次！有不少人捍卫夜奶的正当性，常教导新妈妈要耐心陪伴宝宝的成长，妈妈上班后宝宝夜奶频繁大多是因为分离焦虑，宝宝心理上更需要妈妈的安抚，宝宝一定会成长到某天不需要夜奶；这许多观点我也赞同，但夜奶频繁的亲身经历让我更明白一个简单道理：宝宝能睡整觉的妈妈也一定比频繁夜奶的妈妈更幸福。

只是明白道理未必就能做到。事实上我在月子里就开始全面学习关于小婴儿的睡眠知识，微博中的大 V、国外研究睡眠的专著，几乎全都认真拜读过，并运用这些知识很好地培养了小鱼规律的白天小睡习惯，也相对清楚解决夜奶问题的各种方法。但是，实在是自己太偷懒，习惯了困倦中听到小鱼醒来就塞给乳头安抚她继续入睡；也实在是自己心太软，无法想象进行睡眠训练小鱼大声啼哭时自己的心理承受力……总之，在夜奶这个问题上，我是典型的理论上的巨人，行动中的矮子。为了弥

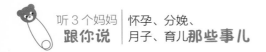
补夜奶严重导致的精力不足，我在很长一段时间里都陪着小鱼日落而休日出而作，完全牺牲了夜晚的自由时间。直到小鱼14个月时，我急需夜晚的时间学习工作，那个时候我常看着小鱼想，这么可爱的小家伙啥都挺好，咋就夜奶这么愁人呢？这种想法多起来的时候，我开始意识到，必须有所行动了。最后通过家人陪睡的方式成功断了夜奶。偶尔我会忍不住怀念小鱼哼哼着转过身来钻到我怀里吧嗒吧嗒吃两口奶，然后我俩都继续沉沉睡去的时光。但在怀念之外我更愿意享受目前无需夜奶的轻松和幸福。漫漫母乳路，难免会有小辛苦，只是我相信，哺乳和许多的育儿道理大抵类似，整体上必须是母子双方的享受，任何一方过于纠结和艰辛，都不是应有之意。

留在八个月的遗憾

——曦曦妈母乳经

　　母乳喂养源于自然，无需证明，必然是最优。它是妈妈送给宝宝的第一份礼物。为了这份无可替代的礼物，在孕期我就参加了产检所在的私立医院关于母乳喂养的课程。我还记得那天上课的老师打趣说自己身材瘦小的很大原因就是没有吃过妈妈的奶。虽说是一句玩笑话，但这种现身说法无形之中真的很有分量，尽管母乳喂养的妈妈要付出巨大的精力与时间，但这些付出，在宝宝成长的过程中，甚至在更久远的未来，都会得到难以估量的回报。

一、细心呵护乳房，让产后泌乳更顺利

　　大家往往都认为实现母乳喂养是从产后开始的，但其实这份"工作"在孕晚期就要开始准备了，这也是我在母乳喂养课程上了解到的最及时有效的信息。分娩后妈妈们不仅要面对产后的各种不适，还要忍受宝宝初次吮吸给乳头带来的疼痛。如果在孕晚期就做好乳房的护理，不仅可以减少疼痛，也可以使哺乳相对顺利地进行。在孕晚期的时候我的乳头经常会有黄色的分泌物，进而形成乳痂。从那个时候起每天用温开水清洗、按摩乳房便是我的必备功课，之后再涂上一层羊脂膏，这样既可以去除乳痂，也可以让乳头在产后经得起宝宝的吮吸而不易皲裂，减少乳腺感染和哺乳困难的发生。

　　产后的第一个星期，需要耐心等待下奶，这段时间的乳汁虽然少得可怜，但却丝毫没有影响我怀里这个新生命对它的渴望。涨红的小脸在努力地吮吸，却又因为吃不到多少而哇哇大哭。产前所储备的知识告诉我，人体的调节系统能够让妈妈产生足够宝宝吃的奶量，即使是量很少

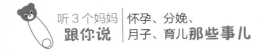

的初乳，也能满足宝宝每天的营养需求。但是当妈的都是玻璃心，在孩子的事情上，感性时常战胜理性。在医院的第一天夜里，我就给曦曦加了少量的奶粉，好在一个星期后，我的奶水顺利地下来了。在这个过程中，虽然我的乳头也因为曦曦的吮吸而有过强烈的痛感，但因为之前的护理，这种感觉很快就消失了。听着她有节奏的吞咽声，感受她小脸贴在我胸前的温暖……这一切都让我感到能够哺乳是作为一个母亲最大的幸福。

二、科学催乳　严禁偷懒

产后奶水下不来，很多妈妈就急着喝催乳汤。但过早地喝催乳汤，会使乳汁下来过快过多，新生宝宝吃不了，不但会造成浪费，还会使妈妈乳腺管堵塞而出现乳房胀痛。过晚喝催乳汤又会使乳汁下来过慢过少，妈妈会因无奶而心情紧张，泌乳量会进一步减少，从而形成恶性循环。因此最好是在产后第三天开始给妈妈喝催乳汤。孕前我就购买了整套月子餐谱，这套月子餐是根据坐月子的不同阶段来搭配不同的餐食。第一阶段主要是排毒，第二阶段才是催乳，最后是恢复。这样合理的饮食加上曦曦频繁的吮吸，我的奶量开始增多，有时还会感觉到涨奶。

原本以为奶量充足就可以无忧了，但是在曦曦去医院注射乙肝第二针的时候，医生说她10.5的黄疸指数有点偏高，暂时不能注射，同时也宽慰我们不用担心，这只是生理性的黄疸没有完全退掉，建议我之后把母乳用吸奶器吸出，烧开后用奶瓶喂，这样可以去掉母乳中一些引起黄疸的抗原。后来我上网搜了相关的资料，虽然也没有确切的临床实践证明这种方法有效，但在当时面对是停止母乳还是烧开后喂的选择时，我毫不犹豫地选择了后者，于是又开始了吸奶器不离身的日子。

在那段时间里我发现奶量上涨了不少，每次两侧一共可以吸出300毫升，远远超出了曦曦所需的奶量。之前两小时一次的哺乳让我几乎不

146

分白天黑夜，严重缺乏睡眠，心情焦躁。现在不用我亲喂，晚上有月嫂照顾曦曦，白天吸出的奶量又足够曦曦吃一整天，我就心怀侥幸一整夜忍着胀痛不去吸奶，就为了能多睡那么一会儿。但事实证明哺乳这件事真的是不能偷懒，宝宝吸得越多，奶量就会越多；相反，奶量增多，却不及时吸出，很容易结块诱发乳腺炎。连续偷懒几天后我就突然发现乳房两侧都有硬块，吸奶器也无法吸出，当时我特别害怕会发展成为乳腺炎，就打电话咨询当时产检的医生，她建议如果不发烧就先请通乳师疏通一下，有发烧现象就应该立即去医院，切记不要自己随便按摩，因为如果手法不够专业、准确，效果会适得其反。很庆幸我没有炎症，经过通乳师两次的疏通后，硬块就消失了。我也从通乳师那里了解到自己乳房结块的原因，不光是因为那几天的偷懒，睡眠不好、心情烦躁、只侧睡一边的习惯都易形成硬块（哺乳期的妈妈要尽量避免长时间一边侧睡给乳房带来的压力）。一个星期后，曦曦的黄疸指数降了下来，顺利完成了乙肝疫苗注射。我的月子生活也就这样有惊无险地度过。

三、"亲喂＋奶瓶"模式要谨慎

产后 42 天的复查，我恢复得很好，曦曦各项指标也都正常。慢慢地她每顿的奶量提升了，两顿之间的间隔时间也相对拉长了，这样我终于可以缓过劲儿来，不再像月子里那么疲惫。由于老公的工作性质属于早出晚归型，因此他需要保证每晚的睡眠质量，曦曦也已顺利接受了奶瓶，所以我和婆婆商量后决定让曦曦晚上跟她睡在客卧，白天我亲喂，晚上吃奶瓶。起初我还没觉得这样的模式有什么不妥，直到两三个月后我发现曦曦越来越不喜欢我亲喂，吃奶的时间也越来越短，我才想起之前母乳课上老师说过的话，宝宝是很聪明的，她一旦尝试了奶瓶可以吮吸得很轻松，又怎么会愿意去费劲吃妈妈的奶呢？

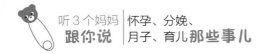

每个宝宝在成长的过程中都会形成不同的习惯和性格,很多宝宝是超级恋乳,特别难接受奶瓶,曦曦却相反,这让我这个坚定母乳喂养的妈妈多少有些失落,但同时也让我明白宝宝的习惯很容易养成,却很难被改变。这不由得让我想到了那些背奶族的妈妈们,她们是怎么做到亲喂和奶瓶兼顾的?寻找了一圈答案,我终于明白了一个事实:宝宝的个体差异决定了亲喂、瓶喂没有规律可循,只能随着时间的推移不断去尝试和探索。我没有想到在母乳的道路上虽然已经做了充分的准备,但遇到这样的情况我依然是个新手,补救不知道是否还来得及,但我很清楚:母乳之路,我还要继续。

四、体重曲线增长缓慢 光吃不长肉为哪般?

这之后虽然也想了很多办法,但曦曦不喜欢亲喂的状况没有太大的改善,我依然坚持亲喂,她每次能吃多少就喂多少,不够的再吸出来用奶瓶补充。这样虽然麻烦些,但至少可以继续母乳喂养。按道理说,半岁前的宝宝只要每天保证充足的奶量,体重增加应该是很明显的。但是曦曦的体重却从三个月以后增加非常缓慢,每次体检身高都在80%以上,体重却不到30%。那段时间我和老公带她去了好几家医院,听取不同专家的诊断结果。甲功、血常规等也都通通查了一遍,全部正常。医生又建议说可能是消化吸收不好,吃一个疗程益生菌看看,但仍然没有明显效果。我和老公虽然担忧、焦急,但孩子的其他方面都很正常,精神状态也特别好,尤其肢体的发育状况甚至比其他同龄孩子都要早些,后来我在崔玉涛的书中了解到,判断孩子生长发育是否正常最科学的方式应该是为孩子建立属于自己的生长曲线图,对比孩子的生长轨迹来得出结论。曦曦虽体重增长较慢,但是她的曲线图却呈现上升趋势。我们终于可以不再纠结她的体重问题了,顺其自然地接受了曦曦就是一个光吃不长肉的小瘦子。

五、最后一搏，全力追奶

我一直坚持亲喂和奶瓶兼顾的方式，但最大的问题是随着月龄的增加，亲喂次数也在减少，虽然我有吸奶器的辅助，却因为曦曦吮吸时间太短，次数少，使得我的奶量急剧减少。我从没想过自己也会有"奶荒"，因为之前都是她吃完，我还能吸出一大瓶放在冰箱里，还来不及吃完就扔掉。但现在我却不得不开始辛苦的追奶历程。每天中午鲫鱼汤、参鸡汤变换着花样，硬着头皮大杯大杯地喝水，捏着鼻子服下难以吞咽的七星猪蹄中药汤。白天不喂奶的时候我尽量多休息，让自己保证充足的睡眠……但是这一切对我却再也起不到丝毫作用。

最后，我把希望寄托到了催乳师身上。怎料到，催乳师在听过我的情况后，坦诚地告诉我：这个阶段再做催乳，已经不会有明显的效果了，宝宝勤吸奶是关键，越焦急忧虑，奶量越少，与其为难自己，不如适时断奶。一听到断奶，我彻底绝望了，这一路走来虽然跌跌撞撞，但我还没想过要就此打住。无奈现实是残酷的，我必须坦然接受，在曦曦七个月的时候，因为奶量不足，我不得不给她添加了奶粉。

六、失落过后，接受现实

添加奶粉的后果就是，我的母乳一天比一天少，而奶粉的量却一路飙升。每次喂奶前我都心虚地捏捏乳房，虽然早就不会涨奶了，但还是生怕哪天突然就没有了。曦曦快九个月的时候我们回了趟西安老家，可能是换水土的原因，我的奶量居然少到了吸奶器也吸不出几滴的地步。老公和家人也劝我别给自己太大压力，不管是没有奶水了还是曦曦自己

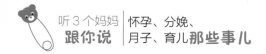

不吃了，这样自然离乳的方式对孩子和大人都好。理性告诉我：可能真的要这样了，心里却免不了淡淡的忧伤，这断掉的似乎不是奶，而是我的依恋、我的不舍。在这段母乳的道路上，我付出过、坚持过，虽没能走得更远，但作为一个妈妈我已经尽了全力，我和曦曦共同拥有的那段亲密时光是我最温暖、最难忘的回忆。

也许我无法用专业的知识去说服更多的妈妈坚持母乳喂养，但我愿和你一起分享我这段不算成功的母乳经历，既是借鉴，也是鼓励，希望能够让更多的宝宝更久地享用这份永远保持37℃的温暖。

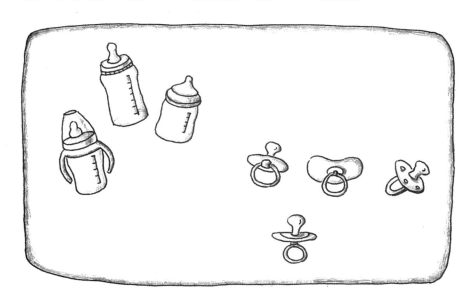

新手爸妈最关心的母乳问题

说明：宝宝刚刚出生后的母乳问题请参考第二章"一朝分娩"的QA部分。月子中的母乳问题请参考第三章"科学坐月子"的QA部分。

一、母乳喂养的意义

Q 为什么提倡纯母乳喂养至少持续六个月？

A 美国小儿科医学会发表的一项声明认为，母乳喂养可减少婴儿慢性病的发生。出生头6个月完全吃母乳的婴儿，较少出现过敏现象。过早让婴儿接触牛奶蛋白，可能会引起身体免疫反应，造成日后儿童型糖尿病。周岁以内，母乳都应该是孩子主要的营养来源。声明还指出，母乳喂养可帮助母婴建立一种更亲密的关系，能帮助产后止血，让母亲较早恢复正常身材。声明披露的一项研究发现，母乳喂养甚至能降低母亲在停经前发生乳腺癌或卵巢癌的可能性。[1]

腊八妈：我至今仍然清晰地记得怀孕期间上医院的母乳课时老师说，配方奶只有40多种营养成分，而母乳含400多种。六个月以内的母乳营养价值最高，如果乳量充沛，建议妈妈们将六个月以内的奶储存起来，六个月后给宝宝喝。尽全力实现母乳喂养，应该是每一位妈妈应尽的职责。

Q 母乳时间长了是否就缺少营养了？母乳喂养可以持续到宝宝多大？

A 正如育儿专家虾米妈咪形容的，"母乳是一种智能食物"，母乳时间长度不同，其颜色、质地都会发生变化，但这种变化实际是符合宝宝不

1　《郑玉巧育儿经（婴儿卷）》，郑玉巧著，二十一世纪出版社，2008年9月第1版，第19页。

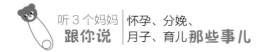

同发育阶段的差异性营养需求的，并不代表缺少营养。

美国儿科学会建议婴儿纯母乳喂养至少四个月，最好是半年，持续母乳喂养到至少一岁；只要母亲和婴儿都愿意，一岁后仍可以继续母乳喂养。世界卫生组织及国际母乳协会建议婴儿纯母乳喂养半年，持续母乳喂养到两岁，两岁以上视母亲和婴儿的意愿决定是否继续母乳喂养。

> **小鱼妈**：小鱼目前16个月，仍然母乳喂养，只添加少量奶粉。
>
> **腊八妈**：腊八从一岁断夜奶后开始有自然离乳倾向，给就吃，不给也不找，而我还不想那么早就给他断掉，于是早中晚都各喂他一次，16个月时正式离乳，全面吃配方奶粉。
>
> **曦曦妈**：曦曦8个月大时就自然离乳，全面吃配方奶粉。

二、母乳喂养的实现

Q 追奶有哪些方法？

A 正如儿科专家郑玉巧所言，"勤喂是一种好方法"，同时需要"充分休息与放松"。

> **腊八妈**：民间及网上流传很多偏方，但你一定要了解自己的肠胃和口味，哪些自己可以接受，哪些不行。比如让我天天喝不加盐的猪蹄汤我肯定会恶心得呕吐，但有些人就可以接受。而我平时就喜欢吃鱼，把鲫鱼煮得完全烂掉，让鱼肉完全融化在汤里，再把鱼刺滤出，加少许盐，每天一碗，对于我来说既能让我大饱口福又增加了奶量。我听以前的同事说她用血糯米加黄豆榨豆浆来追奶，产假结束上班后，她每天都用保温杯带着上班喝，母乳喂养坚持了一年半的时间。于是我在不想喝鱼汤的时候就喝这个来调剂口味，效果的确很好。

小鱼妈：喝各种肉汤很符合我这个福建人的日常饮食习惯，在月子里我喝了不少肉汤，鸡汤、鲫鱼汤、猪蹄汤、排骨汤等都尝试过，一直都蛮享受，但很遗憾从来没有感觉喝完某种肉汤奶量就明显增多。小鱼五个多月时我曾感冒发烧，喝了特别多的白开水，那几天的奶量明显增加。

曦曦妈：我是个不喜欢喝汤喝水的人，前六个月即使没有刻意去补这些，奶水也一直很足。直到曦曦不喜欢吮吸，奶水减少后，我想了各种方法追奶，参鸡汤、七星猪蹄汤、鲫鱼汤，等等，都没有效果。所以我个人认为追奶没有什么通用的方法，个人体质差异、宝宝是否勤吮吸等都是决定追奶能否成功的因素。

Q 追奶适合吃中草药吗？

A 许多中草药确实有通乳的功效，所以许多追奶的饮食方案中都配有中草药，甚至以熬制的中草药直接作为追奶方子。但具体到每个人身上效果可能也不同。有些中草药还具有一定的副作用，例如肝毒性、肾毒性等，所以，选择中草药作为追奶方法还需慎重。

小鱼妈：月子里吃过通草鲫鱼汤，没有明显感觉母乳增多。月嫂曾建议购买穿山甲炖肉汤。小鱼爸爸是学医出身，对用药较为谨慎，查阅资料后得知穿山甲的肝毒性较强。为了安全起见，没有采纳月嫂的建议。

腊八妈：在月子中心那28天，每天喝的汤都不一样，里面有通草等中药，但效果并不明显，还曾要求厨师给我加汤。然而，我房间隔壁的妈妈却要求减汤，因为她奶水太多，一发不可收拾。可见，任何中草药及汤对每个妈妈的效果都是因人而异的。从月子中心回到家后，我每天喝通草鲫鱼汤，反而奶水越来越多，从第三个月开始便开始储奶了。

153

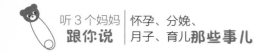
Q 追奶一定要在每次喂完后排空乳房吗？

A 通常而言，每次喂完后都排空乳房有利于刺激泌乳反射，促使乳房制造更多的奶水。但如果排空乳房较为费劲，例如需要较长时间使用吸奶器，甚至乳头感到不适等，则完全没有必要每一次喂完后都排空乳房。追奶在技术之外，还需要妈妈休息好、心情好。

Q 上班妈妈如何背奶？

A 首先选择一款合适的吸奶器，准备好相关的母乳储存工具，定时吸奶储存。准备合适的背奶包，最好附有冰袋，这样即使在没有冰箱的情况下，也可以保证母乳不会变质。

其次要获得家人和同事的支持。因为背奶并不是妈妈一个人的事情，需要得到家人的支持，能够帮助完成辅助工作，也需要获得同事的理解，在吸奶的时候尽量提供合适的环境，帮助分担工作等。

Q 离乳有哪些方式？

A 自然离乳是最受倡导的方法。哺乳到宝宝自然不再吃奶而断奶，对宝宝和妈妈都是一件非常幸福的事情，不会对宝宝产生不良的生理或心理影响，妈妈也不必忍受断乳期乳房的胀痛辛苦。宝宝的这种自然不再吃奶的状态，有些时候是宝宝完全自觉的选择，有些时候也需要妈妈适当的帮助，例如通过给宝宝讲故事的方式告诉宝宝长大了不再吃奶了等方法引导宝宝离乳。

传统的母子或母女隔离的断奶方法虽然有效，但容易对宝宝的心理造成一定的负面影响。但是，无论是哺乳还是离乳，在追求圆满及照顾好宝宝之外，妈妈的需求也理应被尊重。因此，如果妈妈确需断奶，又无法良好实现自然离乳，采用传统方法并无绝对性的禁止。但首先，离乳前请妈妈先确定是否确有必要断奶，妈妈和宝宝是否都做好了断奶的准备，例如是否能保证宝宝断奶后愿意喝配方奶粉或鲜牛奶替代母乳保证营养摄入。其次，请采用渐进的方式，逐渐减少喂奶频率而不是突然的一刀切方式，尽量减少对宝宝的负面影响。

曦曦妈：接受瓶喂就拒绝亲喂，曦曦的离乳方式绝对的自然，让人哭笑不得。这也让我想亲喂到一岁的想法化为泡影。

腊八妈：刚刚开始母乳喂养的时候，由于太过辛苦，我曾想就喂到他八个月，最多到一岁。然而，度过了那段最艰难的日子，我开始享受母乳喂养。一岁以后，腊八开始有自然离乳倾向，我却开始失落，不想这么快就结束，追着他求着他喂……妈妈们要珍惜和宝宝用母乳联结的每一天，不要轻易断奶，对未来的几十年来说这些都是珍贵的回忆。

三、宝宝吃奶常见问题

Q 宝宝吃奶时间过长或过于频繁怎么办？

A 宝宝吃奶时间过长或过于频繁，不同的专家有不同的解读。例如以实用育儿程序法闻名的育儿专家特蕾西认为这往往是宝宝不容易吃饱的表现，因此通过长时间的吃和多吃来实现需求。而育儿专家虾米妈咪则认为频繁吃奶是保证摄取足够乳汁的最佳方式，并不意味着乳汁不足。通常认为宝宝在最初几周学习吃奶，以及萌牙期的生理需求、身体不适或外界刺激时的心理需求等都可能导致喂奶时间过长或过于频繁。此外，某些宝宝的性格特征也导致其容易吃奶时间长或频繁，对这类吃奶"马拉松运动员型"的宝宝，亲密育儿理论的创始人西尔斯建议多给手指等让宝宝吮吸，充分满足宝宝的吮吸需求，从而降低宝宝吃奶的时长和频率。

Q 宝宝吃奶特别急，一口没吃上就哭闹怎么办？

A 对于这类急性子的宝宝，妈妈要尽可能提前做好准备，例如穿好舒适的哺乳衣，熟练掌握各种哺乳姿势，以便迅速回应宝宝的需求。还可以通过让宝宝吮吸安抚奶嘴等方法在短时间内分散宝宝的注意力。同

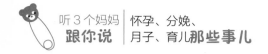

时妈妈还可以通过在喂奶时和宝宝对话等方法慢慢引导宝宝不要那么着急，通常宝宝确定了自己吃奶的需求总是能够被妈妈及时满足后，就会对妈妈产生更强的信任，也会逐步有了等待的耐心。

Q 宝宝边吃奶边玩，吃奶不专心怎么办？

A 宝宝吃奶不专心往往和视力发展及好奇心有关。选择相对隐蔽的地方，确保哺乳环境相对安静，光线适当暗一些，甚至使用哺乳披肩或把宝宝放在背巾里，都有利于让宝宝更专心地吃奶。正如育儿专家西尔斯所言"这点小烦恼很快就会过去，只要一点创意想法再加一点幽默感，问题就会解决。宝宝很快就会发现，吃奶和张望其实是可以同时做的"。

Q 涨奶怎么办？

A 轻微的涨奶不用刻意处理，乳房会自动调整奶量，逐步实现供需平衡。但如果涨奶严重，形成硬块则需及时处理，否则容易引发乳腺炎等问题。让宝宝及时吮吸是解决涨奶的最佳处理方法，如果宝宝吃饱后不愿意再吃就需要通过吸奶器或手工方式挤出乳汁。奶量一般却又希望储存母乳的妈妈，可以尽量将乳房吸空，传达给乳房"宝宝需要更多奶"的信号，奶就会越产越多；对于亲喂且奶量过剩到已成为负担的妈妈，则可以吸到让乳房舒适的程度，但不必吸空。

Q 不涨奶是否就是母乳不足？

A 涨奶是供过于求的表现，供需平衡后就不容易涨奶。多数妈妈都会经历从供过于求再到供需平衡的过程，少数妈妈天生就属于供需平衡类型，妈妈的体质千差万别，不涨奶并不意味着母乳不足。此外，有的宝宝吃奶间隔时间较长，妈妈就容易涨奶，而有的宝宝吃奶频率高，妈妈也就不容易有涨奶的感觉。

小鱼妈：小鱼吃奶频繁，我属于不怎么涨奶的妈妈。个人感受是偶尔涨奶时母乳绝对很充足，但母乳产生的原理是"即吃即有"，不涨奶时小鱼仍旧能吃好吃饱。

腊八妈：3~6 个月是我涨奶最频繁、也是储奶最多的阶段。六个月以后，即使不涨奶的时候喂腊八，也会随着他的吮吸而开始涨起来，另一侧同时也会涨，这个时候我可以感觉到他基本不用吮吸，就能咕咚咕咚往下咽了。

曦曦妈：我哺乳期间涨奶的时候还挺多，一般就是曦曦吃一边，另外一边就会流，有时还能感觉到隐隐的胀痛。但是，大多数妈妈都能达到一个供需平衡的最优状态，不一定非得是看得见的溢出或是结块才叫"涨"。只要宝宝生长曲线正常，就说明奶量充足。

Q 吸奶器吸不出奶怎么办?

A 宝宝吮吸的泌乳反射是乳房制造母乳的基本原理，吸奶器只是模拟宝宝吮吸，却无法完全实现和宝宝吮吸一样的功效，因此吸奶器吸出的奶量和实际的泌乳量并不能直接画等号，吸奶器吸不出奶并不代表母乳不足。首先，检查吸奶器的使用是否完全正确，例如是否根据自身乳头的形状大小配备了尺寸合适的喇叭口（即喇叭口要与乳头之间有一定的空间，不能紧挨着乳头，否则吸奶的时候喇叭口就会将乳头磨破）；其次，采用一些辅助方法，例如在吸奶之前热敷或适当按摩乳房更有利于吸奶器吸奶；最后，若确实属于少数不容易用吸奶器吸出奶的妈妈，可以学习手动挤奶的方法，或选择亲喂的方式。

小鱼妈：一直很讨厌使用吸奶器，经常感觉母乳充足时也吸不出多少奶，总是要不断按摩乳房才能多吸些奶，使用吸奶器每次都时间漫长且费劲，令我深感疲惫，后来干脆完全放弃使用吸奶器。

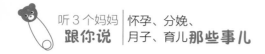

腊八妈：腊八两个月之内，即使我感觉到涨奶，用吸奶器也最多只能吸出20毫升，只能靠腊八这个"人工吸奶器"缓解我的胀痛。三个月以后，我的奶量开始大增，我会用吸奶器吸出多余的奶来储存，但往往感觉吸奶器吸得远不如腊八吸得干净，也就是说，吸奶器远比不上宝宝的力气大。

Q 宝宝不吃奶瓶怎么办？

A 育儿专家西尔斯和特蕾西都建议在宝宝新生儿阶段过后，每天让宝宝尝试一次奶瓶，为宝宝将来适应奶瓶做准备。对于没有做这种准备工作，稍大之后又不愿意吃奶瓶的宝宝，就需要坚持不懈的训练。例如最初让妈妈以外的人喂奶瓶，且妈妈避免在场；再如，挑选宝宝喜欢的奶瓶奶嘴，喂之前将奶瓶在温水里泡一下，并创造轻松氛围，仿照日常的哺乳姿势等。对于尝试失败，坚决不吃奶瓶的宝宝，妈妈们也不必着急，可以使用杯子、勺子喂奶，有些母乳喂养儿甚至从来没有用过奶瓶，也可直接过渡到杯子。

小鱼妈：小鱼月子里接受奶瓶，出月子一直亲喂，三个多月开始尝试使用奶瓶，一直拒绝，但一直坚持让其捧着奶瓶玩，培养她对奶瓶的兴趣，六个多月时对一款带有重力锤的奶瓶突然就接受了。

曦曦妈：曦曦晚上不跟我睡，所以一直是吸奶器吸出用奶瓶喂。后来要加配方奶粉的时候，发现晚上这种奶瓶喂的模式她完全可以接受，但是白天清醒的时候，还是坚决不吃奶瓶。所以像小鱼妈上述方法我都试过，刚开始几天还是不吃，但每天都这样试几次，一个星期后终于在白天也可以完全接受奶瓶了。

腊八妈：腊八对于奶瓶的接受一直是"间歇性"的，一段时间内接受，一段时间又不接受了，直到9个月开始混合喂养后，他经常是用奶瓶喝奶粉时一口都不喝，但用勺子喂就可以全部喝光。16个月断了母乳后，又可以用奶瓶一口气喝210毫升的奶粉了。所以说，妈妈们为了这个问题纠结特别没必要，无论瓶喂还是勺喂，只要孩子喝了就好，无论采取什么方式，只要我们达到目的就好。

Q 宝宝不喝冻乳怎么办？

A 冻乳在化冻复温后，我们闻上去会有一股腥味，难怪宝宝不爱吃。但是六个月内的冻乳营养价值很高，扔掉非常可惜，可以等宝宝很饿的时候再给他吃，接受度自然会提高一些。

腊八妈：早在孕期听医院的母乳课时，我就了解到 6 个月内的母乳非常珍贵，可以储存起来日后给宝宝喝，对宝宝来说是件非常幸福的事。但腊八很不领情，起初他喝不完只能倒掉，浪费了一些，后来我尝试了各种办法，比如一次给的量少一些，分多次给；用母乳代替水来冲米粉，比单喝冻乳接受度高；等他很饿的时候再给他喝也很奏效……总之，连蒙带骗，我一冰箱的冻乳都给他灌进去了。

Q 宝宝厌奶、罢奶怎么办？

A 育儿专家西尔斯指出，9个月以下的宝宝在一段时间内的厌奶、罢奶一般是生理（长牙、生病）或情绪引起的暂时性问题，并不是宝宝主动想断奶。因此，妈妈需要判断原因。更重要的是妈妈要有策略地诱导宝宝重新爱上吃奶，例如更加耐心地陪伴，更多的身体接触，营造更合适的喂奶氛围等。要特别注意这种时候避免强迫宝宝吃奶，否则宝宝更容易产生抵抗心理。

曦曦妈：曦曦在接受瓶喂后就出现了这样的情况，当时想了很多办法，例如暂停瓶喂，可是她就是只吃几口，然后倔强地不肯继续。坚持没能让她改变，这样每次母乳都只吃到前奶部分，越不吃导致我的奶水越来越少，她的温饱也成了问题，最后我只能接受她自然断奶的事实。

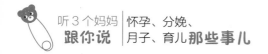

听3个妈妈 | 怀孕、分娩、
跟你说 | 月子、育儿那些事儿

四、乳房相关问题

Q 乳房大小和母乳多少是否有关？

A 乳房大小主要由胸部的脂肪组织和结缔组织的多少决定，和奶量多少密切相关的是乳腺组织，所以乳房大小和泌乳量多少没有关系[1]。

Q 如何纠正乳房一边大一边小？

A 两边乳房不完全一样大是正常现象。但若因为哺乳导致的乳房明显一边大一边小，哺乳期发现时应当及时纠正。最好的办法就是让宝宝每次从小的一侧乳房开始吮吸，通过宝宝的吮吸刺激偏小一侧的乳汁分泌，实际上也就刺激偏小的一侧乳房变得更丰满。

Q 如何防止乳房下垂？

A 防止乳房下垂最重要的内容有两点：一是要坚持在哺乳期佩戴舒适且承托性好的胸罩；二是要注意哺乳姿势，不让宝宝吃奶时过于拉伸乳头，人为造成乳房下垂。

腊八妈：这个问题我认为就像"产后是否要绑束缚带或绑束缚带是否可以预防内脏下垂"的道理一样，更多的是由个人体质决定的。我奶水最多的那个阶段正值炎热的夏季，又是在家里，所以偷懒没有穿哺乳文胸，加之用防溢乳垫会皮肤过敏，我干脆就直接穿哺乳T恤，溢乳了就换洗。腊八在接近自然离乳那个阶段，更是十分淘气，一边吃奶一边拉扯乳头是常事。如今断乳已经近一个月，乳房并没有缩水下垂，穿孕前的文胸刚刚好。妈妈们应该享受母乳喂养的过程，

---

1 《虾米妈咪育儿正典》，虾米妈咪著，江苏科学技术出版社，2014年7月第1版，第110页。

找到自己和宝宝都舒适的状态，如果总是瞻前顾后，总觉得为了母乳喂养牺牲了太多，这个过程就不会快乐。

Q 如何预防乳腺炎？

A 育儿专家郑玉巧指出，预防乳腺炎有十大注意事项：避免乳头皲裂；不要长时间压迫乳房，睡觉时仰卧；定时排空乳房，不要攒奶；有乳核时要及时揉开，也可用硫酸镁湿敷或热敷；保持心情愉快，不要着急上火；乳房疼痛时及时看医生；按需喂养，宝宝饿了就喂，奶胀了就喂，吃不了要挤出来；晚上宝宝会较长时间不吃奶，妈妈一定要定时起来挤奶，消除乳胀，许多新妈妈都是一夜之间患上乳腺炎的；乳头有感染迹象时，及时就医用药。

小·鱼妈：小鱼属于恋乳娃，我一直喂得勤，所以很少有胀奶严重的情形，辛苦之外很幸运地减小了患乳腺炎的风险。唯一一次面临乳腺炎风险是因外出一整个白天没有喂奶，晚上到家后发现了乳房有一处小硬块，即产生了乳核，当晚我就让小鱼多吃，夜奶了好几次，早上起来乳核消失了。

腊八妈：预防乳腺炎需要妈妈们时刻提高警惕。我是全职妈妈，平时家里只有白天的时候有老人帮忙照顾孩子，如果我生病人手就更不够了。所以我一直提高警惕，哪怕有一点感冒的迹象都狂喝水，就更不敢得乳腺炎了。只要感到胀痛，就立刻让腊八吸，"人肉吸奶器"吸得最彻底，夜里再困也起来用吸奶器吸，在这个问题上从来不敢偷懒，整个哺乳期没有患过乳腺炎。

Q 漏奶严重怎么办？

A 漏奶在医学上被称为病理性溢乳。在哺乳初期泌乳反射强烈的阶段许多妈妈都会经历不同程度的漏奶，尤其是母乳充足、供大于求的妈妈。这种情况通常很快就能自动调节。如果漏奶持续时间长，程度严

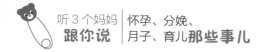
重，通常和妈妈自身的体质有关，体质虚弱的妈妈更容易漏奶，这种情况下就需要妈妈充分休息好，补充好营养，逐步调养好自身体质。在漏奶期间，需要使用防溢乳垫并勤换。

曦曦妈：哺乳期间我一直使用防溢乳垫，很好地解决了这个问题。

腊八妈：我漏奶最严重的时候，夜里床单湿一片。我试过好几个牌子的防溢乳垫，皮肤都感觉过敏瘙痒。记得曾看过资料说漏奶的时候用手指按摩乳头两分钟就不会再漏，但我试过后没有任何效果。我只能顺其自然，经常换洗衣服和床单，保持清洁和干爽。

Q 如何避免宝宝咬乳头？宝宝咬乳头怎么办？

A 首先要学习判断宝宝咬乳头的原因，吃饱了？长牙了？还是心情烦躁了？然后要有针对性地处理，例如应对吃饱时咬乳头，可以在吃奶快结束时给他点东西咬；而应对长牙期咬乳头，则在吃奶前给他东西咬。心情不好咬乳头就需要在喂奶前创造舒适环境安抚宝宝的情绪。应对宝宝突发咬乳头的情况，最直接有效的方法是用手指按住宝宝的下颚，宝宝自然就会松口。

此外，有的宝宝听到妈妈认真说"不"时，能够领会并不再继续；而有的宝宝听到妈妈喊疼说"不"时，认为有意思反倒咬得更欢，但见到妈妈面无表情、毫无反应时可能就自觉不咬了。再如，有的妈妈在宝宝咬乳头时将宝宝抱得更紧，宝宝就会为了鼻子不被堵住而把嘴巴张得更大些，自动放弃咬这个动作。无论面对何种情形，建议妈妈不要强忍着疼痛给宝宝喂奶，可以适当停止哺乳。宝宝吃奶固然重要，但一旦咬破乳头，不仅妈妈难熬，也容易影响宝宝吃奶。

Q 乳头发现小白点怎么办？

A 乳头的小白点一般是奶水淤积的表现，不应人为挑破，避免引发感染。注意日常用温水清洗，一段时间可自行消退。若白点导致哺乳时有较为强烈的痛感，可参照前述乳头皲裂、破损的应对方法。

五、母乳的保存和使用

Q 母乳如何保存？

A 收集和储存母乳用的工具都必须清洗和消毒，收集和存储前要洗干净双手。母乳应存储在干净密封的容器里，通常建议使用专用的母乳存储瓶或存储袋，存储于冰箱的冷冻室，并贴上日期标签，标明时间和奶量，取用时先取日期最远的冻乳。

关于母乳在冰箱冷冻室内的保存时间存在一些小争议，《美国儿科协会育儿百科》认为："母乳可以在冰箱冷冻室里安全保存至少1个月，注意将母乳放在冷冻室深处。如果有单独的冷冻柜，母乳甚至可以在里面保存3~6个月。"而育儿专家西尔斯则认为母乳在"单门冰箱的冷冻部分，可保存2周，双门冰箱的冷冻室，可保存3~4个月，单独的冷柜，保持恒温（-18℃），可以保存6个月甚至更久。"鉴于专家观点并不完全相同，通常建议冷冻的母乳尽快食用，若不是保存在单独的冷冻柜内，建议3个月内食用完毕。

Q 冻奶如何使用？

A 婴儿习惯接近体温的母乳，所以喂食冻奶前需加热冻奶。加热的温度，美国儿科学会建议最低要达到室温（20~22℃），一般不超过40℃，过高的温度会破坏冻奶中的营养成分。冻奶可以放在冰箱冷藏室解冻，或打开热水阀将冷冻母乳的容器放在温水下不断地冲，或放在装有温水的容器内加温。母乳解冻后会出现脂肪分层现象，但不影响质量。可以轻轻摇动容器，直到摇均。需要注意的是，冻奶解冻后应在24小时内食用，食用不完应倒掉，绝不能再次冷冻。

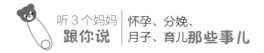
六、哺乳期的饮食与禁忌

Q 哺乳期可以喝咖啡、吃冷饮吗？

A 哺乳期的饮食忌口和孕期的饮食忌口原则是一样的，"没有绝对的忌口，只有量多或量少的问题"。哺乳期适度的咖啡和冷饮摄入是安全的。适度基础上还要因人而异，如果你的宝宝是高敏感性的，妈妈一喝咖啡或一吃冷饮，宝宝就有亢奋、腹泻等异常反应，或者妈妈一吃冷饮，奶水会明显减少，那么妈妈就应严格忌口。如果宝宝反应良好，妈妈自然可以照常享用。

腊八妈：我在整个哺乳期除了不喝酒，没有其他忌口。只有在腊八湿疹那段时间，忌吃了几天海鲜、鸡蛋和牛奶，发现效果不明显后又恢复了这些饮食。

曦曦妈：我只要一吃冷饮，奶水就会明显减少。

小鱼妈：小鱼在纯母乳喂养阶段，我在饮食方面虽没有禁忌，但还算相对注意，咖啡和冷饮都只是偶尔才吃。在小鱼六个月后尤其是一岁后，我的饮食随意了许多，咖啡几乎每天必需，冷饮是最常见的消夜，奶量没有受到影响。

Q 哺乳期可以化妆吗？

A 最好不要。儿科专家张思莱表示：化妆品中含有各种添加剂和铅。婴儿会通过皮肤接触、吮吸、啃咬等方式接触各种污染源，包括使用化妆品家长的皮肤。婴幼儿肝脏和肾脏发育不成熟、功能不健全，因此解毒和排毒的功能较差，更容易受到伤害。现在铅中毒的孩子越来越多，婴儿吮吸母亲涂有含铅化妆品的皮肤或者吮吸母亲铅污染的乳汁将有可能引发铅中毒。当然，偶尔一次化妆正如同偶尔喝一次咖啡、可乐或吃一次垃圾食品一样都是无伤大雅的事，只要尽量施淡妆且及时卸妆就好。

Q 产后月经恢复会影响母乳质量吗？

A 正如育儿专家虾米妈咪所言，产后月经恢复，受激素影响，月经期间泌乳量可能会暂时减少，母乳味道也可能有所改变，但在月经结束后一切都会恢复正常。

> **曦曦妈**：可能是每个人体质不一样，我个人的感觉是不影响质量，但是影响泌乳量。我产后五个多月来月经，明显感觉母乳量减少了。

Q 哺乳期怀孕可以继续母乳喂养吗？

A 育儿专家虾米妈咪指出，一般来说，哺乳期再次怀孕还是可以继续母乳喂养的。如果大宝宝已经有1~2岁，在妈妈怀孕期间，宝宝常常会自然离乳。即使一直喂下去，等到下一胎宝宝出生的时候，母乳的成分也会自动转变为初乳。这个时候要特别注意休息和营养，因为妈妈一个人的营养要满足大宝宝、胎宝宝和自己三个人的需求。

七、疾病与母乳喂养

Q 妈妈腹泻、感冒、发烧、乙肝还可以喂奶吗？

A 哺乳妈妈日常的普通生病，例如腹泻、感冒、发烧等，可能影响母乳的量，但并不会影响母乳质量，不影响哺乳。当妈妈普通感冒时，宝宝容易被传染，这个时候继续哺乳还有利于宝宝从妈妈的乳汁中获得妈妈体内的抗体，更好地对抗感冒。但当妈妈患较为严重的流感时，为避免妈妈喷出的带病菌的飞沫被宝宝过多地直接吸入，通常建议哺乳时戴口罩。需要注意的是，当妈妈患病使用药物时，需要注意药品的安全性，选择哺乳期可以使用的药品[1]。

---

1 《冀连梅谈：中国人应该这样用药》，冀连梅著，江苏科学技术出版社，2013年12月第1版，第180页。

乙肝妈妈都很关心自己能否给宝宝哺乳，对此儿科医生崔玉涛认为"如果乙肝病毒DNA为阴性，无论母亲有大三阳还是小三阳都可以进行母乳喂养"，并建议孕妇在孕后期要接受"乙肝病毒DNA载量"的专项检测，评测传染性大小、预估母乳喂养的可行性。[1] 还有观点认为乙肝妈妈可以对已接种乙肝疫苗的宝宝母乳喂养，因为妈妈血液中的病毒和母乳中的病毒是不一样的，世界卫生组织也把母乳列为乙肝病毒水平最低、风险最低的安全食品。[2]

Q 患乳腺炎可以继续哺乳吗？

A 乳腺炎如果并不严重，一般不需要用药，这时候哺乳往往是最有利于疏通乳腺的方法，也是最佳的治疗方法。如果细菌感染严重，就需要用抗生素进行治疗。和睦家药房主任冀连梅指出，常规使用的抗生素，往往是青霉素或头孢类，这两类都是在哺乳期可以安全使用的药物，也是美国儿科医师协会推荐的药物。哺乳期妈妈服用这两种抗生素，对吃奶的宝宝基本没有影响，即使有影响也可能只是影响宝宝肠道的菌群。因此，妈妈可以通过观察宝宝是否存在腹泻问题决定是否继续哺乳或更换抗生素。对于保守的妈妈，可以通过调整服药时间降低药物对宝宝的影响，例如可以在宝宝刚喝完奶，进入长睡眠之前用药。[3]

Q 宝宝起湿疹，妈妈饮食该如何调理？

A 海鲜、牛奶、鸡蛋等食物都有可能引起宝宝过敏，其体现形式就是湿疹。在饮食上，只能将以往吃过的食物逐一尝试，先吃一种，观察宝宝的反映，如果湿疹没有加重，就再尝试另一种，这种排除法虽然比较

1 《崔玉涛：图解家庭育儿2：母乳与配方粉喂养》，崔玉涛著，东方出版社，2012年8月第1版，第71页。
2 《虾米妈咪育儿正典》，虾米妈咪著，江苏科学技术出版社，2014年7月第1版，第125页。
3 《冀连梅谈：中国人应该这样用药》，冀连梅著，江苏科学技术出版社，2013年12月第1版，第172页。

笨，但我们国内的儿科专家郑玉巧和美国专家西尔斯都只推荐了这种方法。郑玉巧同时表明：给婴儿测过敏源的意义不大。除了母乳妈妈饮食上的调整，对于宝宝湿疹的护理问题，请参考"科学坐月子"一章中新生儿护理部分关于湿疹的问答。

> **腊八妈**：腊八的湿疹问题是三个宝宝中最严重的，我曾试过逐一停吃所有发物，但效果均不明显，无法确定腊八是对哪种食物过敏。然而，随着月龄的增长，他的湿疹在慢慢好转，医生也说过宝宝的湿疹在一岁半后几乎可以彻底消失。

八、哺乳与睡眠
（其他相关睡眠问题请参考第五章"睡眠"部分的 QA ）

Q 奶睡是否对宝宝不好？

A 奶睡是实践中最常见的一种哄睡方式，认为奶睡对宝宝不好的主要理由是因为奶睡的宝宝容易养成夜奶习惯。但如果奶睡能让宝宝迅速入睡，且不影响其后的睡眠连贯性，即不会因为奶睡形成定势的睡眠联想，宝宝中途醒来不是非要继续奶睡才能重新入睡，那么就像育儿专家郑玉巧认为的，哪怕宝宝已经一岁，继续保持奶睡的模式也并无不妥。

> **腊八妈**：即使在腊八一岁时我给他断了夜奶，也依然继续每晚奶睡，但他夜里不再醒来要求吃奶，直到 16 个月自然离乳。

Q 宝宝夜里睡整觉，需要中间唤醒喂奶吗？

A 新生儿或早产儿，必须保证足够的吃奶频率才能满足生长发育的需求，因此需要最多间隔四小时喂一次奶，因此新生儿或早产儿夜里即

167

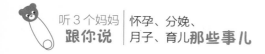

便能够睡整觉，还是需要中间唤醒喂奶的。当然可以不必彻底唤醒，
采用半躺式或侧躺式喂迷糊奶也是很好的办法。出月子后宝宝再睡整
觉，通常就没有必要再唤醒喂奶了。

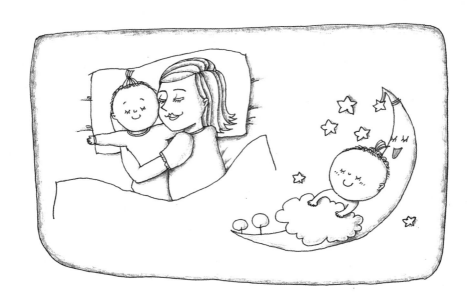

第五章

睡　眠

》》》》

为宝宝睡好觉打开一扇窗

文／小鱼妈

相信每位妈妈都希望自己的宝宝是安睡天使，这不仅是因为睡好觉的宝宝会令全家备感轻松愉悦，还因为睡眠好坏对宝宝的影响很大，美国著名的儿童睡眠和发展研究专家马克·维斯布朗博士认为"孩子能否在儿童期健康成长乃至一生中获得成就，都植根于早期的良好睡眠习惯"。[1]

实践中许多妈妈很重视宝宝吃喝的问题，却常忽视宝宝的睡眠。当宝宝出现睡眠不规律、闹觉、觉少、夜醒频繁等问题时，总爱说"我的宝宝天生不爱睡觉"，但事实上 IMPI（国际孕婴和育儿研究中心）认证睡眠咨询师、新浪微博大 V@ 小土大橙子一针见血地指出，"没有不会睡的宝宝，只有不会哄睡的妈妈。"

一、你需要了解的睡眠基本问题

睡眠时长

国内专门研究婴儿睡眠的专家和专著几乎为零，大多是育儿专家谈及宝宝的各种问题时提到睡眠，且对比母乳喂养、辅食等问题，婴儿睡眠研究的篇幅和内容相对较少。不少育儿专家强调：要尊重宝宝的个性，有的就是觉多，有的就是觉少。

而国外研究婴幼儿睡眠的主流观点则强调，同月龄宝宝所需睡眠时间的整体长度虽然存在个体差异，但这种差异一般不会太大，不会超过一两个小时，应当尽量保持宝宝的睡眠总量。但关于小婴儿到底需要睡

1　《婴幼儿睡眠圣经》，（美）马克·维斯布朗著，刘丹等人译，广西科学技术出版社，2011 年 7 月第 1 版。

多久，专家们的观点也不完全一致。例如，风靡全美的法伯睡眠法的创始人、医学博士理查德·法伯认为三四个月大的婴儿每天需要睡 12~13 个小时[1]，而美国著名的儿童睡眠和发展研究专家马克·维斯布朗博士则认为这个月龄的宝宝睡眠总量通常需要达到 14.5 个小时[2]。

因此，对于妈妈们而言，重要的并不在于掌握理论上的时间长度，而是学习判断宝宝是否睡够了。醒来哭闹或总是揉眼睛打哈欠的宝宝通常是没有睡够，真正睡够了的宝宝是一种安静的觉醒状态，精神饱满，能够自己安静独立地待一会，能够对他人微笑。

小睡需求

国内不少育儿专家及儿科医生常建议晚上睡得不够好的宝宝应适当减少白天的小睡时间，这样到了夜里宝宝更容易入睡、睡实、睡长。

而国外研究婴儿睡眠的专家都特别强调要尽力保障宝宝白天小睡次数和时间长度，认为白天睡得好晚上才能睡得好。马克·维斯布朗博士通过研究发现，1~4 个月的宝宝基本清醒一个半小时就需要一次小睡；5~9 个月的宝宝通常一天需要三次小睡，每次醒来大概能清醒两个小时左右；9 个月左右的宝宝小睡次数减少到两次，醒来大概能清醒三个小时左右；1 岁以后小睡次数逐渐减少到一次。[3] 以"宝宝耳语专家"享誉全球的特蕾西护士在实践中处理各种睡眠问题时也总是先从小睡入手，认为"解决宝宝晚上问题之前，先要在白天做出改变"。[4]

鉴于国外研究婴儿睡眠问题的专业性，建议妈妈们在小睡需求上采信国外的研究成果，尽力保障宝宝白天的小睡。至少当你的宝宝白天不

1　《法伯睡眠宝典》，（美）理查德·法伯著，戴沙译，浙江人民出版社，2013 年 1 月第 1 版，第 15 页。

2　《婴幼儿睡眠圣经》，（美）马克·维斯布朗著，刘丹等人译，广西科学技术出版社，2011 年 7 月第 1 版，第 24 页。

3　同上，第 69 页。

4　《实用程序育儿法》，（美）特蕾西·霍格　梅林达·布芬著，张雪兰译，京华出版社，2009 年 1 月第 1 版，第 203 页。

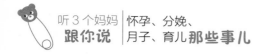

爱睡觉时，不要轻易断定这是他的天性，而应当努力尝试方法及时予以调整。当然上述国内育儿专家的观点针对某些特定情形也是正确的，例如宝宝下午五六点仍在持续小睡中，很显然会影响夜晚的尽早入睡，这种情况下，即便按照国外研究婴儿睡眠的专家的观点，也建议要适当减少下午最后一次小睡的时长。

睡眠规律

虽然对宝宝睡眠的不少问题仍存在争议，但国内外专家都一致认为宝宝享有优质睡眠的基础在于睡眠规律，应尽力保障宝宝的睡眠规律，培养良好的生物钟。

睡眠的规律既指夜晚睡眠的规律，又指白天小睡的规律，经常有妈妈说"我的宝宝晚上睡觉还好，但白天总是不愿意睡觉"，这种描述实际上揭示了她的宝宝白天小睡不规律的问题。睡眠规律最重要的是入睡模式及入睡时间的规律。生活中，常遇见的宝宝闹觉，通常都是因为错过了合适的入睡时间点，破坏了宝宝自身内在的睡眠规律造成的。

二、尽早培养良好睡眠习惯

好习惯的一般性界定

国内外专家的观点还有一点是完全一致的，即认为宝宝睡眠的好坏主要是由睡眠习惯决定的，建议妈妈们要帮助宝宝尽早养成良好的睡眠习惯。

概括而言，好的睡眠习惯主要包括：1、睡眠规律，包括入睡时间和小睡的规律；2、睡眠充足，既指白天小睡充足又指夜间睡眠充足；3、入睡顺利，主要是能够自我入睡或者哄睡不费劲，不闹觉；4、睡眠连贯性好，宝宝睡着后能持续较长时间，睡饱了自主醒来，而不是睡眠断续，必须借助外力（拍哄、抱或哺乳）才能持续睡眠；5、睡眠方式好，指躺在床上能安静睡，而不是必须在摇晃的婴儿推车上、行驶的小轿车内，或摇篮、摇椅中才能睡。

好习惯的具体判断

上述这些好习惯是从一般意义上来考量的，宝宝睡眠的许多细节问题都存在争议，需要每位妈妈根据自身情况具体判断。

例如大多数专家都建议宝宝睡小床，但如果宝宝和妈妈一起睡大床，能够确保安全，且并未影响双方的睡眠质量，你或许就不必刻意追求宝宝睡小床的习惯养成。再如，宝宝若能独立自主入睡当然是最好的，但如果你的宝宝一直通过奶睡能迅速入睡，中途醒来虽然必须再次奶睡才能重新入睡，但并不影响其后的睡眠连贯性，不会因为奶睡形成定势的睡眠联想，那么就像育儿专家郑玉巧主张的，哪怕宝宝已经一岁，继续保持奶睡的模式也并无不妥[1]。又如，睡眠理论通常建议宝宝要早睡，但亲密育儿理论的创始人西尔斯认为如果确因家庭所需，宝宝跟着父母晚睡晚起，只要能够保证睡眠的总长度和睡眠质量，也无可厚非。[2]

好习惯的养成

由于宝宝睡眠习惯的后天习得性很强，所以当你结合自身实际情况，确定了希望宝宝能有什么样的好习惯后，便需要在一开始就积极创造条件帮助宝宝培养这些习惯，并避免使用有可能导致睡眠坏习惯的相关养育方法。

例如，如果你希望宝宝能尽早习惯睡小床，那通常建议从最初就坚持这一点，因为一旦宝宝习惯了和妈妈睡大床，在相当长的时间内就不容易自觉睡回小床。如果你希望宝宝能一到睡眠时间就自己在床上轻松入睡，而不是每次都得通过妈妈哺乳才睡，那你就需要考虑采用特蕾西

1　《郑玉巧育儿经（婴儿卷）》，郑玉巧著，二十一世纪出版社，2008年10月第1版，第351页。

2　《西尔斯亲密育儿百科》，（美）威廉·西尔斯　玛莎·西尔斯　罗伯特·西尔斯　詹姆斯·西尔斯著，邵艳美、唐婧译，南海出版公司，2009年11月第1版，第362页。

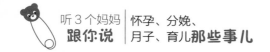

建议的安抚方法：在宝宝醒来时喂奶而不是在想睡时喂奶[1]。如果你希望宝宝能尽早断夜奶睡整觉，那你在最初就要对夜间哺乳有所控制，不能一听宝宝有动静就立刻喂奶，要让宝宝慢慢练习自我持续睡眠。如果你希望宝宝每天晚上都能够较早入睡，给自己和家人留一点有限的自由时光，那就不要轻易因为某位家庭成员的迟归而人为推迟宝宝上床时间。

三、改变坏习惯的基本路径

单纯等待的风险

良好睡眠习惯的养成重在最初的引导，但如果你的宝宝已经养成了你所不希望的坏习惯，例如频繁夜奶、严重的睡前哭闹等，又该怎么办呢？你当然可以选择等待，生活中，几乎没有哪个宝宝四五岁了还需要夜间喂奶，也很少有宝宝长大后总是睡不着或是闹觉。但是，等待的时间长短无法控制。有的问题很快就会随着时间迎刃而解，有的问题等待的时间或许比预想的要漫长许多。在漫长的等待过程中，你可能需要面对宝宝因为睡眠不够好引发的生长发育受影响、脾气变坏等一系列问题；你还可能从最初的淡定接纳逐步变成了一种苦苦煎熬，从而影响到自己的生活质量。

睡眠训练的时机

当你确定自己希望改变宝宝睡眠的坏习惯时，往往需要对宝宝进行睡眠训练。睡眠训练一般都建议四个月后开始，太早开始宝宝会因为妈妈不是紧密陪伴在自己身边而恐慌，晚于八个月又因为宝宝会站会爬导致训练麻烦，况且坏习惯持续的时间越长改变的难度越大。但必须确定的是，任何时候都值得开始，时间的早晚只是影响调整的辛苦程度。只

1　《实用程序育儿法》，（美）特蕾西·霍格　梅林达·布芬著，张雪兰译，京华出版社，2009 年 1 月第 1 版，第 178 页。

要有决心，找到适合自己的正确方法，并加以坚持，就一定能够改变。

睡眠训练的主要方法

相对于不少妈妈的害怕改变，实践中并不乏激进的妈妈，她们往往对睡眠理论或睡眠训练一知半解就大胆着手调整。有的很幸运地迅速收获实效，有的却是失望甚至懊悔。例如不少人认为"哭声免疫法"就是把宝宝往小床上一放，关上门走人，任由宝宝哭；有人甚至在宝宝还没出月子就开始这么训练。结果有的宝宝适应性强，没有哭闹得很厉害就迅速调整好可以睡整觉；有的宝宝抗拒激烈，哭得撕心裂肺差点背过气；有的宝宝甚至从此埋下心理阴影，在日后某个阶段反而更加依赖妈妈，突然失去了独立入睡的能力。而事实上，哭声免疫法并非像名字听上去那么简单，它有明确的适用条件：困的时候、仅针对道具依赖的情况、严格的年龄限制（至少满 6 个月）等[1]。

睡眠训练的方法，主要有三种，特蕾西的"抱起放下法"（指在宝宝哭时抱起安抚，平静但尚未睡着时就放到床上，不断重复操作直到宝宝在床上自行入睡）、法伯的适当控制宝宝哭的"延时反应法"（指在宝宝哭时等待一定的时间再予以回应、安抚，并将这个时间逐步延长），以及大家最常听到的哭声免疫法。三个方法各自都有很强的理论依据，也有大量成功的实践案例支撑，以及非常具体的细节操作要求。很难说哪种方法是最好的，只能结合各自家庭的具体情况进行选择，甚至变通。如果妈妈及家人对宝宝哭声有较高的承受能力，哭声免疫法或许就是最有效的方法；如果承受能力有限的，或许就只能考虑延时反应法；对于不想让宝宝哭但具有足够毅力的妈妈，抱起放下法或许是最好的选择；对于既害怕宝宝哭，又毅力不足的妈妈，让他人替代妈妈陪宝宝睡也是

---

1 《被神化、被妖魔化的哭声免疫法》，http://www.weibo.com/3213060995/BhtKDcwx2?from=page_1005053213060995_profile&wvr=6&mod=weibotime#_rnd1430878960718

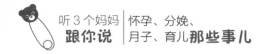
一种很好的变通方法，但这种方法有助于实现睡整觉，并不太容易直接实现宝宝自己独立入睡。

睡眠训练的知识储备

睡眠训练的关键在于找到科学的、适合自己的方法。如果你是一位大胆的妈妈，你大可多加尝试。但是如果你是一位谨慎的、希望能尽量避免哪怕仅是可能存在的负面影响的妈妈，建议你系统了解睡眠理论和睡眠训练的基础知识。@ 林小暖 bella 的新浪微博《有关宝宝睡眠的那些事》对上述三种睡眠训练方法有个简要的介绍，可以作为入门级学习的启蒙。你还可以根据这篇文章的索引，找到相关的专业书籍阅读。阅读之后你或许会发现，宝宝的睡眠其实是一件非常生动有趣的事情。

我的这篇文章无法告诉你如何实现宝宝的优质睡眠，仅仅是为你打开一扇窗，希望你能借此明白宝宝睡眠的重要性和复杂性，了解碰到问题寻求帮助的基本路径，并在最后借用 @ 小土大橙子的话提醒你解决睡眠问题应有的基本态度，"勿急躁，勿灰心，勿忘初心"。

聆听花开的声音

——腊八妈睡眠经

在我看来，宝宝的睡眠其实和母乳喂养是密不可分、紧紧联系在一起的。新生儿阶段更是吃奶和睡觉交替进行，而夜奶的次数也决定着睡眠的质量。但若两个话题合并写在一篇文章里，篇幅恐怕太长，只得分开来说。正如我在母乳经里提到的，对腊八母乳喂养的 16 个月里，离不开腊八爸爸艰辛的付出，而腊八的睡眠从新生儿阶段必须抱睡到一岁以后才可以一觉到天亮，也离不开爸爸无数个不眠之夜的耐心陪伴。

在腊八一岁以前，我没有学习过任何有关宝宝睡眠的理论知识，根本不知道宝宝的睡眠是可以训练的。然而，就当我读到那些"哭声免疫法"、"抱起放下法"、"延时反应法"时，我根本没有耐心看完。即使让我从头再来一次，我也不会对腊八使用那些方法，因为它们违背了一个做母亲的天性。后来，我无意中翻到朋友送给我的美国著名儿科医生西尔斯博士的著作《西尔斯亲密育儿百科》，我才发现对于腊八的睡眠问题，我和老公一直以来正是在无形之中奉行了这套亲密育儿法，它从做父母的本能出发，站在宝宝的角度上来思考，在越来越牢固的亲子关系中，应对并解决一系列问题。如果把婴儿比喻成一朵含苞待放的花蕾，你不可能要求它立刻绽放成你喜欢的样子，而是要用你的爱去呵护它、陪伴它、给它阳光、和它一起聆听花开的声音。

不必紧张，抱睡没有什么大不了

以前听一个朋友说，她的月嫂告诉她，如果孩子一哭就抱，那以后就别想再把他放下了。即使是孩子困了闹觉，她们也让孩子在床上自己哭累了入睡，这样一来，孩子自主入睡的习惯就养成了，夜里也不会醒，

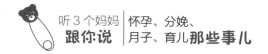

更不需要大人去抱哄。我没生孩子的时候心想我将来也要用这个方法，因为我最怕夜里睡不好觉了。然而，当腊八呱呱坠地的时候，我才发现我是根本不可能这样做的。宝宝哭的时候去抱，难道不是做父母的天性使然吗？当一个婴儿离开温暖的子宫来到这个世界上，他的冷热饥渴都只能用哭声来表达，他最呼唤的难道不是父母温暖的怀抱吗？西尔斯说："我们对婴儿护理方式做过多年研究，逐渐形成了共识，就是抱得越多的婴儿，行为表现和发展也越好。"[1] 他同时指出，当你人为地消除宝宝夜间醒来的习惯时，你也破坏了一些其他的东西——你与宝宝之间"脆弱"的感情联系。[2]

我观察着这个小生命，他只喜欢侧睡，身体蜷缩着，如果故意让他仰睡，他会自己侧向一边；用纱布巾包裹着他时，他会睡得很安稳，如果像成人一样身上盖着纱布巾睡，他就总处于浅睡眠状态，特别容易醒。此外，他每次吃完奶，在我身边很容易睡着，但只要放回他的小床立刻就醒，然后哭得很委屈。护士说，宝宝在子宫里就是蜷缩的姿势，被纱布巾包裹正如同被子宫包裹一样是宝宝最自然、最舒服的状态。而妈妈身上的气味、奶味甚至汗味，都会让宝宝感觉在妈妈的身边很踏实。我不禁感叹，多么可爱又神奇的小生命，谁会忍心对宝宝的哭声置之不理呢？

在月子中心时，腊八每一两个小时就要醒来吃一次奶。晚上腊八和我们同睡在大床上，夜里他醒了，老公要先给他换纸尿裤，涂护臀膏，然后再把他抱到我的胸前吃奶，有时腊八吃完了就睡着，但有时还需要老公抱起来拍嗝、再哄一哄，甚至还需要抱着来回走动。最折磨人的情况是：腊八在爸爸的怀里终于睡着了，但一把他放到床上他就又醒了。老公为了能让我休息好，就把他抱到客厅，靠在沙发上，让腊八的整个身体贴在他的

---

1 《西尔斯亲密育儿百科》，（美）威廉·西尔斯 玛莎·西尔斯 罗伯特·西尔斯 詹姆斯·西尔斯 著，邵艳美 唐婧 译，南海出版社，2009年11月第1版，第274页。
2 同上，第309页。

胸膛上，腊八头歪向一侧，四肢伸展，就像只小青蛙，睡得特别踏实。

　　老公深知我产后身体的疲惫及喂奶的辛苦，出了月子回家后也主动承担起了夜间陪腊八睡的重任。老公和腊八分别睡在书房的单人床和婴儿床上，我睡在卧室的大床上。夜里腊八醒了老公就抱过来让我喂奶，喂完了再抱走。可以说腊八从出生到百天，几乎每天夜里都是趴在爸爸的胸膛上睡的，老公在不上班的时间就像月嫂一样承担着除喂奶以外的所有工作。

　　一次我和以前的同事聊微信，我说一般情况下是我奶睡腊八，如果奶睡失败，那就要靠他爸来哄了。同事听了特别惊讶："啊？还有奶睡失败这么一说呀？我们家我要是奶睡失败，那就彻底失败了，我老公根本不会哄孩子睡觉，也从来没哄过……"其实，让爸爸来哄睡是有科学依据的，西尔斯说："当宝宝的头部贴近你的喉咙，你哼歌给他听时，男性特有的低沉声音所产生的振动可以很容易地让宝宝入睡。你可以一边抱着他走路或摇晃，一边哼唱舒缓安静的歌曲……让宝宝习惯爸爸妈妈两种不同的哄睡方法是很明智的。"[1]

重视小睡，但不被小睡"绑架"

　　如果说一岁以前腊八夜里是小魔鬼，那么即使是白天他也不是天使。正因为深知婴儿白天小睡的重要性，腊八半小时一醒的节奏曾一度让我很崩溃。我曾试过在他即将醒来时把手放在他身上，或是轻拍，或在他扭动身体时立即帮他翻个身，但都收效甚微。只有腊八的奶奶或姥姥白天陪他睡觉时，他才能多睡上一会儿，不知这是不是因为我白天总有各种事情分心，而奶奶和姥姥对腊八更加有耐心的缘故。

1　《西尔斯亲密育儿百科》，（美）威廉·西尔斯　玛莎·西尔斯　罗伯特·西尔斯　詹姆斯·西尔斯 著，邵艳美 唐婧 译，南海出版社，2009 年 11 月第 1 版，第 283、314 页。

宝宝在一岁半以前白天大多都要睡两觉，工作日还好，但周末若想"保住"这两觉，我和老公几乎就也被"绑架"在家了，即使出门，也必须快去快回。然而，周末两天的休闲时光无论是对于我这个全职妈妈还是对于紧张工作了五天的老公来说，都是非常重要的。没有孩子的时候，我们周末会出去吃 brunch、看电影、逛街、和朋友聚会、看话剧……有了孩子虽然很多都无法实现，但如果彻底牺牲掉这两天时间，会使我们的生活质量大打折扣。于是我们找到了一个两全其美的方法：上午到腊八小睡时间的时候，选择一个车程在半小时以上的目的地，带上腊八的吃的喝的，开车出发；下午到腊八小睡时间的时候，开车返回。这样一来，腊八的小睡就可以在车上解决了。虽然在车上小睡的质量不如在安静的家里，但每周一两次这样的安排，我们相信对宝宝不会有任何伤害。

就这样，从我产后42天起，腊八就开始跟着我们外出度周末了。不仅全家人的周末生活质量得到了提高，我们还收获了这样做的"增值"效应：腊八比同龄的孩子更容易接受汽车安全座椅、更习惯在宝宝餐椅上吃饭、更坐得住、更不认生、更容易适应新环境……

让我意想不到的是，我们的这种做法早在西尔斯的著作中就被提到过，他称汽车为宝宝"有轮子的床"，"把他放在汽车安全座椅上，开车带他出去兜风，直到他睡着。不停地慢慢摇晃是最好的催眠，我称这种方式为公路哄睡……宝宝就在汽车的震动和发动机的声音中慢慢入睡。"[1]

断掉夜奶，让一家三口都睡好

腊八从第四个月开始夜醒平均两到三次，七个月的时候因为生病晚

1 　《西尔斯亲密育儿百科》，（美）威廉·西尔斯 玛莎·西尔斯 罗伯特·西尔斯 詹姆斯·西尔斯 著，邵艳美 唐婧 译，南海出版社，2009 年 11 月第 1 版，第 314 页。

上开始同我一起睡大床，因为宝宝生病时总是黏着妈妈，且母乳对生病的宝宝来说是极大的安慰。老公长达半年的陪睡生涯终于可以告一段落，但我的身体却频频发出报警信号。由于我自己睡觉很轻，旁边稍有动静就会醒，自从晚上陪腊八睡觉后就开始出现白天头痛、耳鸣、面色差、心慌等身体不适。就在我撑到腊八快一岁的时候，我在网上看到了有关宝宝睡眠的文章，除了那些我没有耐心读完的睡眠训练法，只有一个信息得到了我的认同，那就是一岁的宝宝睡整觉比吃夜奶的意义更重大。对于一个身高、体重都正常的宝宝来说，夜奶对他只起到心理安慰的作用，而睡整觉对宝宝的大脑发育来说却更为重要。

　　断夜奶势在必行，方法很简单：爸爸来陪睡。第一天夜里哭了两次，第二天夜里哭了一次，爸爸稍微哄一哄，就继续睡了。从第三天开始，腊八就可以从晚八点睡到第二天早上五六点了。断夜奶采用爸爸哄睡的方法也得到了西尔斯的肯定：对于那些母乳喂养的家庭来说，爸爸参与夜间育儿特别重要，因为这些宝宝认为"妈妈餐厅"是通宵开放的。对妈妈来说，让爸爸早早学会安抚宝宝的技巧是个很大的优势，这样当"夜间危机"来袭时，责任就不只在妈妈一人身上了。最终，你的宝宝可能会学会将爸爸的怀抱与睡觉联系起来，半夜醒来时也能接受来自爸爸的抚慰，这可以作为妈妈喂奶哄睡的一种替代办法。[1]

　　断掉夜奶后，每晚我依然像以前一样奶睡腊八，只是夜里不再喂了而已。"靠着爸爸的手臂或妈妈的乳房睡去，都会帮宝宝建立一个健康的睡眠态度，让宝宝学会不讨厌睡觉，也不害怕睡觉。"[2] 更加值得庆幸的是，时隔一年，我也终于可以睡整觉了。

　　腊八在 16 个月的时候自然离乳，至今每晚和爸爸一起睡，夜间醒来

1　《西尔斯亲密育儿百科》，（美）威廉·西尔斯 玛莎·西尔斯 罗伯特·西尔斯 詹姆斯·西尔斯 著，邵艳美 唐婧 译，南海出版社，2009 年 11 月第 1 版，第 317、345、359 页。
2　同上，第 324 页。

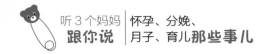
的时候极少。回顾腊八从出生至今，他经历了月子里睡在爸爸妈妈中间、出了月子后睡婴儿床、七个月至一岁和妈妈睡大床、一岁至今和爸爸睡大床。正如西尔斯所说：不管睡在哪儿，只要全家人都睡得好，就是正确的睡眠方式。育儿不是一板一眼的科学，它应该是由直觉引导的自然行为。[1]

在家人的共同努力下，腊八已经形成了非常理想的睡眠规律：日落而息，日出而作，即每晚八点左右入睡，早上六点左右起床，白天的午睡时间为三个小时。我也仍然关注并持续重视他的睡眠，不到万不得已绝不轻易打破他的作息规律。睡眠对一个人的重要性不言而喻，孩子和我们成人一样，睡好了就什么都好。

网上很多关于宝宝睡眠的文章中，总会引用一段触动我们内心深处的文字，它同样出自《西尔斯亲密育儿百科》：宝宝最终会断奶，有一天他会彻夜睡觉，这种高需求的育儿阶段很快就会过去。宝宝在你床上的时间、在你怀里的时间、吃奶的时间在他的一生中都是非常短暂的，但是那些爱与信任的记忆会持续一生。[2]

作为新手爸爸妈妈，我们往往都是因为自己的疲惫或是和别人攀比的心理而过于心急地想让孩子各方面都达到自己满意的状态，而事实上我们最应该做的，是静下心来给孩子充足的时间和空间，耐心陪伴他们慢慢地成长，就像聆听一朵花开的声音。

---

1 《西尔斯亲密育儿百科》，（美）威廉·西尔斯 玛莎·西尔斯 罗伯特·西尔斯 詹姆斯·西尔斯 著，邵艳美 唐婧 译，南海出版社，2009 年 11 月第 1 版，第 342、354 页。
2 同上，第 361 页。

尊重自己的内心

一、各种问题

我常庆幸小鱼虽然好动，却还算是一位不爱哭闹的乖宝。可这样一位乖宝却曾因为我对婴儿睡眠知识的无知，经历过各式各样的睡眠障碍。

闹觉

出月子的某天傍晚，我在小鱼爸的陪伴下，满心欢喜地带小鱼到商场购物，闪亮的灯光、热闹的人群、琳琅满目的物品，让蜗居了一个月的我很是兴奋，也让从未见过世面的小鱼目不转睛，到家时已过八点，当晚小鱼几乎是经历了有史以来最严重的一次闹觉，十点多才踏实入睡。我虽隐约觉察到是外出惹的祸，却还是忍不住在微信朋友圈里秀了小鱼第一次逛街的图片，并洋洋得意，认为"生活不怕小失误，只愁无创意和不行动"。之后才深刻反思自己的创意和行动是多么的错误：几乎所有的睡眠专著都建议一岁以内的小婴儿要在八点以前入睡，而入睡的关键又在于安静，入睡前最忌过度兴奋。带刚满月的宝宝晚上逛商场，一定程度上是为满足妈妈个人需求而牺牲宝宝睡眠的自私举动。

抱睡

小鱼最初在白天哄睡后就放床上自己睡，不知何时突然变成了"落地醒"，一放床上就醒，必须重新抱起拍哄，来回折腾好几回。我甚至为此在拥有了费雪小摇椅后又入了 Nuna Leaf 的摇椅，希望她能躺在摇椅中安睡，却无果。看着她挣扎想睡却总醒来的困倦模样，我是万分的不忍，干脆直接抱着她睡。发现她在我的怀里竟然能连续睡上一两个钟头时，欣慰甚至是小小的得意之感油然而生。于是抱睡逐渐成了常态，我曾买过各种床上靠垫，只为抱睡时能减轻腰背的压力，能让我不那么累。

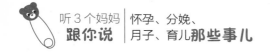

后来才明白，宝宝自主入睡的能力是需要科学引导的，抱睡、奶睡的习惯一旦养成，在相当长一段时间内都将延续，很难改变。

小睡缺乏

小鱼出生后，许多亲友来家中探望。有时候我发现客人来访时小鱼其实已困倦，却碍于情面，继续带小鱼和亲友谈笑甚欢。结果常错过小鱼的小睡时间，直接导致小鱼当天小睡时闹觉或干脆缺少小睡，精神欠佳。

夜奶

月嫂看护小鱼时，我在夜晚一听见小鱼稍微严重一点的哼哼声就要求月嫂立刻安抚，这在不经意间剥夺了小鱼自主学习连续睡眠的机会，小鱼习惯了两三个小时就需要他人拍哄甚至抱起摇晃才能继续入睡。月嫂走后，我嫌夜间醒来的安抚方式太麻烦，采用了哺乳的偷懒方法。小鱼确实吃几口奶就能安稳睡去，但我逐渐体会到，贪图一时便捷的偷懒势必要承担其后加倍的辛苦。夜间哺乳很快就变成了小鱼固定的睡眠联想模式，夜奶频繁最终成了让我最头疼的问题。

二、逐步改变

保障小睡

小鱼的闹觉促使我在月子里就开始关注婴儿睡眠知识，花了小一个月的时间认真读完维斯布朗博士的《婴幼儿睡眠圣经》，我才了解到对小婴儿而言，闹觉的主要原因都是错过了恰当的入睡时间点，每晚九点钟入睡实际已经太迟；半岁内的小婴儿每天大概需要 15 个小时的睡眠长度；在白天每次清醒两三小时就会筋疲力尽，需要睡一个小觉。之后我按照这本书强调的婴儿睡眠规律严格调整小鱼的入睡时间和小睡。每天紧盯着钟表，晚上一到六点多就着手准备哄睡；白天小鱼清醒一个多小时后就特别留意她的神情，一旦发现有困倦的蛛丝马迹就立刻带她进卧室准备小睡。很长一段时间，保证小鱼的早入睡和规律小睡几乎成了我安排日常生活的首要考虑问题。亲友探望，我总是直接告知请在小鱼清醒的时间段到访；到访时赶上小鱼的小睡时间点，我要么委婉地下逐客令，要么明确要求大家在客厅小声些说话；外出游玩时，为保障小睡，几乎只限定在家周围方圆几里地内，小鱼醒来时出发，不过一两小时就匆忙赶回，绝不轻易耽搁；因外出吃饭时间占用过多，和小睡冲突，我拒绝绝大部分在外聚餐的邀请，或就近选择吃饭地点，甚至有时候掐表吃完，带着小鱼先行撤离……

开始时的调整并不顺利，经常是我判断小鱼犯困需要小睡时，却遭到她的抗拒，有时甚至遭到比之前更严重的闹觉，以至于我曾怀疑自己采纳的睡眠理论是否科学，是否值得遵照。但功夫不负有心人，不到一个月，我和小鱼的配合越来越顺畅，她的小睡节奏和书本建议的几乎完全一样，规律变得非常清晰稳定，哄睡、入睡也变得轻松愉快。更重要的是小鱼每天都精力十足，脾气也变得更好，这让我备受鼓舞。在之后我依旧高度重视小鱼的小睡，甚至在小鱼七个月去三亚旅行时，为保障她的小睡，我只选择了距住处特别近的景点游玩，无论是在酒店泳池游泳还是在游乐园玩都严把时间关。印象深刻的是，前往三亚等待起飞时，错过了上午小睡的小鱼哭闹了好一阵，令头等舱的其他旅客纷纷戴上耳塞，但返回航班上，起飞时间和小睡时间没有冲突，小鱼就特别乖。大家常说小婴儿在飞机起飞时常哭闹主要是因为机舱压力变化，我却感觉很多时候这种哭闹和闹觉息息相关。

保证小睡的规律性，最初家人需要较多的付出，但宝宝越大你将发现益处越多。例如小鱼八个月后几乎一到睡觉时间点，就会大喊妈妈，或指着卧室，或用手托腮比划睡觉的姿势，明确授意她想睡觉；带她进卧室后基本都能迅速入睡，我不必再费心观察判断，更不用担心她闹觉。小鱼 14 个月大时，搭乘 15 个小时的火车回福建老家，无论是在狭窄的

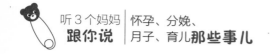
火车软卧上，还是在老家完全陌生的环境中，她依旧是到点即睡，表现出很强的适应力。

断夜奶

我读《婴幼儿睡眠圣经》时就已了解到理论上宝宝半岁以后就具有睡整觉的能力。当时小鱼每晚大概需要夜奶两三次，虽有一些小累，我却没有觉得是个非要改变的问题，只是希望随着小鱼的成长能够逐渐学会睡整觉。小鱼白天小睡的抱睡和奶睡问题，也确实是在几个月的等待中自行解决的。但后来我才发现，试图通过等待解决宝宝的一切睡眠问题并不现实，一方面存在风险，有些问题不容易通过等待解决，对宝宝生长发育或精神情绪都可能带来负面影响。另一方面等待的时长完全不可控，运气好时，相对简单的问题例如抱睡，不用熬太长的时间，但若没那么好运或面对复杂些的问题时例如夜奶，就可能需要较长的等待时间，不仅可能影响宝宝的生长发育，更让妈妈长期疲惫。

或许是因为分离焦虑，在我上班后小鱼夜奶的次数变多，一晚至少三四次。为弥补夜间休息的不足，我只好经常陪着她日落而休日出而作，几乎在床上度过了我所有宝贵的夜晚时光。记得腊八妈妈和我分享她成功断夜奶的经验时，我这个听不得小鱼哭泣的妈妈，虽然羡慕却没有选择借鉴。小鱼一岁之后的夜奶频率并未随着成长而减少，有时反而变得严重，一个晚上最多时要吃上小十次！这种时候，小鱼常常是白天还没有到固定的小睡时间点就开始打哈欠，一整天都精神不佳。恰逢我即将调任新的工作岗位，急需利用夜晚时间学习，这都逼迫我不得不开始正视夜奶问题。前思后想，犹豫纠结了半个月后，我意识到既然夜奶已让自己如此发愁，那就必须进行调整了。再次看睡眠专业理论，基本上把目前最流行的婴儿睡眠专著全都通读了一遍，并和小鱼爸探讨具体方法。客观评估觉得自己绝对不忍心采用放任宝宝哭的方法，也着实没有信心能够良好执行特蕾西的"抱起放下法"，于是借鉴了腊八妈妈的经验，选择让一直帮忙照顾小鱼的姨姥姥代替我陪睡的方法。

　　小鱼三个多月月嫂刚走的那段日子，姨姥姥也曾陪睡过，但每晚必哭两三次，且不容易继续哄着，常需要我进屋哺乳才能再次入睡；小鱼七个多月时，我曾因发烧再次请姨姥姥陪睡了两天，状况依旧。这些曾经的经历都令我预感到这一次姨姥姥陪睡将再次遭到小鱼强烈的哭声抗议。于是，断夜奶的头三个晚上，哄睡完小鱼后我简直是仓皇逃离到小妹家过夜，生怕自己对小鱼的哭声失去抵抗力。但事实上，小鱼在第一晚就一觉从七点睡到了凌晨一点，醒来哭着要找妈妈，姨姥姥带出卧室到各个房间查看，见妈妈不在，不过几分钟就自己指挥着姨姥姥回屋，乖乖地继续睡着了，早上五点，醒来喝了点水又继续入睡，直到六点半彻底醒来。紧接着的第二天、第三天，连哭都没有了，更没有要求出屋找妈妈，有时在迷糊中哼哼几声，姨姥姥稍微一拍哄就能继续入睡。在这之后小鱼也有过反复，偶尔夜间会抽泣着想找奶吃，但都一哄就好。正如一位妈妈告诉我的，千万别小看宝宝的适应力，断夜奶只要有决心，坚持一星期绝对可行。就这样，小鱼很顺利地断了夜奶，我终于拥有了可以睡整觉的安睡天使，终于拥有了相对自由的夜晚时光。

三、调整认知

偏颇观点

　　在月子里我对婴儿睡眠毫无概念，我想当然地认为困了就睡是多么自然简单的事情啊。之后，当我运用睡眠理论知识培养小鱼每天六七点就早早入睡，以及白天规律小睡的好习惯后，我总是很得意，坚定地认为早睡和规律小睡相当重要。但凡遇到有人说起自己宝宝白天不爱睡觉或晚上入睡偏迟的，我总忍不住想要"好好教育"一下这位妈妈。

　　在小睡和早入睡之外，我却总是为抱睡、奶睡、夜奶这些累人的睡

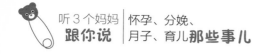

眠习惯找理由，总认为母乳宝宝的这种习惯很正常，宝宝依赖妈妈的亲密时光不过短短的两三年，只要妈妈有资源有条件，能够接受且愿意接受，那又何妨呢？

经历了小鱼的频繁夜奶，并在她14个月大时成功断夜奶睡整觉后，我才发现让宝宝拥有优质睡眠完全是可以训练的，这远比自己想象的要容易，训练成功之后妈妈的幸福感也明显提升。于是，我又逢人便称小宝宝睡整觉的重要性，强调睡眠引导和睡眠训练的科学性。但凡遇到有人说到夜奶问题时，我总是掷地有声地认为夜奶就是应该断，且越早越好。

理性反思

直到清明回老家闲聊育儿，一位婶婶的话让我颇为触动。面对我认为夜奶当断的侃侃而谈和旁征博引，她轻描淡写地反问了一句：当妈的搂着小孩一起睡觉天经地义，夜奶两三次也很自然，小孩需要，妈妈又能接受，干吗非断不可？

婶婶朴素的话语促使我反思，逐渐有了新的认知：宝宝睡眠的好坏及是否需要改变不是简单的理论要求和他人评说，许多时候是需要自己判断的，基本道理之外必须结合各自家庭的具体情况。例如，有的宝宝夜醒两三次，可每次醒来都要在床上玩好一会才肯入睡，这和醒来吃口奶翻身就立刻睡去的情况相比，无论是对宝宝健康的影响，还是妈妈的疲惫程度，都有很大差别；即便是同样情况的夜奶两三次，每个妈妈的承受度也还有所不同，对此有的妈妈已经感觉崩溃，却完全没有超出其他一些妈妈的承受范围。夜奶如此，其他的问题也如此。

睡眠引导或睡眠训练的具体方法也是同样的道理，必须结合各自家庭情况选择最合适自己的方法。有的家庭爸爸或其他人能顺利代替妈妈，承担夜晚陪宝宝睡觉、帮宝宝断夜奶的重任，可有的家庭缺乏合适人选，你完全可以指责爸爸的不担责，但更重要的应该是考虑并选择在这种情况下自己究竟可以做点什么。

　　所以，关于宝宝的睡眠，请先判断你是否需要改变，哪些方面需要改变。很多时候，你只是需要多一点勇气，真诚地面对自己的内心。在育儿的漫漫旅途中，任何时候、任何问题都需要尊重母子双方的感受，当妈妈自身不愉快或疲惫时，往往是改变的契机。一旦确定需要改变，就请坚定信心，要相信只要努力，就一定能够找到最适合自己的方法，一定能够改变。

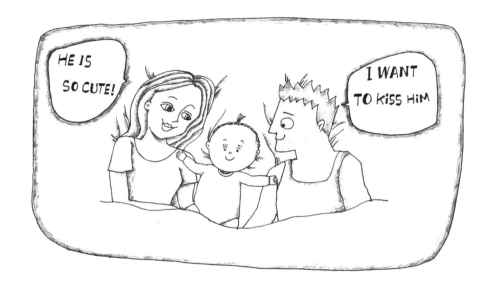

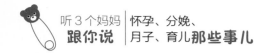

爱我你就抱抱我

——曦曦妈睡眠经

《爱我你就抱抱我》是曦曦最喜欢的一首儿歌，用在这篇睡眠经里再合适不过。从最早的抱睡到现在一起睡时仍然会搂着我的脖子求抱抱，这个缺乏安全感的小家伙在离开母体后一直试图用这种方式延续着与妈妈的联系。也许我的这种"纵容"是很多专家眼中的"反面教材"，但是我和曦曦爸爸都深知睡"好"觉对于孩子的生长发育起着至关重要的作用，专家的理论方法并不适用于每一个孩子，只有"对症下药，才能标本兼治"。所以在睡眠问题上我们更注重的是积极寻找原因，给予安抚，而不是使出各种手段，一味纠正。

"抱"之初体验

月子里的曦曦绝对称得上是"安睡天使"，几乎不怎么哭闹。所以当她有一天突如其来地大哭时，我们都被吓坏了。全身检查了一遍，也没有什么异常现象，但哭声就是止不住，而且越来越凶。我们全家人跟着折腾了一个多小时也无济于事，就在决定要去医院的时候，她居然在奶奶的怀里睡着了。其实几天前我们才刚刚带她去医院进行了42天的体检，一切正常。可是这种莫名大哭，而且无法安抚的情绪实在无从解释。我和老公迅速地在崔玉涛的微博中搜索了这一症状，几乎一下认定这就是婴儿肠绞痛。虽然说这种病症一般在宝宝4~6个月时会自然消失，但是如果连着几个月每天都这样大哭，谁也受不了。所以我和老公临时恶补了《西尔斯亲密育儿百科》一书中关于婴儿肠绞痛更为详细的介绍和缓解方法。

曦曦的肠绞痛发作时间很有规律，都是在傍晚5点半左右。我和老公了解到，对于缓解这种病症最有效的物理方法就是适当压迫腹部，可以进行按摩，也可以变换不同的抱姿，最主要的是要找出能让宝宝相对舒服的方式。所以当曦曦再次大哭的时候，我们先是按照书中介绍的按摩方式帮助她放松、排气。但是这没能让她看起来更舒服些，相反，她的小拳头攥得更紧了，额头上全是汗珠。我们又开始尝试不同的抱姿，摇篮式抱姿、橄榄球式抱姿、颈部依偎法等，随着抱姿的变换，加上轻轻的晃动，曦曦开始安静下来，慢慢地就睡着了。我们终于找到了"哭闹终结"的方式，但也意味着之后的每天傍晚她都需要以这样的方式入睡。

曦曦的肠绞痛经历了一个多月自然痊愈，但是体验过抱睡的她再也没法被放下，每次刚哄睡着，一放下立马就醒，而且很难再入睡，这样一来一回试了好几天，仍然没有改善，她的睡眠质量也明显下降，"抱起放下法"就此宣告失败。至于哭声免疫法，我看过马伊琍的睡眠文章，她很后悔曾经给大女儿进行哭声免疫训练，虽然当时四天就可以睡整觉，但是之后又开始反复。最关键的是她因为自己当初的麻木，而在后来常常感到内疚。我扪心自问，没有那么强大的内心能听之任之，也经不起日后的自责，所以这样的训练方式，也就听听罢了。

西尔斯把"一放下就哭"的孩子称之为"高需求宝宝"，他说宝宝在出生后，妈妈觉得宝宝已是独立的个体，但有可能宝宝不这么觉得，他依然想跟妈妈连在一起。一旦这种联系被打破，宝宝就会哭闹，最好的方式就是满足宝宝的需求，当宝宝感觉良好时，性格脾气也会变得更有规律。[1] 看来"要抱抱"是每个孩子的潜在需求，只是曦曦的这种需求在初次长时间体验后被唤醒了。如果一个怀抱就能给她安全感，让她睡得踏实，我不觉得需要强行去改变。当然前提是这样的抱睡需要专人"伺候"，好在我和婆婆倒得过来，都不会觉得太累。白天抱睡就这样持续

1　《西尔斯亲密育儿百科》，（美）威廉·西尔斯 玛莎·西尔斯 罗伯特·西尔斯 詹姆斯·西尔斯 著，邵艳美、唐婧译，南海出版社，2009 年 11 月第 1 版，第 372 页。

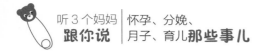

到曦曦八个月大，也正是因为满足了她的需求，所以曦曦的睡眠时间一直很规律，在彻底断掉母乳后很轻松地断了夜奶，早早地实现了睡整觉的理想模式。

戒不掉的"瘾"

很多宝宝睡觉时都需要安抚工具，一个毛绒熊或是一条安抚巾，这就像需要抱抱一样，都是缺乏安全感的表现。而曦曦直到现在一岁半了，睡觉仍离不开安抚奶嘴。最初给她尝试安抚奶嘴是因为她特别爱吃手，而且是抓到什么都往嘴里送，自从有了安抚奶嘴，这些问题倒是解决了，但她睡觉时对安抚奶嘴的依恋却越来越深。

关于安抚奶嘴我也是后知后觉，之前在给她吃的时候并没有仔细研究过利弊，直到我开始关注时才发现这其中争议也很大：

（1）是否可以使用安抚奶嘴哄睡？

张思莱医生在新浪微博中说，不建议使用安抚奶嘴哄睡。如果已经养成习惯，也要在睡着后取出来，而且最好是在一岁前断掉。

崔玉涛医生则建议："如果安抚奶嘴能帮助孩子形成有规律的睡眠，那是好事。如果孩子喜欢午睡和晚上睡觉时使用安抚奶嘴并且很难让他放弃，可以等到孩子稍大点再让他改掉这个习惯，最高不能超过两岁。"[1]

曦曦现在无论什么时间，只要是睡觉，就必须要有安抚奶嘴的陪伴，否则入睡困难。即使困到不行睡着了，也会在翻身时眼也不睁地到处乱摸，一旦摸不到奶嘴，便会很容易清醒。我们在哄睡时也尝试了讲故事、放音乐等来转移她的注意力，无奈她是故事要听，奶嘴也要吃，完全不受诱惑。两位专家对是否能使用安抚奶嘴哄睡虽持有不同观点，但他们

1　《崔玉涛图解家庭育儿7直面小儿护理》，崔玉涛著，东方出版社，2013年8月第1版，第118页。

都一致认为这种习惯还是要尽早改掉。安抚奶嘴对于曦曦来说就像之前需要抱睡一样，都是在寻找自我安慰的一种方式，那么抱睡的习惯都可以通过自我调节来改变，我想她对安抚奶嘴的依恋也只是一段时间内的需求，毕竟没有哪个孩子会一直吃着安抚奶嘴，只是我更想帮她把这个瘾在崔医生建议的两岁前戒掉。

（2）安抚奶嘴是否会影响孩子的牙齿发育？

我在微信朋友圈里晒过一张带曦曦外出的照片，照片中她正蹲在地上玩沙子，嘴里吃着安抚奶嘴。当时很多朋友给我的评论都是对"曦曦这么大了还吃奶嘴"表示惊讶，甚至还有人评论说吃安抚奶嘴的小孩都会"地包天"。我只能统一回复："孩子在外，卫生最重要，相比吃脏东西、吃手指，安抚奶嘴更安全卫生。"

至于是否会影响牙齿发育，我想用一个最简单的例子来证明：我们经常会看到国外的小宝宝，很多都是两三岁大了出门在外还会吃安抚奶嘴，如果说安抚奶嘴的威力如很多家长理解的那般强大，那他们个个儿都是"地包天"和龅牙了，要知道老外对于牙齿的保护可要比我们重视多了。所以安抚奶嘴会不会影响孩子的牙齿发育也要根据其使用的频率、程度、时间长短来进行判断，并不是很多家长想象得那么可怕。

崔玉涛医生在他的微博中说：如果孩子睡觉有吮吸手指的习惯，相比安抚奶嘴的利弊，后者更卫生，更容易戒掉。安抚奶嘴不但不会影响今后的牙齿发育，相反其顶部的圆片可有效缓解吮吸造成的向内力量，从而达到对牙龈或牙齿的中位平衡。

我在曦曦频繁吮吸手指时为她找到了"替代品"，在看过专家观点后，也不担心使用安抚奶嘴会影响她今后的牙齿发育，甚至庆幸因为她对安抚奶嘴的接受，每次外出我们不用担心卫生问题，也可以避免坐飞机时有可能引起的耳部不适，但是对安抚奶嘴过多的依恋终究不是好事。曦曦现在越来越多地能听懂大人的话，很多时候她自己也可以分清利弊，我觉得这也是戒掉安抚奶嘴最好的时机，通过语言引导，告诉她"刷完牙睡觉就不可以再吃东西了，安抚奶嘴也一样，不然以后会有蛀牙"。虽然有些威逼的感觉，但无非是要她明白其中的利害。我们每天都会在她心情好时跟她说类似的话，她也很痛快地答应，但是一到睡觉就开始纠结，总是哼哼着想要安抚奶嘴但又会想到我们告诫她的话，有了犹豫就说明效果初显。现在她虽然还没有完全戒掉安抚奶嘴，但是已经会在刚刚入睡后有意识地吐出来，我相信断奶嘴绝非难事，但前提一定要给予孩子更多的安全感。正如崔玉涛在书中介绍的方法：可以为孩子选择其他的安慰物，或是在更换环境下，比如外出旅游、回姥姥家居住时，安抚奶嘴"突然消失"。虽然安抚奶嘴突然消失的头几天可能会造成孩子一定的不安，但还是比较容易过渡的，家长不需担忧。[1]

和孩子一起睡

孩子总是一天一个变化，之前还强烈地要求抱睡，突然有一天她自己挣扎着就要回到小床上睡。原本以为她在小床上可以安稳入睡，谁知道过了一段时间，小床却又容不下她360度的翻身了。

曦曦在快一岁的时候，晚上睡觉特别爱翻身，一旦受到小床两边的限制，就会一直哼哼睡得特别不踏实，不及时安抚，便会清醒。这样的情况连着一个多星期没有好转，每天晚上都会使大人很疲惫，她自己也翻来翻去地睡不好。之前我看过婴儿安全睡眠的建议：即使不分房间睡，也要分床睡。我们受居住条件的制约，所以一直没考虑过分房间，分床睡现在又出现了小床空间小翻身易醒的问题，所以我只能试着让她回归大床，和我们一起睡。

1　《崔玉涛图解家庭育儿7直面小儿护理》，崔玉涛著，东方出版社，2013年8月第1版，第119页。

　　和孩子一起睡是很多父母眼中的"禁忌"，好像一旦睡在一起，孩子就很难再独立。但是在我眼中，这没什么大不了，就像需要抱抱、吸安抚奶嘴一样，在她感到不安时，能够陪在她旁边及时安抚，这也是对我们作为父母最基本的要求。仔细想想，我们真正能和孩子一起睡觉的时间有多长？她总有一天会长大，会有自己的空间，那时你想再拥她入怀，已不那么容易。曦曦自从睡在大床上，翻身还是那么厉害，但是因为有了更广阔的空间，她不会再因为翻不过身而醒来，很多时候可能还需要我帮她重新归位，但是这都不影响她美梦的继续。

　　曦曦的睡眠时间一直都是自动调整为最佳状态，无需我过多担心。虽然在睡眠问题上，需要"抱抱"的情结一直在以不同的方式出现，但这也同时提醒了我：孩子需要源源不断的爱，只有你全身心地付出和给予，他们才会有百分百的安全感，所有的问题也自然会迎刃而解。

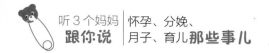

新手爸妈最关心的睡眠问题

一、基础概念

Q 宝宝睡眠究竟有多重要？

A 睡眠质量的好坏对宝宝的生长发育、情绪控制、性格培养都有着极其重要的影响。美国著名的儿童睡眠和发展研究专家马克·维斯布朗博士认为"孩子能否在儿童期健康成长乃至一生中获得成就，都植根于早期的良好睡眠习惯"。

Q 睡眠好坏是天生的还是后天习得的？

A 事实上，只要不是患有严重的生理或心理疾病，所有的宝宝都可以睡得很好[1]。IMPI 认证睡眠咨询师、新浪微博大V@小土大橙子一针见血地表明"没有不会睡的宝宝，只有不会哄的妈妈"，这充分说明了宝宝睡眠的好坏主要是后天习得的。

Q 如何判断宝宝睡眠好坏？

A 马克·维斯布朗博士明确提出判断宝宝睡眠质量好坏的五个标准：
（1）睡眠持续时间。（2）小睡次数和时间长短。（3）睡眠固化。（4）睡眠安排及睡眠时间的掌握。（5）睡眠是否规律。以上五个方面相互平衡，宝宝的睡眠就是足够充分、质量足够高的。这几个标准概括起来主要是睡眠规律清晰可循、睡眠整体时长和持续时间达标、入睡轻松。

1　《法伯睡眠宝典》，（美）理查德·法伯著，戴沙译，浙江人民出版社，2013 年 1 月第 1 版，第 5 页。

Q **宝宝需要多长时间的睡眠？**

A 国内多数育儿专家都认为要尊重宝宝的个性，有的宝宝觉多，有的觉少，无论是夜间还是白天的小觉。而国外研究婴幼儿睡眠的主流观点则强调，同月龄宝宝需要的睡眠时间的整体长度虽然存在个体差异，但这种差异一般不会太大，不会超过一两个小时。但关于小婴儿到底需要睡多久，国外研究婴幼儿睡眠专家的观点也不完全一致。例如，风靡全美的法伯睡眠法的创始人医学博士理查德.法伯认为三四个月大的婴儿每天需要睡12~13个小时，而美国著名的儿童睡眠和发展研究专家马克·维斯布朗博士则认为这个月龄的宝宝睡眠总量通常需要达到14.5小时。因此，并不需要机械地掌握理论上的时间长度，更重要的是学会判断宝宝是否睡够了，醒来哭闹或总是揉眼睛打哈欠的宝宝通常是没有睡够，真正睡够了的宝宝是一种"安静的觉醒"状态，精神饱满，能够自己安静地独立待一会，能够对他人微笑。

Q **哪些因素会影响睡眠？**

A 影响睡眠的因素主要有以下五大方面：（1）睡眠环境问题，例如光线、声响、气温、湿度、环境的变化等。（2）身体问题，例如肠绞痛、患病、长牙等。（3）情绪问题，例如更换陪护人员、妈妈上班带来的分离焦虑、白天受到惊吓、黑夜恐惧等都有可能影响到宝宝的睡眠。（4）睡眠时机，例如错过合适的入睡时机、作息不规律等。（5）睡眠习惯，例如以吃奶为固定的睡眠联想、无法自主持续睡眠、需要频繁奶睡等。因此，当发现宝宝睡眠不好时，需要妈妈细心排查具体的原因，有时候可能是多种原因相互交织。

二、哄睡

Q **如何判断宝宝困了？**

A 宝宝揉眼睛、打哈欠、眼睛无神等表现明显时比较容易判断宝宝想

睡，但在偶尔揉眼睛、打哈欠、或眼睛稍显无神时，妈妈往往容易忽视，尤其是带宝宝在外玩耍时。一旦错过宝宝最初想睡的时机，宝宝一般不会因此累过头了自主安静入睡，而是很可能变得过度兴奋，出现闹觉等情形。因此及时哄睡变得非常重要，这就需要掌握宝宝日常睡眠的基本规律，并及时捕捉宝宝表现出睡意的信号。

腊八妈：每个宝宝困倦的信号也有个体差异，白天的时候腊八会很用力地揉眼睛、揉脸，趁机把他放倒轻拍，很快就睡着了。

曦曦妈：曦曦睡觉一直都特别有规律，小的时候是到点吃奶就睡。现在会主动发出一个"特殊"的信号，就是比划着索要安抚奶嘴。

小鱼妈：小鱼养成规律睡眠习惯后，在家犯困一般会自己用右手托着脸颊，表示要睡觉。但在家有人陪着玩疯时，没到特别困的程度她就不容易主动表示要睡觉。

Q 如何哄宝宝睡觉？

A 安抚宝宝睡觉的基础是把握宝宝睡眠的基本规律，在宝宝进入睡眠周期时及时哄睡。环境要相对安静，并停止刺激宝宝以避免其太过兴奋，让宝宝逐步平静放松。重点是培养固定的睡眠仪式，例如洗澡、抚触、讲故事、关灯等，让宝宝明白自己该入睡了。安抚的具体方式需要每位妈妈根据自家情况不断探索，例如裹襁褓、播放白噪音[1]等方式，再如常用的拍哄方式，还有实践中难以回避的奶睡、抱睡等方法，有的时候还需要多种安抚方式一起使用。不论何种安抚方式，关键在于安抚有效，能相对轻松快捷地让宝宝入睡，并需要注意这种安抚方式是否变成了宝宝固定的睡眠联想，影响宝宝其后的睡眠质量，例如奶睡的安抚方式在轻松快捷之外有可能引起宝宝夜奶频繁。

1　关于什么是白噪音，以及如何获取白噪音，可参见 http://baike.baidu.com/link?url=Kq2zj4SQYV7AwEPOOQX2wtOFiCsuboTs5w1_L8DzNXEIaEBBAlfbcSGbW8m2_ZZUKLMDa4S7SUX5 毫克 09ieZmOkHPNHiap8Tr_JZ_p-g5sLS

腊八妈：腊八一岁以前白天睡觉需要抱着哄，等睡着了再把他轻轻放下。晚上需要奶睡，夜间至少会醒两次吃夜奶。我也曾很茫然，不知他这些坏习惯会延续多久。然而，随着一岁顺利断夜奶、睡整觉开始，无论白天还是晚上腊八都只需要躺在床上轻拍，就能顺利入睡了。妈妈们要不断尝试，相信自己的宝宝可以做得更好。

曦曦妈：曦曦早期有轻微的肠绞痛，抱睡能够很好地缓解这种症状，所以这样的入睡状态从缓解病症的需求发展到一种依赖和习惯。很长的一段时间我们也在尝试不同的方法，我发现最好的方法就是随着年龄的增长，她能够听懂话了，自然而然就从抱睡过渡到了陪睡。

小鱼妈：小鱼在我上班前，无论白天还是晚上的入睡基本都是奶睡。之后逐步调整为抱睡，但抱睡的时间很短，基本几分钟就能睡着放到床上。我很希望她能学习自己躺在床上自主入睡，但并不着急，相信到了一定时候就能学会了。

Q 宝宝闹觉怎么办？

A 宝宝闹觉排除生理性问题外，通常是因为宝宝入睡的时机不对。不在宝宝快进入睡眠周期时哄睡，宝宝就容易闹觉，有时是过早哄睡，更多时候是因为错过了宝宝最初想睡的时机，过迟哄睡。因此，预防宝宝闹觉最有效的方法就是掌握规律，及时哄睡。如果赶上宝宝正在闹觉，就只能多尝试各种安抚手段。

三、小睡

Q 小睡的基本规律是什么？

A 马克·维斯布朗博士通过研究发现，1~4个月的宝宝基本清醒一个半小时就需要一次小睡。5~9个月的宝宝通常一天需要三次小睡，醒来大概能清醒两个小时左右。9个月左右小睡次数减少到两次，醒来大概能清醒三个小时左右。1岁以后小睡次数减少到一次。

腊八妈：腊八一岁以后至目前 16 个月仍然是一天两次小睡，在他生长发育都非常好的情况下，我认为没有必要打破他这个规律，让他自然而然地向每天一次小睡过渡。

曦曦妈：关于睡眠，我们三个妈妈每个阶段都会讨论，曦曦和小鱼基本同步，只是小鱼更早的在 1 岁时就过渡到了每天一大觉。曦曦是在 15 个月多时才进入这个阶段。我个人认为不管是哪个阶段，都应该尊重孩子自身的睡眠规律，不要因为所谓的标准化、模式化就轻易去打破调整。

Q 小睡睡得太短怎么办？

A 人的睡眠是由一个个的周期组成的，一个睡眠周期大约是 45 分钟。成人在一个睡眠周期后通常能够自行进入下一个睡眠周期，而宝宝常常缺乏这种能力，因此宝宝小睡经常 45 分钟左右就醒，长此以往，宝宝可能容易养成每次小睡短暂的习惯。解决这个问题，以"宝宝耳语专家"享誉全球的特蕾西护士介绍了两种常用的方法，一种是唤醒去睡法，即通常我们说的帮宝宝"接觉"，在宝宝快醒时通过轻拍等方式帮助宝宝放松继续入睡。另一种是抱起放下法，大意是宝宝哭泣时抱起宝宝，待宝宝平静后放下宝宝，这个过程可能需要不断反复。[1]

腊八妈：腊八 14 个月之前小睡的睡眠周期更短，半小时就会自动醒来，这个时候需要帮他翻个身，再轻拍，他才能继续睡去，50% 的情况下这种方法也不起任何作用，只能无奈地接受他彻底醒来的现

1 《实用程序育儿法》，（美）特蕾西·霍格 梅林达·布芬著，张雪兰译，京华出版社，2009 年 1 月第 1 版，第 250 页。

实，为此我曾苦恼过，因为书上说如此短暂的睡眠起不到身体修复的作用。然而，14个月后，他白天的睡眠周期自动延长，很轻松就可以睡一个小时以上了，中间醒来时轻拍，就可以睡到近两个小时。由此可以看出，随着月龄的增长，很多问题都会向着越来越好的方向发展。

小鱼妈：小鱼最开始的小睡经常不到一个小时就醒来，为了让她多睡，我就在她快醒来时采用哺乳或抱起的接觉方法，这样她就能持续再多睡一个小时甚至两小时。之后，接觉的手段变得更为轻松，由哺乳或抱起改为拍哄。再之后基本不需要接觉了，她能自行小睡两三个小时。

Q 白天小睡太多是否影响夜晚睡眠？

A 有人认为小宝宝白天睡得太多会影响夜间睡眠，但实际上宝宝睡眠有个特别重要的基本规律，即马克·维斯布朗博士提出的"睡眠催生睡眠"，只有白天睡得好才能晚上也睡得好。这也是为什么特蕾西护士在实践中处理各种睡眠问题时总是先从小睡入手。需要注意的是白天的最后一次小睡的入睡时间不能太接近晚上的入睡时间，例如傍晚五六点还在小睡的宝宝不太可能在晚上七八点顺利入睡。

Q 如何看待小睡的形式？

A 睡眠理论通常认为高质量的小睡是宝宝自己躺在床上睡，在婴儿车上、移动的汽车里以及抱睡等都属于质量不高的小睡形式。

四、夜间睡眠

Q 宝宝多大可以断夜奶、睡整觉？

A 大多数睡眠理论都建议宝宝半岁之后就应当断夜奶，这既有利于宝宝的生长发育，也有利于哺乳妈妈的休息。也有睡眠专家例如郑玉巧认为如果夜奶能安抚宝宝在夜醒时迅速入睡，可以不断。但对于半岁以后的频繁夜奶通常都认为是种坏习惯，既可能影响宝宝的生长发育，又常令妈妈疲惫不堪。虾米妈咪认为如果宝宝一岁左右夜奶频繁，往往就意味着需要给宝宝断夜奶了。

断夜奶和睡整觉通常是联系在一起的，关于睡整觉，不同专家也有不同观点。最激进的观点认为宝宝出月子就能睡整觉，最保守的说法认为宝宝一岁后能睡整觉，通常认为宝宝六个月后就具备了睡整觉的能力。

综合来看，宝宝在半岁就可以断夜奶、睡整觉了，最迟尽量不要超过一岁。

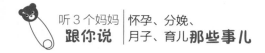

腊八妈：腊八一岁顺利断了夜奶后就睡整觉了，我觉得这一切来得既突然又神奇。现在回想起来，或许我应该更早给他断夜奶，因为只要宝宝的身高体重发育正常，夜奶那点营养便无足轻重。多数情况下宝宝寻求夜奶只是寻求心理安慰而已，而高质量的睡眠对宝宝的大脑发育更为重要。

曦曦妈：曦曦在八个多月停掉母乳改换配方奶以后，我开始尝试给她断夜奶，结果非常顺利。刚开始的时候一到晚上十二点她就会哼哼，但是不会醒，只需轻拍安抚就能继续入睡。连着试验几天后，她就能一觉到天亮。

小鱼妈：小鱼1岁左右夜奶频繁，在14个月的时候，通过姨姥姥陪睡的方式成功断夜奶、睡整觉，比我预想得顺利很多，只在第一晚大哭了一次。但小鱼三个多月月嫂刚走的那段时间，以及七个多月我发烧的那几天，一直负责照看她的姨姥姥也都陪睡过，当时的小鱼都明显不适应，一晚上要哭闹好几次找妈妈吃奶。所以虽然理论上六个月就可以断夜奶了，我的个人经验让我更愿意相信，每个宝宝都有自己的节奏。

Q 奶睡是好是坏？

A 正如风靡全美的法伯睡眠法的创始人、医学博士理查德·法伯所言，奶睡作为一种最常见也往往是最有效的哄睡手段，无法直接定论好坏。关键是看奶睡是否成为了固定的睡眠联想模式，如果宝宝奶睡后无法自己长时间持续睡眠，总是需要继续吃奶才能持续睡眠，这就意味着奶睡变成了唯一固定的睡眠联想模式，就很可能导致夜奶频繁，这种情况就建议戒除奶睡。

腊八妈：腊八在 16 个月断奶之前一直是奶睡，即便是一岁时断了夜奶，我也仍然奶睡他。其实用其他方式哄睡也没有问题，只是奶睡可以更快速让他入睡（虽然有时也会奶睡失败），我便这样做了。断奶后，每晚只是把他放在床上拍哄便可以顺利入睡，这一切都特别顺其自然，前提是腊八是个自然离乳、一点也不恋乳的孩子。

小鱼妈：小鱼之前夜间睡眠一直奶睡，14 个月断夜奶，睡整觉模式固定后，15 个月时才戒除奶睡。对小鱼而言，奶睡几乎是屡试不爽的哄睡模式，大多数时候可以让小鱼快速入睡，但有时候会因为她的恋乳要含着乳头很长时间才能放在床上自己睡。抱哄的入睡模式固定后，效率比奶睡更高。

Q 宝宝应该睡小床还是睡大床？

A 在睡眠研究领域，宝宝是否应该跟父母同睡大床大概是最具有争议的话题，持支持与反对的都大有人在。建议宝宝自己睡小床，主要是从安全问题以及宝宝独立睡眠不容易受到打扰考虑的。睡大床主要是为了夜间安抚方便，且在一定程度上有利于培养亲子关系。因此，睡大床还是小床需要妈妈们在分析利弊后做出自己的选择，即选择宝宝和妈妈及家人都相对舒适的方式。

腊八妈：腊八在八个月前一直是自己睡小床，但是随着身高、体重的增长，每一次翻身都会因为撞到四周的围栏而醒来，因此又回归到大床与我或他爸爸同睡。夜间偶尔做梦醒来能得到立即安抚是同睡大床非常明显的好处。

曦曦妈：曦曦之前一直独立睡小床，好像也没有乱滚乱翻的情况。跟腊八很相似，突然有一天就开始360度的转，小床上翻不过来就一直哼哼，因为这个我们也选择了睡大床直到现在。比起非要培养孩子独立睡小床，我更注重自然的发展趋势，因为我相信孩子大了自然会独立，这只是一个时间的问题。现在同睡一张床的幸福时光以后回想起来才是最值得珍惜的。

小·鱼妈：在最初我坚持让小鱼睡小床，但小鱼出生不过十几天，我就出于夜间哺乳的方便，把她从小床彻底地挪到了大床上，直到现在。同睡大床有许多麻烦，例如怕小家伙摔下床，再如总是要特别小心怕影响她睡眠，还发愁她什么时候才能自己独立睡小床。但小家伙赖在自己身边睡得香香的，每天一早醒来就冲我微笑，也是很美好的感觉。暂时属于不容易改变也不是非变不可的状态，于是我依旧选择了耐心等待。

Q 夜惊、夜醒怎么办?

A 夜惊、夜醒若排除身体原因之外，通常是白天受到了一定的刺激或入睡前过于兴奋引起的。对此，马克·维斯布朗博士告诫父母不要轻易找借口，"长牙"、"分离焦虑"等都可能是夜惊、夜醒的理由，但关注这些理由往往就忽视了父母的作为。他提出两个概念，一是时间控制，即制定一个与年龄相适应的睡眠时间表；二是刺激控制，尽量避免干扰睡眠的行为或者与睡觉不相符合的行为，要加强那些有利于睡眠的行为。[1]

---

1 《婴幼儿睡眠圣经》，（美）马克·维斯布朗著，刘丹等人译，广西科学技术出版社，2011年7月第1版，第371页。

Q 醒得太早怎么办？

A 首先，对于整体睡眠时长充足的宝宝，早醒是一种自然现象，宝宝六点左右起床很正常。其次，推迟夜间入睡时间通常并不会让宝宝早上多睡会。所以，对宝宝不是异常早起的情形，并不需要调整，只不过父母往往需要同时早起，就像特蕾西所言，这只是大人眼中的早起而已。对于宝宝偶尔出现的异常早起一般也无干涉必要。但总是过早醒来，夜间整体睡眠时长不足就必须积极调整了。对此，IMPI 认证睡眠咨询师、新浪微博大V@小土大橙子提出了解决应对的几种方法：（1）以半小时为单位提前或推后入睡时间，看早起时间是否有变化。（2）唤醒去睡（即在宝宝固定早醒的时间点之前，在宝宝尚处于深睡眠时，人为把宝宝弄醒，但又不是太醒，然后安抚宝宝继续入睡）。（3）增加自我入睡能力，降低过于频繁且不必要的夜奶。（4）亡羊补牢，睡回笼觉。[1]

Q 宝宝几点入睡合适？

A 为保障宝宝充足的睡眠，由于宝宝通常习惯早起，睡眠研究的主流理论都建议一岁以内的宝宝最好不要迟于八点入睡，一岁之后可以稍微推迟，对小宝宝而言九点入睡就属于晚的，十点以后入睡实在是太晚了。实践中鼓励有条件的家庭尽量确保宝宝早入睡，不要因为带宝宝出游等活动轻易推迟宝宝入睡时间。若情况特殊，难以实现让宝宝早睡的，例如妈妈下班较晚，且需要替换保姆照顾宝宝的，应尽量避免宝宝入睡过晚。

曦曦妈：曦曦晚上的入睡时间一直很固定，7:30~8:00。偶尔一两次的外出耽误，过这个点儿她就会困得很烦躁，通常表现为哭闹。这也让我很内疚，之后尽量都会在她睡觉前赶回家。

1　网页链接，http://www.weibo.com/3213060995/BhtKDcwx2?from=page_1005053-213060995_profile&wvr=6&mod=weibotime#_rnd1430878960718

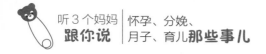
小·鱼妈：小鱼在断夜奶睡整觉前几乎都是七点左右就入睡，有时候六点就开始夜间睡眠。一岁以后断夜奶睡整觉后，调整到 7:30~8:00 入睡。早入睡的坏处是，为了保证她的入睡时间点，我们在外晚餐的时间总是很紧张，但好处是在她入睡后家人可以享受晚间相对自由的时光。

Q 睡得太晚怎么办？

A 宝宝睡得太晚一般主要有两种原因，一种是睡前的最后一次小睡安排时间不合理，例如五六点还在小睡，醒来后自然不可能八点多就入睡，很可能拖延到十点以后才睡。另一种是家庭习惯，某位家庭成员到家太晚，为了拥有夜晚的亲子相处时光，往往牺牲了宝宝早睡的习惯养成。大多数儿童睡眠专家都建议要把宝宝的健康睡眠摆在首位，建议把亲子相处时光调整到早上。但也有不同意见，例如育儿专家西尔斯就认为宝宝可以跟随父母晚睡晚起。但这种观点可行的前提是要保证宝宝睡眠的整体时间长度，如果宝宝能通过晚起弥补晚睡，还可以接受，但如果宝宝晚起的睡眠时间长度和质量都无法有效弥补晚睡的欠缺，依旧建议调整晚睡的习惯，在合适的入睡时间点坚定地提前哄睡。

Q 睡不好是否和缺钙有关？

A 缺钙等营养问题确实有可能引起睡眠障碍，但是一方面正如著名的儿科专家崔玉涛所言，母乳或奶粉摄入充足的宝宝轻易不会缺钙，如果缺，很可能缺的是维生素D，而不是钙本身。另一方面，不缺钙仍然可能遇到各种睡眠障碍。因此，遇到宝宝睡眠不好，不要着急补钙，只有确定宝宝睡眠问题确实是由缺钙引起的才有必要补充。

腊八妈：腊八在月龄很小的时候夜间的睡眠质量很差，经常需要抱睡，放在床上就醒，然后开始哭。他的头发长得也不是很茂密，因此周围说腊八缺钙的声音很多。现在回想起来，幸亏我及时到书中去寻找答案，幸亏及时和另外两位妈妈交流，才没有盲目给腊八补钙。随着月龄的增长，孩子的睡眠状况自然会越来越好。

五、睡眠训练

Q 睡眠训练是否必要，何时可以开始？

A 睡眠训练主要是因为宝宝存在一定的睡眠问题，例如夜奶频繁等。因此是否有必要首先需要客观判断宝宝是否存在睡眠问题及问题的严重程度。其次还需要主观权衡，你是否确实希望改变现状，例如夜间两三次的夜奶对有的妈妈来说完全在可接受范围内，而对有的妈妈却已造成了较大困扰，急需改变。

通常建议睡眠训练从宝宝四个月后开始，太早开始宝宝容易因为妈妈离开而恐慌，晚于八个月又因为宝宝会站、会爬出小床而容易制造麻烦，且坏习惯时间越长改变难度相对越大。但必须确定的是，任何时候都值得开始，只是调整的辛苦程度不同而已。正如育儿专家郑玉巧所言，睡眠规律重在保持一致，习惯需要依赖时间才能取得积极的效果。

Q 睡眠训练有哪些方法？

A 睡眠训练方式主要有"cry it out"即让宝宝哭的哭声免疫法、特蕾西的"抱起放下法"（指在宝宝哭时抱起安抚，平静但尚未睡着时就放到床上，不断重复操作直到宝宝在床上自行入睡）、法伯的适当控制宝宝哭的"延时反应法"。每种方法都有一整套独立的理论体系和精细的

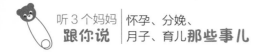
操作技巧，建议感兴趣的妈妈查看相关资料仔细了解。林小暖bella的《有关宝宝睡眠的那些事》一文中对这三种方法有个简要的介绍，可以作为入门级学习的启蒙与索引。

腊八妈：在腊八一岁断夜奶以前，我从来没有仔细研究过这些睡眠训练法，只是听说过哭声免疫法，确定自己无法接受。从腊八出生起我的夜间睡眠被"撕成碎片"，一直坚持到腊八近一岁时，我觉得自己的身体承受能力已经接近极限，于是才在微博上搜到了林小暖，说实话她的文章太长太详细，我没有看完，但看到她所说的孩子夜间高质量睡眠的意义远远大于那几口夜奶的观点时，我被深深地说服。想不到的是，我对腊八的睡眠训练没有用上这几种复杂的方法，而是简单的"爸爸陪睡"就解决了夜奶、夜醒等一切问题。

曦曦妈：曦曦一直都没有进行过睡眠训练。一是都在我可承受的范围内，没有造成太大困扰（除了月子里那段难熬的时间），二是她的睡眠一直很好、很规律。即使是抱睡、陪睡、用安抚奶嘴，我都觉得不是什么问题。孩子也需要时间向每个阶段过渡，只是父母要有足够的耐心，在没有影响孩子生长发育的前提下，让孩子慢慢来。

小鱼妈：我仔细学习过几种睡眠训练方法，但自我评估不容易接受宝宝哭，无法选择哭声免疫法，也缺乏恒心和毅力执行抱起放下法和延迟反应法。最后选择了让一直照看小鱼的姨姥姥陪睡的方式，很顺利断了夜奶。

Q 如何看待哭声免疫法？

A 育儿理论百花齐放，百家争鸣，有的甚至相互矛盾，人们常常是"选择性注意"，即你认为哪种理论或方法适合你，哪种理论或方法就是对的，你就可以采取哪种理论或方法。通过一定程度放任宝宝哭，从而培养宝宝独立入睡能力的哭声免疫法或许是最受争议的睡眠训练方法。有人对其推崇备至，实践中许多妈妈确实也通过此方法迅速获得实效。也有人坚决反对，坚持认为短期的功效将带来长期的恶果，甚至举出了一些骇人听闻的实例。大多数人对哭声免疫法的了解其实相当有限，例如并不知道它仅针对有道具依赖倾向的宝宝，并有严格的年龄限制。建议感兴趣的妈妈查看@小土大橙子的新浪微博中《被神化、被妖魔化的哭声免疫法》一文。

腊八妈：我听朋友说过有一对父母在孩子刚出生后就实行了哭声免疫法，把孩子关在一个房间，任其整夜去哭不予理睬。效果非常好，宝宝在月子里就可以睡整觉了。然而，对于我这个信奉亲密育儿理论的妈妈来说，是完全不能接受的，这违背了自然界每一个母亲的本能和天性。

曦曦妈：身边好友有成功实施哭声免疫法的。一个视频监视器，看着孩子从第一天哭四个小时哭累睡着，第二天2个小时，一个星期后独立入睡。但说实话，我当时听完就知道我肯定做不到。比起夜奶什么的，我更承受不了的是宝宝连续几个小时的哭声。所以早早准备打持久战，顺其自然发展。没想到曦曦先是断了母乳，又相当顺利地断了夜奶。这也让我俩都免于这项"残酷"的训练。

小鱼妈：小鱼和腊八断夜奶虽然都很顺利，但不可避免地都经历了最初的哭闹，哪怕只有一两次，哪怕时间很短，哪怕有人代替妈妈陪伴在左右。所以，我虽然不选择哭声免疫法，但并不认为这是个不可选择的错误方法，深入了解这个方法也并不像名字一样那么简单和残忍。在我看来，睡眠问题和其他育儿问题一样，选择不同方法的关键在于每个妈妈或家庭的自我认可。

第六章

辅　食

»　»　»　»

从米粉到米饭，走好辅食添加的每一步

文 / 腊八妈

　　谈到辅食添加，新手爸妈们头脑中一定会闪现出无数个问号。且不谈宝宝辅食中的营养成分及科学配比等相对高深的问题，单是一些基础性问题就足以让家长们一头雾水，例如辅食应该在何时添加、冲调米粉用水好还是用奶好、宝宝多大可以吃蛋黄……这些看似简单的问题，别说妈妈们心中的答案各不相同，就连育儿专家、儿科医生们也是各持己见。本文归纳和提炼了在辅食添加的诸多基础问题上相对保守的观点，我们从这些最基础的问题入手，梳理并搭建起简单易懂、可操作性强、扎实牢固的知识架构供家长们参考，为了宝宝将来有一个强壮的身体，从米粉到米饭，走好辅食添加的每一步。

一、满 4~6 个月：米粉，宝宝的第一口辅食

1. 何时添加？

　　首先，让我们来明确辅食的概念：它是指除母乳及配方奶粉以外的能够被宝宝消化和吸收的固体及液体食物。大部分育儿专家都建议辅食添加的时间是 4~6 个月，但在这两个月的跨度内，还有什么方法能告诉我们添加辅食的具体时间呢？美国著名育儿专家西尔斯说："引入固体食物的一个基本原则，就是根据宝宝自己的程度，而不是预先设定的时间表……今天，要根据婴儿个体的发展程度和肠胃适应能力来给他匹配营养，而这一点，不同婴儿之间的差别是很大的。要注意观察婴儿进食的一些信号，慢慢地引入固体食物。"[1] 这个信号是什么呢？就是宝宝对

1　《西尔斯亲密育儿百科》，（美）威廉·西尔斯 玛莎·西尔斯 罗伯特·西尔斯 詹姆斯·西尔斯 著，邵艳美 唐婧 译，南海出版社，2009 年 11 月第 1 版，第 213 页。

大人吃饭的兴趣。比如大人吃饭时宝宝会目不转睛地盯着大人正在咀嚼的嘴，自己也咂咂嘴，表现出很馋的样子。

因此，家长们切不可看到别人家的宝宝加了辅食，自己也赶紧给宝宝加上，在这个问题上实在没有"攀比"的必要。我国著名的儿科专家崔玉涛在他的微博中说：婴儿在4~6个月后体内储备的铁会减少，此时仅靠母乳摄取铁已不能满足其快速生长的需求，所以建议采用富含铁的辅食作为婴儿早期辅食。然而，西尔斯指出，有过敏倾向的宝宝要推迟引入固体食物的时间，6个月前引入固体食物会增加过敏的概率。他同时认为："母乳、铁强化的配方奶粉，或是两者搭配，能满足6~9个月的宝宝所有的基础营养需求。应把固体食物作为补充，而不是代替母乳或奶粉。"[1] 由此可见，西尔斯在辅食添加的时间问题上观点更为保守，也更加强调乳类对宝宝的重要性。

2. 为什么是米粉？

给宝宝吃的米粉，是指专门为宝宝设计的、强化了其生长所需的婴儿营养米粉，最重要的是它富含铁，能够补充宝宝4~6个月后体内铁的不足。很多家长会问，如果宝宝不喜欢吃米粉，可以用米粥来代替吗？因为米粥也是米做的。殊不知，米粥及自己用大米磨成的粉含铁量有限，其营养成分也达不到婴儿生长发育的要求。但是，如果食用米粉后出现腹泻等不良反应，确定宝宝是对米粉中的某些成分过敏时，应立即停止食用，换成大米粥。此外，若宝宝对牛奶过敏，家长更要仔细研究米粉的成分，如果里面含有牛奶，也要停止食用，换成大米粥。

3. 第一次怎么加？

（1）量的把握：多数米粉的冲调说明上都以15克为基础开始添加，但首次添加米粉可以试验性地少量添加，从5克开始先持续几天，观察

1　《西尔斯亲密育儿百科》，（美）威廉·西尔斯 玛莎·西尔斯 罗伯特·西尔斯 詹姆斯·西尔斯 著，邵艳美 唐婧 译，南海出版社，2009年11月第1版，第214页。

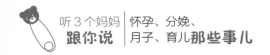

宝宝的接受程度，如果宝宝很喜欢，就可以逐渐增加到 10 克、15 克，让宝宝有一个适应的过程。刚开始给宝宝添加米粉，可以每天 1~2 次，在母乳喂养前添加，然后给宝宝吃母乳或配方奶粉到饱为止。

（2）操作步骤：在碗内加入米粉，倒入 60~70℃ 的液体，这个温度既能保证米粉充分被溶解又不会破坏其营养成分。顺时针搅拌均匀至泥糊状，直到完全没有颗粒，静置 1 分钟左右，试温后即可给宝宝喂食。

（3）液体冲调：进口米粉包装盒上一般都写明可以用母乳、配方奶或纯净水来冲调。首先需要明确的是：只要是包装上写明的，就肯定是安全的、健康的，家长们可以放心做出选择，但具体用哪一种液体家长需要根据自己家庭的饮食习惯来决定。进口米粉来自西方国家，西方人餐食里的奶制品比我们餐食里的豆制品还要普遍，因此用母乳或配方奶冲调米粉是符合西方人饮食习惯的。而我们是以中餐为主，那么用水来冲调，在此基础上逐渐添加菜和肉，会为他们将来和爸爸妈妈一起进食中餐打下良好的基础。对此，儿科专家崔玉涛也推荐用水来冲调米粉，因为用奶冲米粉后浓度太高，浓缩的营养物会增加婴儿胃肠的代谢负担，导致婴儿接受不良，不利吸收。[1]

（4）米粉如何分段？

米粉的分段没有像奶粉那样在包装上标有具体的时间，而是根据米粉的主要成分及宝宝的生长发育阶段来加以区分。不同品牌的米粉分段也不同。以美国知名品牌 Earth Best（地球最好）米粉为例，它分为起步阶段的 Rice Cereal（大米米粉）及下一阶段的 Oatmeal Cereal（燕麦米粉）和 Multi-Grain Cereal（多种谷物米粉）。这个牌子的米粉包装上没有写着一二三段，但很多淘宝卖家及母婴网站却告诉顾客 Rice Cereal 为一段，Oatmeal Cereal 为二段，Multi-Grain Cereal 为三段。事实上，Oatmeal

---

1　《崔玉涛图解家庭育儿 5：小儿营养与辅食添加》，崔玉涛著，东方出版社，2013 年 5 月第 1 版，第 63 页。

和 Multi-Grain 并没有时间顺序上的前后之分，因为它们的包装盒上分别写着：For Babies Ready to Move Beyond Rice Cereal 或 When Ready to Move Beyond Rice Cereal（为宝宝在大米米粉阶段后食用）。

与"地球最好"不同的是，另一个美国知名品牌嘉宝米粉在它的包装盒右上角有明显的标志，分别是 supported sitter(需要辅助坐立的宝宝)、sitter(会独坐的宝宝) 及 Crawler（会爬行的宝宝），方便家长根据宝宝所处的成长阶段来选择。但需要注意的是，任何一个品牌的米粉，在大米米粉阶段之后的燕麦、多种谷物及全麦米粉均属于我们日常饮食中的糙粮、粗纤维食物，并不适合宝宝长期食用。儿科专家崔玉涛指出，随着婴儿的长大，可选择大年龄阶段的米粉，也可在原阶段米粉中加入其他食物泥，没必要仅关注米粉的阶段数。

此外，很多进口米粉还有各种水果口味可供选择。国外的宝宝在一两岁以后，早餐就开始吃用牛奶冲调的带有水果果粒的麦片了。西方人多少年来的饮食习惯都是餐里有水果等甜食或是餐后有甜品。所以说，是否选择水果口味的米粉和是否用奶来冲调米粉是一个道理，是让宝宝偶尔尝一下换换口味，还是长期食用，需要家长们根据自己家庭的饮食习惯来决定。

最后，关于米粉包装上的 DHA 和 Probiotics(益生菌)字样，如果宝宝已经在服用 DHA 和益生菌，就不必再选择含有 DHA 和益生菌的米粉；母乳喂养的宝宝没有必要食用添加 DHA 的米粉，因为母乳本身就含有丰富的 DHA；肠道健康的宝宝没有必要食用添加益生菌的米粉，因为益生菌主要作用于肠道。标有 Organic（有机）字样的米粉是指生产过程中无污染、无化学农药、化肥及化学防腐剂，当然是家长们更好的选择。

二、满六个月：蔬菜泥和不易过敏的果泥

宝宝在适应米粉（无过敏、腹泻、便秘等情况）半个月后，就可以

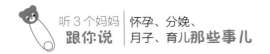
添加蔬菜泥和果泥了。需要强调的是：可以添加并不意味着在短时间内把所有可以添加的都添加全，而是要考虑宝宝的接受情况，如添加后湿疹是否加重，是否出现腹泻、便秘等现象。有家庭过敏史或已经有过敏倾向的宝宝更要放慢辅食添加的速度。

蔬菜泥可以先从根茎类蔬菜加起，例如胡萝卜、南瓜、土豆、红薯，再往后还可以加山药、西蓝花、菜花等，根茎类的蔬菜经过蒸或煮后容易用辅食机打成泥状与米粉混合，更易于宝宝消化和吸收。如果宝宝便秘，可以添加绿叶菜泥。把菠菜、小白菜等经充分浸泡清洗后，用滚开的水焯熟，再剁碎（不必打成泥）即可与米粉混合，这样可保证维生素等营养不流失，其中的粗纤维还可以起到缓解便秘的作用。

在水果的添加上，也要从不易过敏的水果加起，如苹果、桃子、梨、香蕉、牛油果……而像芒果、菠萝等成人食用后都有可能感觉口腔不适或引起过敏的水果都不可过早添加，可以等不易过敏的水果都添加过一遍后再逐一添加。最初添加果泥可以先将水果洗净、去皮、蒸熟、打成泥后喂宝宝，慢慢再过渡到新鲜水果直接打成泥。果泥是作为水果给宝宝单吃还是与米粉混合，同样需要家长根据家庭饮食习惯来做出选择。

三、满七个月：肉泥、鱼泥、虾泥

1.肉泥：从白肉到红肉，即从不易过敏的鸡肉、鸭肉开始添加，然后是猪肉，再尝试容易引起过敏的牛羊肉。做法：将肉充分浸泡清洗，冷水下锅，大火烧开后去血水，撇去浮沫捞出后再放进新烧开的水中煮熟，打成泥后与米粉和蔬菜泥混合。

2.鱼泥：从不易过敏的河鱼开始添加，再尝试容易引起过敏的海鱼。像鳕鱼和三文鱼等深海鱼既不容易引起过敏，营养价值又高，可以率先添加。做法：充分浸泡清洗后去鳞去内脏，上锅蒸熟后去刺打成泥，与

216

米粉和蔬菜泥混合即可。

3.虾泥：从不易过敏的河虾开始添加，再尝试容易引起过敏的海虾。
做法：充分浸泡清洗后去皮去虾线，煮熟后打成泥与米粉和蔬菜泥混合。

有过敏倾向及湿疹严重的宝宝，可以将鱼虾的添加推迟到八个月以后甚至更久的时间。家长不必担心宝宝因此会缺乏营养，一岁以内的喂养原则是以奶为主，固体食物为辅，除了鱼虾之外还有众多的食物可以供家长们选择。

四、满八个月：蛋黄、易过敏的水果、烂粥、烂面、磨牙饼干等零食

蛋黄曾一度被认为是非常适合宝宝初次添加的固体食物，很多家长在宝宝四个月时就添加了蛋黄。其实，蛋黄的营养价值非常单一，不如营养成分丰富的婴儿米粉更有利于宝宝的生长发育，并且会增加宝宝过敏的风险。对此，儿科专家们建议的添加蛋黄的时间也各不相同，最保守的说法是在宝宝满八个月时添加。首次添加蛋黄，可将鸡蛋煮熟，剥去蛋清，将蛋黄与温水混合调成泥糊状，再与米粉混合即可。

宝宝满八个月的时候，已经在米粉的基础上添加了蔬菜、水果、肉、鱼虾和蛋，这个时候可以将米粉换成烂粥或烂面条给宝宝换换口味，以逐渐向成人饮食过渡。此外，宝宝在出牙期还可以增加婴儿饼干等零食供宝宝磨牙；以前没有添加过的易过敏的水果也可以开始尝试添加了，但是，西尔斯建议猕猴桃、草莓、芒果等易过敏的水果应在宝宝满 12 个月后再开始添加。[1]

---

1 《西尔斯亲密育儿百科》，（美）威廉·西尔斯 玛莎·西尔斯 罗伯特·西尔斯 詹姆斯·西尔斯 著，邵艳美 唐婧译，南海出版社，2009 年 11 月第 1 版，第 216 页。

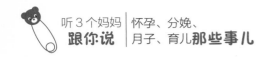

五、十个月以后：软米饭、小饺子、小包子、小馄饨等

崔玉涛认为，若宝宝的磨牙还没有长出、进食仍以吞咽为主的话，那么辅食仍应是泥状食物，以利于消化和吸收。然而，西尔斯对此却有不同的观点，他认为在宝宝 9~12 个月这个阶段，"可以逐步改善固体食物的质地，但不宜太快。如果太慢，也会让宝宝失去体验不同质地食物的机会，延长吃泥状食物的时间。而太快的话，会让宝宝因为害怕被噎住而不敢尝试新食物。"那么，软米饭应该软到什么程度？对此，西尔斯对这个阶段宝宝所接受食物的性状给出了答案："硬度稍大的食物，特别是磨牙食物，要入口易化，咀嚼几下后容易软化。"他同时指出，大多数宝宝在一岁左右开始接受块状食物。[1]

六、辅食添加的原则

1. 以米粉为基础，食物种类和数量从少到多、从稀到稠、从单一到复杂、从不易致敏到易致敏。

2. 一种一种地添加，而不要一次添加两种以上的食物，以免发生过敏时无法做出判断。

3. 每一种新食物至少连续添加三天，观察宝宝无异常反应后，再添加另一种，若发生腹泻、便秘等不耐受现象，应至少停止三个月后再试。宝宝打完疫苗后，五天内不要添加新食物。

4. 一岁以内婴儿应以奶作为主食，固体食物作为辅食。无论是母乳，还是配方奶粉都要保证宝宝每天摄入的量不少于 600 毫升。

5. 父母会产生过敏的食物，要推迟给宝宝添加，添加后密切观察宝

---

1 《西尔斯亲密育儿百科》，（美）威廉·西尔斯 玛莎·西尔斯 罗伯特·西尔斯 詹姆斯·西尔斯 著，邵艳美 唐婧译，南海出版社，2009 年 11 月第 1 版，第 221~223 页。

宝的反应。

6.儿科专家崔玉涛指出：一岁以内的宝宝不应添加鲜牛奶、蛋清、带壳海鲜、大豆及花生、榛子等干果。[1]

七、澄清几个误区

1.盐的添加：很多家长认为宝宝不喜欢吃辅食是因为辅食没有咸味，因此就添加盐等调味料。对此，儿科专家崔玉涛在他的微博中反复解释：食盐是氯化钠，由氯和钠组成。之所以不鼓励给一岁以内的婴儿食物中添加盐等调料，是因为奶、米粉、面条等食物中都已添加了婴儿所需的氯和钠，只不过不是氯化钠的形式，所以没有咸味。如果再添加盐，就会对肾脏和心血管远期健康带来影响。一岁以内宝宝的味觉迟钝，保持食物的原始味道不会影响其进食。再有，一岁也不是给婴儿加盐的分水岭。只要婴儿进食正常，没必要刻意添加食盐。只有当婴儿对食物兴趣降低时才需添加。此外，大人进食时，给孩子尝试成人食物，即使是"清淡"食物，也会干扰孩子的味觉。

2.菜汁和果汁：以前在给宝宝添加辅食时，首次添加的多是菜汁和果汁。如今，菜汁已不再受推崇，主要原因是用蔬菜煮的水几乎没有营养，还容易把蔬菜上附着的农药残留煮进水里被宝宝喝掉。果汁也没有果泥营养丰富，和菜汁一样，营养在于蔬菜和水果本身，而非煮出来的水。此外，菜汁和果汁还会影响宝宝喝白水的兴趣，对其今后的口腔护理、牙齿健康都不利。

3.罐装食品：很多家长非常迷信进口的罐装婴儿辅食，认为比国内做的有营养。对此，美国儿科专家西尔斯认为，如果你打算给宝宝吃市

1　《崔玉涛图解家庭育儿5：小儿营养与辅食添加》，崔玉涛著，东方出版社，2013年5月第1版，第21、25页。

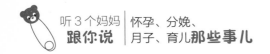

售婴儿食品，请打电话向制造商询问以下问题，该食品是否含有农药，是怎么处理农药残留的？使用的蔬菜水果新鲜度如何？保质期多长？该食品含有添加剂吗？[1] 其实，婴儿的辅食最好是现吃现做。虽然一些罐装辅食标榜自己无农药残留、无添加剂等，但其保质期都在一两年左右，怎么可能比自己的食材新鲜呢？当然，如果带宝宝外出旅行或参加活动，带些方便的罐头辅食给宝宝调剂一下口味也未尝不可。

4.食物比例：有些家长认为给宝宝增加营养，就要多吃肉和菜，少吃米饭和面条等。儿科专家崔玉涛强调，婴儿辅食中的碳水化合物（粮食）最为重要，包括婴儿米粉、稠粥、烂饭、烂面条。每次辅食中粮食应至少占一半，其他（蔬菜、肉泥、蛋黄等）占一半，混合后喂养。

在辅食添加的问题上，如果一味地关注专家观点，你会发现不知道该听谁的好，如果一味地盲从于他人的经验，你会忽略宝宝的个体差异而频频出错。因此，我们不得不说家长们也需要"跟着感觉走"，在掌握大原则、基本知识的基础上，结合自己宝宝的实际情况做出判断和选择。辅食添加不同于母乳和睡眠问题，它的操作性极强，添加得合适与否有时会立竿见影。我们之所以归纳出以上相对保守的观点，正是希望家长们在给宝宝添加辅食的过程中能够稳扎稳打，循序渐进。辅食添加不是竞技比赛，宝宝迟早会吃到越来越丰富的美食，而从辅食添加开始给予适合他们生长发育阶段及肠胃功能的食物，一步一个脚印地走好每一步，才是家长们必备的功课。

---

1 《西尔斯亲密育儿百科》，（美）威廉·西尔斯 玛莎·西尔斯 罗伯特·西尔斯 詹姆斯·西尔斯 著，邵艳美 唐婧 译，南海出版社，2009年11月第1版，第228~229页。

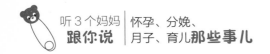

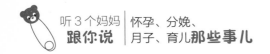

为宝宝的健康饮食奠定根基

——腊八妈辅食经

　　相信很多妈妈和我一样，从怀孕起，就对肚子里的宝宝有很多的设想和期待。而对孩子最大的心愿其实也最简单不过，那就是希望他能有个健康的身体。具体来讲，我希望腊八能吃得健康、身体强壮、不挑食、不偏食。美国著名的育儿专家西尔斯说："如果宝宝在头三年只接触健康食品，那么他以后就能拒绝垃圾食品的诱惑。"[1] 饮食健康才能身体健康，对此我深信不疑。

　　想要达成这个愿望，当然需要付出很多努力。为此，我坚定地踏上了纯母乳喂养之路，而这只是迈出的第一步。从品尝第一口固体食物开始，辅食添加得当是宝宝养成健康饮食习惯的基础，更需要我认真去对待。

提前学习，心中有数

　　腊八在五个半月的时候吃了第一口米粉。这是我至今想起来仍然有些后悔的事，后悔自己没有提前学习足够的辅食添加方面的知识，以至于后来翻看育儿书籍时才认识到五个半月引入固体食物对于腊八来说还为时过早。当时我只片面地认为腊八到了该添加辅食的月龄，却忽视了另一个同样关键的依据，那就是宝宝对家人吃饭产生兴趣。

　　记得在腊八四五个月的时候，很多同龄的宝宝都喜欢抓起玩具或成人的食物塞进嘴里，而腊八只会抓起来把玩，却根本不会去品尝，就连很多宝宝都喜欢的磨牙胶棒他也丝毫不感兴趣。我曾多次试图把他的蓝色小海豚牙胶放进他嘴里，他却会立刻面露难色，把头扭向一边，再把

1　《西尔斯亲密育儿百科》，（美）威廉·西尔斯 玛莎·西尔斯 罗伯特·西尔斯 詹姆斯·西尔斯 著，邵艳美 唐婧 译，南海出版社，2009 年 11 月第 1 版，第 236 页。

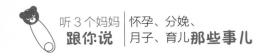
牙胶扔掉。也正因如此，我从来不会担心他会吃进什么不干净的东西或是每天都去消毒玩具。五个月以后的宝宝更是会对成人的饭菜产生兴趣，而无论我们在吃饭时怎么去引诱腊八，他永远都是一副面无表情、无动于衷的样子。

即便如此，我还是喂了他第一口米粉，五克的量吃了好半天才吃完。在接下来将近一个月的时间里，腊八对米粉显然没有对母乳更乐于接受。后来我看到《西尔斯亲密育儿百科》中说："引入固体食物的一个基本原则，就是根据宝宝自己的程度，而不是预先设定的时间表……有些宝宝在 6 个月之前，舌头对固体食物的吞咽还不够协调。还有一个不能过早引入固体食物的信号是，在六七个月前，宝宝还很少长牙，进一步说明婴儿最初应该是用吮吸，而不是咀嚼进食……研究表明，6 个月前引入固体食物增加了过敏的几率。"[1]

回想起腊八五个多月添加辅食的那段时间，我的奶水还相当充足，腊八的身高体重也都发育得很好。如果我待到腊八有了进食固体食物的信号或六七个月时再给他添加辅食应该是最合适的。然而，在育儿这条路上是没有回头路可走的。孩子每一天都在长大，育儿知识更是日新月异，只有提前学习、与时俱进，才能紧跟孩子成长的脚步。

有了这次经验教训，我在观察腊八个性特点的同时更加注重有关辅食添加知识的学习。在他七八个月大的时候，很多同龄的宝宝已经开始享受各种泡芙、磨牙饼干等小零食了。我也尝试去给腊八吃，并给他做咀嚼示范，但他仍然是囫囵吞咽。这一次我没有着急，既然他在吃这方面慢半拍，那我就慢节奏对待。虽然很多医生建议宝宝在这个月龄要开始练习咀嚼能力，但我想这和建议宝宝 4~6 个月添加辅食是一个道理，也要看宝宝的发展程度及进食信号。即便在一两个月后我再次给腊八吃

---

1 《西尔斯亲密育儿百科》，（美）威廉·西尔斯 玛莎·西尔斯 罗伯特·西尔斯 詹姆斯·西尔斯 著，邵艳美 唐婧 译，南海出版社，2009 年 11 月第 1 版，第 213~214 页。

泡芙时，我也是将一颗本来就很小的泡芙掰成两半，一次只给半颗，在保证他不会被噎住的同时慢慢引导他咀嚼。

儿科专家崔玉涛在他的微博中指出，在宝宝还未长出磨牙前，辅食应是泥糊状的，宝宝不能接受小块状食物很正常。有些孩子吞咽功能较强，即使顺利吞咽小块食物，也未必能够很好地消化吸收。不吃小块食物，并不会影响营养的提供。西尔斯也认为大多数宝宝在 1 岁左右才开始接受块状食物。如今腊八已经快一岁半了，吃米饭、华夫饼、香肠、面包、蛋糕、脆皮饼、水果块等都咀嚼得津津有味。正如没有哪个宝宝会永远穿着纸尿裤一样，也没有哪个宝宝永远不会咀嚼。尊重孩子的成长节奏，适当地予以引导，让宝宝自发地对食物的性状和味道产生兴趣，让吃饭成为一件自觉自愿的事，才能为其养成良好的饮食习惯打下基础。

中西合璧，从小培养

在辅食添加的问题上，我看得最多、最认同的是我国儿科专家崔玉涛和美国儿科专家西尔斯的观点。但有些问题我也会结合具体情况具体分析。比如，崔玉涛医生建议米粉用水来冲调而非用奶，原因是米粉源自西方，用奶冲调符合西方人的饮食习惯；米粉中应加入菜泥和肉泥而非果泥，也是因为西方人在日常饮食中的口味比我们更偏甜。然而，崔玉涛医生还有一个重要的观点，他在微博中说："每个家庭都有自己的食物喜好，比如对辣、清淡等味道或面、米等食物种类的选择方面。孩子应在 2~3 岁时接受家人的食物喜好。2~3 岁前是逐渐引导阶段……孩子是家庭的一员，进食习惯应与自己家庭相符。"

纵观我和老公的饮食习惯，我们每天的早餐都是西式的，午餐和晚餐多为中式，而周末经常去光顾西餐厅。我们当然希望将来腊八能和我们一样，在以中餐为主的同时也能享受西餐的健康和美味。在英国近两年的留学生活让我认识到，西方饮食习惯中的很多科学之处都值得我们学习和借鉴。比如，早餐的重要性不言而喻，而传统英式早餐就以种类丰富、营养均衡而著称。碳水化合物、蛋类、蔬菜、菌类、肉类、豆类、奶酪全部集合于一盘之中，再搭配牛奶麦片、酸奶、果汁、咖啡或红茶……记得在英国念书时如果早上能吃到这样一份传统早餐，我一整天都会感觉精力充沛。如今我和老公每天的早餐虽然有时候做不到这么全面，但无论种类如何变换，牛奶和奶酪都必不可少。

西尔斯指出："在西方，缺钙是少有的事，因为大部分食物都含钙。推荐婴儿和儿童每日应摄入 800 毫克的钙。每天喝 3 杯奶可以补充儿童对钙的需求。"[1] 牛奶、奶酪、酸奶等被西尔斯列为最好的乳制品来源。因此，关于米粉应该用哪种液体来冲调的问题我不会去纠结，无论是说明书上建议的用奶还是崔玉涛医生建议的用水都有利于引导腊八接受我们的饮食习惯。此外，西式早餐中的牛奶麦片里经常有各种水果粒，沙拉里也会有牛油果、橄榄、菠萝、桃子等水果和奶酪，它们和各种蔬菜搭配起来不仅营养丰富，而且味道绝佳。所以，米粉中加菜泥、肉泥或是果泥，我也都乐于去给腊八尝试。况且有些牌子的米粉本身就微甜，更适合加果泥。

我们经常听到人们评论西餐没有中餐健康。其实，健康与否更多地取决于对食材的加工方式，正如我们中餐的煎炒烹炸也同样不健康。但西餐非常注重营养的搭配，一块小小的三明治，就可以集碳水化合物、蔬菜、水果、鸡蛋、肉类于一身，量小而精。腊八一岁以后，我经常将三明治的做法进行改良，成就适合于他的早餐。比如，将牛油果捣碎与蒸熟的三文鱼混合，代替三明治中热量过高的煎肉排，再用

1　《西尔斯亲密育儿百科》，（美）威廉·西尔斯 玛莎·西尔斯 罗伯特·西尔斯 詹姆斯·西尔斯 著，邵艳美 唐婧 译，南海出版社，2009 年 11 月第 1 版，第 257 页。

婴儿软奶酪代替糖分过多的沙拉酱，或用稍加稀释的蛋黄代替蛋黄酱。混合后涂抹在两片柔软的吐司中间，再切成小块，腊八就会用手抓着一块接一块地往嘴里放。吐司中间的混合食物可以变换各种花样，比如将金枪鱼和生菜碎用黏稠的玉米糊、南瓜糊或土豆泥混合，腊八也特别爱吃。

西尔斯强调："为了培养宝宝对海产品的兴趣，在宝宝1岁左右逐渐地加入小块的三文鱼和金枪鱼，可以加在色拉或通心粉、三明治当中。让孩子学会吃鱼，相当于给他吃预防药。研究表明，海产品吃得越多，患严重疾病，如心脏病、中风、糖尿病、癌症和关节炎的概率越低。还有，别忘了大脑的成长。海产品是仅次于母乳的健脑食品。"[1] 在西尔斯的育儿理念中，牛油果、鸡蛋、燕麦、奶酪、三文鱼等都是适合宝宝的高营养食物。一块小小的三明治，就可以轻松地将它们集中在一起，省时又美味。

此外，我还会给他搭配一小碗适合12个月以上宝宝食用的混合水果全谷物燕麦米粉，不仅营养全面，而且口味酸甜，腊八特别喜欢。12个月以上的燕麦米粉颗粒更粗，更接近成人吃的燕麦片，所以口感更好。西尔斯指出，好的碳水化合物是含有丰富膳食纤维的碳水化合物，而膳食纤维最丰富的食物就包括燕麦粥、带皮的苹果、梅子干、梨、杏等。

从米粉的冲调方式到辅食的搭配、从早上的西餐到中午和晚上的中餐，如今近一岁半的腊八没有他不爱吃的食物，无论我做什么，他都是盆干碗净，奶酪、酸奶、各种口味的饼干等零食他也照单全收，从不挑剔。中西合璧的饮食习惯就这样随之培养起来。带着一个"国际胃"，无论走到哪里都能享受当地的美食，一定是一件幸福的事。

1　《西尔斯亲密育儿百科》，（美）威廉·西尔斯 玛莎·西尔斯 罗伯特·西尔斯 詹姆斯·西尔斯 著，邵艳美 唐婧 译，南海出版社，2009年11月第1版，第237页。

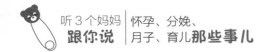

相信自己，屏蔽"噪音"

无论是母乳喂养还是辅食添加，每位妈妈在育儿的道路上都不可避免地受到其他声音的干扰。腊八七个月的时候，奶奶带他在小区散步回来后跟我说："楼下某某家的小孩和腊八一样大，人家每天早上都吃一整个鸡蛋了，你连蛋黄还不让吃呢，人家就是比腊八胖。"带腊八去游泳，同月龄宝宝的妈妈说她已经把所有成人吃的食物都给宝宝加了，而那时除了米粉，我刚刚给腊八添加菜泥、果泥和肉泥。奶奶眼巴巴地看着对方胖胖的小孩对我说："你看，人家什么都吃的就是比咱们腊八长得胖。"腊八九个月的时候，姥姥看到我给腊八做的面条里只放了肉和菜，她惊讶地问我："你一点儿盐都不给放吗？一点味道都没有让孩子怎么吃啊？"奶奶紧接着说："掰一点馒头蘸咱们炒菜的菜汤，这样有咸味他肯定爱吃！"

对于以上这类"噪音"，我一向都是立场坚定、从不动摇。很多观念不是一句两句就能给长辈解释得清的，她们不会明白过早吃盐会对宝宝未来的健康有不良影响，也不会理解辅食添加的快慢与身高体重其实并无关系。正如西尔斯所说："如果宝宝的双亲都很矮，即便宝宝处在曲线图的后25%，甚至是10%，也有可能是正常的。不同体型的宝宝在曲线图上画出的曲线也不同，瘦型体质的宝宝，可能在身高方面高出平均值，而体重却比平均值低。运动型体质的宝宝一般身高和体重指标都处在50%附近。胖型体质的宝宝体重百分数比身高高。所有这些差异都是正常的。"[1]最重要的是，辅食添加得当与坚持母乳喂养同理，其优势是随着孩子长大会慢慢体现出来的。

---

1 《西尔斯亲密育儿百科》，（美）威廉·西尔斯 玛莎·西尔斯 罗伯特·西尔斯 詹姆斯·西尔斯 著，邵艳美 唐婧 译，南海出版社，2009年11月第1版，第258页。

　　每个家庭都有独特的饮食习惯，在给宝宝添加辅食的问题上要想做到不受他人意见的左右，家长们首先要做的就是看书学习。将理论知识与自身家庭及宝宝的实际情况相结合，然后去和那些关注科学育儿、不断更新自己的知识库、愿意把时间和精力投入在孩子身上的家长们交流经验、取长补短。只有这样，家长们在育儿这条道路上才能走得越来越自信，任何时候都能够迅速分辨出"噪音"，并自动"屏蔽"。

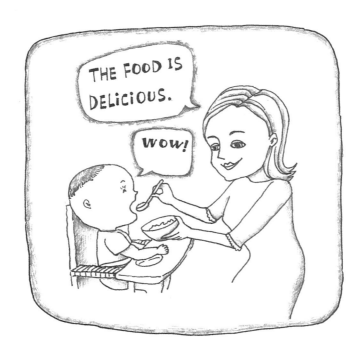

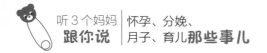
把握大原则，辅食轻松加

—— 小鱼妈辅食经

跟　随

辅食添加是几乎每本育儿书都会设专题来讲的内容，也恐怕是我和腊八妈妈及曦曦妈妈交流最多的话题。她们两位妈妈，一位是美食家，一位擅长做饭，而我既很少做饭又不太讲究吃，所以辅食添加的许多内容都是跟随她俩的经验。小鱼是同在一月出生的三个孩子中年龄最小的，因此腊八和曦曦开始加米粉之后的几天，我也就给小鱼加；这之后各种食物的添加，基本也是跟随她俩前进的脚步。

跟随的方法着实让我省心不少。新妈妈找一位有经验的朋友多请教辅食问题，不失为是个好方法。但你首先得确认你的这位朋友不是单纯的经验主义者，而是理论、实践相结合的知识型妈妈，如此她才能不仅告诉你怎么做，而且告诉你为什么，甚至还告诉你其他可能的做法。我很幸运，腊八妈和曦曦妈就是这种爱钻研的妈妈。例如，虽然三个孩子都是纯母乳喂养的宝宝，按理说可以到六个月时再添加辅食，但腊八妈告诉我她选择在五个多月时就添加米粉，是因为这个时候就要开始让小家伙逐步尝试和适应稀糊状食物，并开始练习咀嚼，从而为六个月正式添加辅食做好准备，所以最初要从米粉说明书建议量的三分之一一点点开始添加。再如，曦曦妈告诉我苹果和桃适合作为最初添加的水果，而芒果和菠萝要尽量晚些时候加，并直接把《西尔斯亲密育儿百科》中的相关内容拍照发我。

其次，即便有值得信赖的达人妈妈在前引领，无私提供经验，但作为新妈妈自身，依然需要了解辅食添加的基本原则才能在他人经验的基础上有所取舍，找到最适合自己的方式方法。我知道关于辅食添加的开始时间有不同的说法，传统观点是 4 个月开始添加，目前的主流观点是 6 个月开始添加，不同观点虽有争议，但都一致认为最早不能早于 4 个月，最晚不能晚过 8 个月。所以，当腊八、曦曦五个多月开始添加米粉时，我紧跟着给比他俩小半个月的小鱼开始添加，并不担心提早的这十几天会产生不良影响。我也清楚辅食添加的一个重要原则是从不容易过敏的食物到相对容易过敏的食物逐步添加，米粉－蔬菜－水果－肉蛋是基本顺序，同一类食物也要遵守这一原则，好比肉类的添加基本顺序是猪肉－鸡鸭肉－牛羊肉－鱼虾肉。所以，我能够很放心地跟随曦曦妈关于具体食物的添加顺序，并根据小鱼的情况轻松调整。曦曦妈曾告诉我香蕉是许多专家推荐最开始就添加的水果，但她担心香蕉偏甜会影响宝宝对其他水果的接受度，所以最初都不直接给曦曦吃香蕉，而是混着苹果等一起喂。而我发现小鱼很爱吃香蕉，也不因吃过香蕉就拒绝其他水果，于是香蕉几乎成了小鱼最初吃得最多的水果。

精　细

即便是跟随，在辅食添加的最初阶段我仍然自诩为精细派，不仅因为我跟随的两位妈妈都是精细人，更因为我确实担心出差错，并且希望给小鱼提供最好、最适合的食物。所以我研究了各大米粉品牌，"喜宝"有机但不含铁，"嘉宝"最香却又怕有添加剂，最终固定选择了"地球最好"；我认真遵照专家意见，坚持一岁以内不加盐，八个月内不加蛋黄；我选择使用辅食机，每天买来新鲜食材制作肉泥、菜泥；我拿着小量勺仔细称重，紧盯小鱼到底吃了多少……但越精细就发现问题越多，因为对许多细节问题各大专家的观点往往有冲突。菜泥、果泥最初是和米粉混在一起还是单独尝试合适？有的说混在一起才不容易让宝宝挑食，有

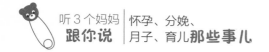

的说分别尝试才更有利于宝宝接受各种口味；米粉是否必须用水而不是用奶冲？有的说为了避免消化不良也为适应今后家庭饮食习惯，米粉应当用水冲，有的说大部分米粉的说明书都明确写着可以用母乳或奶粉冲，这还有利于宝宝多喝奶。辅食和吃奶的顺序究竟如何安排？有的建议为了辅食吃好，要把吃奶当成一种奖励，吃完辅食再喂奶；有的建议为了避免辅食喧宾夺主影响奶的摄入，辅食应当在两餐奶之间加……

　　各种精细、各种纠结后，我逐渐领悟到：新妈妈在辅食添加的最初阶段的确需要一定程度的精细，以便呵护宝宝尚未发育完全的肠胃，帮助宝宝愉快地逐步接受固体食物。但实际上把握住一些基本原则即可，对许多细节问题完全不必较真。试问，只要正确地选择了米粉作为宝宝辅食添加的第一步，究竟选哪个品牌又有多大区别呢？只要宝宝乐意接受某种新口味的蔬菜和水果，你又何必计较在最开始是混着米粉吃还是单独吃呢？只要宝宝能愉快地吃完米粉且无不良反应，究竟是奶冲还是水冲又有什么关系呢？只要宝宝辅食和奶都吃得好，在最初阶段二者的先后顺序不同又有何妨呢？

粗　放

　　经过最初的精细和纠结，随着小鱼的成长，我开始了粗线条的辅食添加。例如，大部分专家都建议要逐一添加新食物，且每种食物要连续吃三天，才好判断是否对特定食物不耐受。但也有观点认为没有家族过敏史，且母乳喂养的健康宝宝对一般性食物很少会不耐受，尝试过辅食添加并确认不爱过敏的宝宝完全可以加快添加新食物的脚步。为了让小鱼尽快适应各种食物，我从她八个月后经常是一两天就添加一种新食物，有时外出用餐甚至同时添加两三种新食物。再如，有专家认为蛋白和鲜牛奶是最容易过敏的食物，因此建议一岁以后再加蛋白，两岁以后再加鲜牛奶。但小鱼十个月就已经把整蛋和以鲜牛奶或成人奶粉制作的面包作为每天的早餐，把牛奶含量很高的婴儿奶酪和酸奶作为每天的点心。在辅食添加的最初阶段，我总是给小鱼单独买高品质的较贵的米面油和其他各种食材，单独给她制作无盐少油的饭菜，甚至为了她专心用餐而给她单设用餐时间。但从小鱼八个月就开始逐步调整，当天全家人吃什么就给小鱼儿做什么，不再对她的食材单独采购；很多时候小鱼甚至是直接吃大人的饭菜，只不过夹到她碗里前为避免口味过重，会拿开水刷一遍，并分割成适合她吞咽的小块；小鱼也早已和家人同桌吃饭，我常是一边喂她一边吃自己的，和她一同上桌一起下桌。

　　食物内容上的粗放带来的好处是，小鱼一岁时已吃过常见的各种食材，不爱挑食，方便喂养；在用餐形式上的粗放带来的好处是，对小鱼的喂养更贴合家庭饮食习惯，喂养变得简单轻松了不少，还让小鱼对吃饭本身提高了兴趣，养成了较好的用餐习惯。她很明白吃饭就得坐在自己专用的高脚椅上，吃饭时间不能吵闹，一旦乱扔餐具或食物就会被抱下桌没得再吃。

　　但粗放的前提仍然是要谨慎遵守辅食喂养的大原则，对此我曾有过教训。小鱼快一岁时，有一次在外就餐，我看她对炸薯条兴致极高，没忍住就随便给了两根让她自己啃着玩。结果很自然地悲催了，直接引发小鱼腹泻。这显然是需要我这个当妈的深刻检讨的：炸薯条这么油腻不健康的食物又怎么可以给严格要求少油少盐的小婴儿尝试呢？

　　相对于精细，粗放或许只是懒妈的选择，因为通常情况下妈妈的付出和回报总是成正比的，我的这种粗放方式还存在其他问题。印象深刻的是，有一次小鱼大腿起了些过敏疹，而我在当天同时给她添加了两种从未尝过的食物，故无法确定到底是那种食物引起的过敏，在这之后把两种食物又分别尝试过，才初步确定是牛肉过敏。虽然碰到一些问题，但我这个粗线条的妈妈并没有太在意，养娃的过程又怎么可能总是一帆

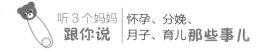

风顺没有任何磕碰呢？我并不觉得小鱼的轻微过敏是个多大的事，也相信对非过敏体质的健康宝宝，绝大部分的食物过敏问题都将随着宝宝的成长逐渐缓解，事实也证明隔了两个月后小鱼已完全可以接受牛肉。所以，在辅食添加在基本大原则之下，精细或粗放，保守或激进，辛苦或轻松，都不过是一种选择，重要的是尊重并享受自己的选择。

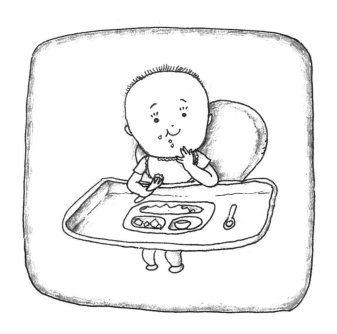

小·细节，决定大未来

从宝宝单纯吃母乳或配方奶粉到可以完全吃成人食物的这段过渡期，辅食添加无论是在宝宝的多样化营养摄入、咀嚼发展以及逐步适应成人食物方面都扮演着重要的角色。因此，有效科学的辅食添加，应该被更多的家长所重视。着手小细节，让孩子的未来有一个良好的身体基础，才是走遍天下都不怕的坚实后盾。

遗传体质有风险，辅食添加需谨慎

在辅食添加的道路上，我是一个保守派妈妈。这不仅是因为自身储备的知识让我明白辅食添加对孩子的深远影响，还有一个重要的原因：曦曦爸爸是过敏体质。一般来讲，父母中有一位是过敏性疾病患者，孩子是过敏体质的概率大约为 60%。也正是因为这个特殊的前提，关于初次添加辅食的时间我也是再三斟酌。儿科医生崔玉涛建议：母乳喂养满 4~6 个月是为宝宝添加辅食的最佳时间，这期间还要观察宝宝是否会对大人吃饭产生兴趣。[1]

曦曦刚过五个月的时候就对我们吃饭表现出浓厚的兴趣，但当时我并没有立马给她添加辅食，虽然儿科医生陈英在微博中说，过敏高风险的宝宝不需要延迟引入辅食。但我还是希望能够将这种风险降到最低。婆婆经常开玩笑说，现在养孩子真的很细致，为了曦曦看了很多书才知道，蛋黄这种高致敏的食物要八个月以后才能加，蛋清要一岁以后才能吃，然而曦曦爸爸四五个月大的时候就蛋黄蛋清一起吃了，当时也没有系统

1　《崔玉涛图解家庭育儿 5：小儿营养与辅食添加》，崔玉涛著，东方出版社，2013 年 5 月第 1 版，第 5 页。

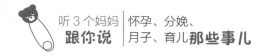

的理论知识，只是大家都这么做，很可能曦曦爸爸现在的过敏体质就在那会儿埋下根儿了。

　　鉴于婆婆的说法以及老公过敏体质的既定事实，曦曦最终吃上这"第一口饭"是在她五个半月以后，也是崔医生建议的"最后期限"。初次应该添加米汤还是米粉？我没多想选了后者，除了米粉的营养更加全面均衡也易消化，它也是最接近母乳口味的低敏食物。之后凡是易致敏的食物，例如海鲜、蛋黄，我都是适当地往后推迟了添加的时间。还好我们担心的事情没有发生，曦曦一路绿灯，未对任何食物产生过敏反应。身边也有朋友说我太过保守，但是我想说：也许正是因为这种保守做法，才避免了可能会出现的过敏情况。不拿孩子的未来去冒险，不怕一万，就怕万一，过敏高风险宝宝晚十几二十天添加辅食，并不会造成很多家长担心的营养不良。相反，急于一时，却有可能为孩子今后的健康埋下隐患。虽然现在也没有可靠的理论依据能够证明这点，但是权衡其利弊，这种情况下，我认为保守派做法应算是上上之选。

不断更新知识，颠覆传统认知

　　关于辅食添加，一直都有很大争议，包括各大专家的不同见解，以及老辈们的言传身教，更有我们传统固有的认知。在给曦曦添加辅食的过程中，我也是边看边学，从来没有对"吃"有过这般深入的研究。

　　（1）什么是"高胡萝卜素血症"？

　　曦曦添加的第一种蔬菜是胡萝卜泥，她对这种食物也是喜爱有加，所以有段时间几乎天天都会吃。直到有次带她去游泳，教练问我："你们是出去玩了吗？曦曦晒黑了好多。"她这一说我才注意到，肤色是变了，但好像不是变黑，是变黄了。天天和她在一起很难察觉，但是旁人却很容易看得出变化。我最先想到的是黄疸，但很快就排除了这个原因，曦曦最近大小便都正常，眼珠也不发黄，最关键的是这个月龄的宝宝不可能再得黄疸了。回到家我就按照这种症状翻阅各大专家的微博，在儿科医生虾米妈咪的微博中看到一个符合此症状的名称——"高胡萝卜素血症"。

她在微博中说，胡萝卜、南瓜、柑橘都是非常有营养的食物，但是进食的频率需要控制。因为这类食物中含有丰富的类胡萝卜素，类胡萝卜素在体内的代谢速率较低，长期摄入就有可能出现皮肤明显发黄的症状，医学上称之为"高胡萝卜素血症"。只要停食一段时间，皮肤黄染的症状就会慢慢消失，不会产生毒副作用，也无需用药。

曦曦在停食这类食物之后，肤色很快就变回来了。我不得不感叹：食物真的很奇妙，知识真的很重要！

（2）胡萝卜要怎样吃，才能留住营养？

胡萝卜虽然不能多吃，但是适当食用还是非常有必要的。它所含有的 β - 胡萝卜素对儿童的视力有很好的保护作用。我最初给曦曦制作胡萝卜泥的时候就直接用辅食机蒸熟搅拌成泥，后来看到崔玉涛关于《合理烹调，留住营养》的文章，才知道我之前的做法全是徒劳，丰富的营养无形之中全都流失了。

胡萝卜中含有大量的 β - 胡萝卜素，但它们只存在于细胞壁中，必须经过切碎、煮熟及咀嚼的方式，才能加以利用。另外、β - 胡萝卜素是一种脂溶性物质，生吃或者煮汤都不能加以吸收，因此胡萝卜泥的制作方法应该是将大块胡萝卜用少许油煸炒一下，再蒸熟捣碎喂给孩子。[1]

（3）食物是混合喂还是单独喂？

美国儿科医生西尔斯建议每次只给宝宝吃一种食物，而不是几种混在一起。万一宝宝过敏或不喜欢，单一的食物也比较容易判断。一旦知

1　《崔玉涛图解家庭育儿5：小儿营养与辅食添加》，崔玉涛著，东方出版社，2013年5月第1版，第37页。

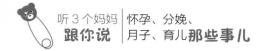
道某些食物是安全的，可以把它们加在一顿饭里。[1] 儿科医生崔玉涛认为，不同食物味道不同，分开喂，就如同给孩子出了选择题，诱导孩子进行选择。[2]

两位专家的话看似矛盾，但西尔斯强调的是辅食添加之初，应该一种一种地添加，这样有助于更好地观察孩子进食后的反应。一旦添加顺利，食物的种类也越来越多样化，就如崔医生的观点，最好将食物混合，不要给孩子选择的空间，那样就等于告诉他哪个好吃哪个不好吃。曦曦经常吃各种大杂烩，从最早的混合泥到现在的大烩菜，因此很少有挑食、偏食的现象。

少吃罐装辅食，远离成人食物

小区微信群里有一位妈妈坚定地认为，现在国内的食品都太不让人放心，只有国外的罐装辅食才是最健康、最安全的。对于她这一观点，妈妈群里展开了激烈的讨论。到底是罐装的成品辅食好还是自制的辅食佳？西尔斯和崔玉涛都主张尽量不要给孩子吃罐装辅食，首先你不能确定其中是否含有防腐剂或添加剂。其次，国外的原材料可能是比国内的更安全，但当它变身罐装辅食后，新鲜度就大打折扣，肯定不如自己现做的好。另外，罐装辅食的味道肯定是优于自制辅食的，这样孩子在被过甜或过咸的成品辅食宠坏后，让他再习惯新鲜的自制食品的天然味道就很困难了。

我之前也给曦曦吃过一些罐装辅食，虽然盒子上面清楚地标明不含防腐剂，但光闻味道就和自己做的完全不一样，胡萝卜泥比自制的要甜

---

1 《西尔斯亲密育儿百科》，（美）威廉·西尔斯 玛莎·西尔斯 罗伯特·西尔斯 詹姆斯·西尔斯著，邵艳美 唐婧译，南海出版公司，2009 年 11 月第 1 版，第 221 页。
2 《崔玉涛图解家庭育儿 5：小儿营养与辅食添加》，崔玉涛著，东方出版社，2013 年 5月第 1 版，第 87 页。

很多，肉泥偏油偏咸，原材料好坏无法判断，但是添香剂恐怕多少会有，更不用说是否有农药残留、制作时营养成分保留是否完整……这些我们都无从得知。在尝试过罐装辅食的"重口味"后，我更加坚定了亲自给曦曦做饭的决心，在条件允许的情况下，原材料都坚持买有机的，烹调方法也按照书中介绍的以保留营养为前提，吃多少做多少，让每一餐都新鲜、丰富。这样坚持下来已经变为一种习惯，看着孩子吃得健康、放心，每天花那点时间为孩子准备食物绝对是值得的。虽然罐装辅食要尽量少吃或不吃，但当妈妈们没有时间或是要带孩子出门时，罐装辅食更加便于携带。

成人食物和罐装食物一样，容易让孩子对清淡、天然的自制辅食产生抗拒。婴幼儿味觉本身还不够敏感，接受自制清淡辅食原本应没有问题。但是，一旦给孩子尝过大人的食物，哪怕只是一点点，都可能刺激婴幼儿味觉的过早发育。一旦孩子喜欢上大人食物的味道，再让他接受婴幼儿辅食时，就会出现喂养困难。[1]

曦曦直到现在也没真正吃过成人食物，在家我都坚持自己做，出门提前做好用保温桶带上，因此家里的焖烧罐、大大小小的保温饭盒一下都派上了用场。前不久我们去日本旅行，也是随身带着电锅、转换电源，坚持每顿饭自己做。可能很多妈妈都会觉得这样太过麻烦，但养孩子能偷懒吗？吃喝拉撒哪样能省事？我认为从一开始就要杜绝今后可能会出现的问题才是将省事落到了实处。按照专家的观点，孩子一岁半以后所食的食物种类与成人相似，但味道相对清淡，性状相对软和细。直到3岁后才可以真正与大人一同分享食物。[2] 其实仔细算来，我们做家长的觉得麻烦的日子也没几年，为了孩子今后的好体质，我们自然得分清孰轻孰重。

1　《崔玉涛图解家庭育儿5：小儿营养与辅食添加》，崔玉涛著，东方出版社，2013年5月第1版，第47页。
2　同上，第27页。

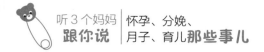
饮食习惯从小抓，健康成长有保证

父母是孩子口味的制定者，如果你的孩子在成长过程中习惯了很甜或很咸的食物，以后就很难改变了。[1] 饮食习惯看似都是很细节的小问题，但好习惯需要一朝一夕慢慢培养，坏习惯却三两天就养成了，所以饮食习惯从小抓，才是孩子健康成长的保证。

（1）良好的卫生习惯。"餐前餐后要洗手"是必须要灌输给孩子的口诀。曦曦小时候每次看到饭都特别着急要上餐椅，很不乐意洗手。但即使她闹腾我还是坚持给她洗完手再开饭，这样一来二去的，从反抗到挣扎再到主动，她知道洗手是每次饭前饭后逃不掉的步骤，与其浪费时间还不如主动洗手早点享受美食，孩子的小心思可比大人要细腻得多。

（2）良好的进餐习惯。在小区里我经常能看到奶奶姥姥追着孩子喂饭的，先不说卫生问题，这样既吃不好也玩不好，一不小心，再被食物卡住，很容易发生危险。在外面给曦曦喂零食的时候，我都会让她固定地坐在某处，例如休息椅或台阶上，当然她也会被周围的环境影响，到处看或到处跑，一旦我发现她注意力不集中，就会停止喂食，要么就看够玩够再来吃，要么就安心吃完再去玩。在家里，她刚开始吃饭总是喜欢手边有各种玩具，经常是饭凉了还没吃几口，后来我就每次单拿碗和勺子出来让她自己吃，她也跃跃欲试，很有兴趣，虽然勺子还拿不稳，但是偶尔送进一口就开心得鼓掌庆祝，在她尝试的间隙我便能很顺利地将饭喂进她的口中，同时也锻炼了她自主吃饭的能力。

（3）少吃调味料，尽量清淡。很多家长觉得孩子的饭菜中有一点调味料会好吃很多，孩子的接受度也高。但实际上婴幼儿食用过多的调味料会给他们的肾脏带来负担。曦曦在一岁前没有进食过盐和其他调味料，

---

1 《西尔斯亲密育儿百科》，（美）威廉·西尔斯 玛莎·西尔斯 罗伯特·西尔斯 詹姆斯·西尔斯著，邵艳美 唐婧译，南海出版公司，2009年11月第1版，第221页。

只是会在炒胡萝卜时调入少量婴儿专用核桃油。为了给她偶尔换下口味，我用自制的虾粉来代替人工调味料。在这里和大家分享一下这道健康天然调味料的制作方法：首先，将虾皮用清水洗净，沥干水分。然后，将沥干水分的虾皮倒入锅中，大火翻炒烘干，注意一定要不停地翻炒，以避免烧焦。待到虾皮炒干，关火用余温继续翻炒，如果这个过程中有个别烧焦的虾皮，要把这些杂质挑出，再摊平晾干。最后，用辅食机或料理机将晾干的虾皮打磨成粉。虾皮含有丰富的蛋白质、碘、铁、钙、磷和虾青素，尤其钙含量丰富，用虾皮制作的虾粉，在给宝宝煮粥或煮面时都可以加一点，味道鲜美又补钙。但是切记做好的虾粉一定要密封保存，以免返潮，打开后尽量要在一个月内食用。

（4）少吃多餐，不逾时喂饭。曦曦自从添加辅食后，饭量一路飙升，有段时间我都担心她吃得太多，没法消化。后来看到西尔斯在书中说，有的宝宝能够消耗更多的热量，他们擅长根据自己的活动水平调整饮食摄入。[1] 没错，曦曦就是闲不下来的类型，除了睡觉、吃饭、看书，其他时间都是在蹦啊跳啊，走路都是小跑型，所以很容易产生饥饿感。针对这种多动宝宝，每餐不必吃得太多，但一定要适时加餐，各类食物要均衡搭配。自从给曦曦调整了吃饭的节奏，她明显不会像之前一样看到饭就如饿狼扑食。现在是不急不乱，细嚼慢咽。另外要注意，适时加餐不等于逾时喂饭，前者是根据孩子的活动程度，观察他们是否有饥饿感而适时加餐，以防止暴饮暴食。后者则是很多家长因为孩子饭点不好好吃饭，之后又追着赶着喂，很容易养成孩子不专注、不固定时间吃饭的坏习惯。

辅食添加的道路虽然只有短短的三年，但这头三年尤为重要，小细节决定大未来绝对不是夸大其词，现在为孩子多付出一分、多努力一分，帮助他们建立良好的饮食习惯，也许真的会改变孩子的一生。

1　《西儿斯亲密育儿百科》，（美）威廉·西尔斯 玛莎·西尔斯 罗伯特·西尔斯 詹姆斯·西尔斯著，邵艳美 唐婧译，南海出版公司，2009 年 11 月第 1 版，第 241 页。

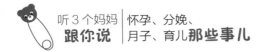
新手爸妈最关心的辅食问题

一、米粉阶段

Q 宝宝的第一口辅食从何时开始？

A 育儿专家郑玉巧认为添加辅食的时间应该不早于17周龄，不迟于26周龄。在这个时间跨度内，在不影响原有喂奶次数和奶量的基础上，有三种情况可以考虑早添加：1、厌奶导致体重增长减缓；2、非疾病性腹泻一周以上，体重不增甚至下降； 3、非疾病性便秘一周以上。

儿科医生崔玉涛认为，无论是母乳宝宝还是奶粉宝宝或是混合喂养的宝宝添加辅食的最佳时间是满4~6个月，同时他和美国育儿专家西尔斯都强调：添加辅食的时间不仅应该关注孩子的月龄，孩子是否发出想要进食的信号也同样重要。

曦曦妈：给曦曦添加辅食的时间是在她五个半月的时候，虽然她体重增加缓慢，但是奶量还是不错的。所以在当时体检时听取了医生的建议，从五个半月开始添加，刚好到六个月有一个过渡、适应的时间。

Q 宝宝的哪些表现说明是时候该添加辅食了？

A 就像刚出生的宝宝就会吮吸妈妈的乳头一样，食物对于人类感官的刺激是最自然的。你可以仔细观察将要添加辅食的宝宝，他的很多反应其实和大人一样，比如看到别人吃饭目光就会不自觉地被吸引，听到大人吃饭咂嘴等声音，他也会不自主地吞咽口水。这些人们看见美食的自然反应也都同样适用于宝宝。宝宝满4~6个月后，有了这些反应，就说明该加辅食了。

曦曦妈：我至今清楚地记得给曦曦拍过一个看见毛豆不能自已的视频。当时曦曦五个多月，看见姥姥从厨房端出的毛豆，一个劲儿地大喊，表现出强烈的想吃的欲望。

腊八妈：腊八在五个多月时我给他吃了第一口米粉。当时我只是觉得到时间该加了，但其实那个时候腊八看到我们吃饭还毫无反应，对成人饭菜没有任何兴趣，现在回想起来，应该是加早了。他起初对米粉很抗拒，导致每天 5 克的量持续了较长一段时间。其实，纯母乳喂养的孩子只要身高体重在正常范围内，六个多月再添加辅食也不晚。

Q 辅食添加太早或太晚会有什么影响？

A 宝宝早期的肠胃功能非常弱，辅食添加得过早可能会导致消化不良，添加得过晚营养又会跟不上，尤其是宝宝满4~6个月后体内铁的存储不足，需要添加富含铁的婴儿营养米粉。此外，添加得过晚还会影响宝宝咀嚼功能的发育。

Q 宝宝的第一餐应该加什么？ 量应该如何把握？

A 宝宝的第一餐应该从易于消化、营养均衡方面来考虑。几乎所有的育儿专家都推荐宝宝辅食应该从富含铁的婴儿营养米粉开始添加。

多数米粉的冲调说明都是以15克为基础开始添加，但首次添加可以试验性地从5克开始先持续几天，观察孩子的接受程度，然后10克、15克逐渐增量，让孩子有一个适应的过程。最初加米粉可以一天加1~2次，吃完米粉后再吃母乳或配方奶粉到饱为止。

曦曦妈：曦曦非常喜欢米粉，而且胃口非常好，5克一顿的量吃了没几天就满足不了她了，一周后就15克了。

腊八妈：腊八最初似乎不太喜欢米粉，5克的量大概持续了半个月，才增加到8克，然后是10克……

小鱼妈：小鱼从5克开始添加，胃口良好，一周多即加到了15克。

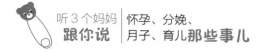

Q 冲米粉用多少温度的水？应该如何冲调？

A 一般在60~70℃，这个温度能够保证米粉充分被溶解且不会破坏其营养成分。但在喂食之前，家长一定要试一下温度，以免孩子被烫着。

调制米粉的步骤：

（1）按需在碗内加入米粉，再倒入60~70℃的温开水。

（2）将米粉顺时针搅拌均匀，直到完全没有颗粒，静置1分钟左右，试温后即可给宝宝喂食。

米粉和液体的冲调比例每个品牌都不一样，这需要家长自己了解掌握。但是在添加米粉初期，磨牙长出来之前，调制好的米粉应该是泥糊状。

曦曦妈：关于米粉的冲调比例，一开始我也是在摸索的阶段，曦曦吃过两种品牌的米粉，按照相同比例冲调，出来的性状都不一样。而我开始也误认为米粉越稀就会越利于吸收，直到后来体检时特意问了医生，她告诉我米粉还是应该以糊状为宜，这样可以锻炼孩子的咀嚼能力，也会在频繁咀嚼的同时分泌一种消化酶，更有利于消化吸收。

Q 米粉应该是用水冲调还是用奶冲调？

A 首先家长要阅读米粉的冲调说明，只要是说明书上列举的冲调液体肯定都是安全的、健康的。儿科医生崔玉涛建议用水来冲调，原因是用奶粉冲调出来的米粉可能浓度过高，不利于宝宝吸收。此外，中国人的饮食习惯不同于西方，正餐中奶制品很少，用奶粉冲调更适合西方宝宝。

小鱼妈 为了让小鱼逐渐适应配方奶，我曾尝试过用配方奶冲调米粉，当时直接把米粉和奶粉混合后用水冲调，水量也没有讲究，凭着感觉和之前冲调出的米粉浓度差不多。结果导致了小鱼腹泻。

腊八妈：我用冻乳及奶粉都分别给腊八冲过米粉，用冻乳的原因是因为他有一段时间不爱喝冻乳，但我又不想浪费，就加到了米粉里，他就可以接受，大便也很正常。

242

Q 宝宝不爱吃米粉，可以用粥来代替吗？

A 尽量不要用粥来代替。因为"粥"从营养全面性、均衡性方面来说，是无法和营养米粉媲美的。婴儿营养米粉和婴幼儿配方奶粉一样，是专为婴幼儿设计的营养均衡的食品。它所含的营养成分比较全面，更能满足婴幼儿的生长需求，而且过敏发生的概率也低。[1] 一些米粉中还含有高铁成分，能够很好地避免在婴儿阶段发生频率较高的缺铁性贫血。但是，如果食用米粉后出现腹泻等不良反应，确定是宝宝对米粉中的某些成分过敏时，可以换成大米粥。此外，对牛奶过敏的宝宝家长更要仔细研究米粉的成分，如果里面含有牛奶，也要停止食用，换成大米粥。

Q 米粉是如何分段的？每一段应该吃多久？

A 米粉的分段没有像奶粉那样在包装上标有具体的时间，而是根据米粉的主要成分及宝宝的生长发育阶段而加以区分的。不同品牌的米粉分段也不同。以美国知名品牌Earth Best(地球最好)米粉为例，它分为起步阶段的Rice Cereal(大米米粉)及下一阶段的Oatmeal Cereal(燕麦米粉)和Multi-Grain Cereal(多种谷物米粉)。

与"地球最好"不同的是，另一个美国知名品牌嘉宝米粉在它的包装盒上会有明显的标志，分别是supported sitter(需要辅助坐立的宝宝)、sitter(会独坐的宝宝)及Crawler（会爬行的宝宝），方便家长根据宝宝所处的阶段进行选择。

但需要注意的是，燕麦、多种谷物及全麦米粉均属于我们日常饮食中的糙粮、粗纤维食物，并不适合宝宝长期食用。在大米米粉阶段之后，宝宝可以吃下一阶段的米粉，并不代表不能再吃大米米粉。

1　《崔玉涛图解家庭育儿5：小儿营养与辅食添加》，崔玉涛著，东方出版社，2013年5月第1版，第7页。

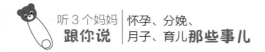

Q 可以用奶瓶给宝宝喂米粉吗？

A 用奶瓶给宝宝喂米粉，奶嘴孔很容易被堵住，导致宝宝吮吸困难，容易对吃辅食失去兴趣。另外添加辅食的主要目的之一是锻炼孩子的咀嚼能力，因此不建议用奶瓶给宝宝喂米粉。

Q 母乳宝宝添加辅食后需要添加配方奶粉吗？

A 著名儿科医生崔玉涛明确指出，婴儿"辅食"是相对于"主食"而言的，主食是指奶，包括母乳和配方奶粉，辅食是指主食之外的食物，包括任何液体和固体食物。配方奶粉主要是模拟母乳的营养成分，仅是母乳的替代品，因此，母乳喂养的婴儿添加辅食无需添加奶粉。

小鱼和腊八都是五个多月开始添加辅食的，但都直到快一岁才开始添加配方奶粉，且添加的目的并非是因为母乳营养不足，而是为了宝宝能顺利接受奶瓶和配方奶粉，为今后的逐步断奶做准备。

二、米粉等碳水化合物与其他食物搭配阶段

Q 辅食添加分哪几个阶段？每个阶段每天应保证多少奶量？

A 4~6个月的宝宝，无论是母乳宝宝还是奶粉宝宝，都应以奶为主，逐步少量地添加辅食，一般为婴儿营养米粉。食物性状为泥糊状，有助于宝宝消化吸收。每日奶量600~800毫升。

7个月~1岁的宝宝，仍以奶为主，辅食在米粉的基础上逐步添加果泥、蔬菜泥、肉泥、鱼虾泥、蛋黄等。随着月龄的增长可以将米粉慢慢换成烂面条和粥。辅食中应以碳水化合物（即米粉、面条、粥等）为主。食物可以根据宝宝牙齿的发育状况，由细变粗，由泥糊状逐渐过渡到颗粒状再到小块状。每日奶量600~800毫升。

1~1.5岁的宝宝，辅食与奶制品达到1:1的关系。辅食中仍以碳

水化合物为主，占每次辅食喂养量的一半。每日奶量400~600毫升。

　　1.5岁以后，大部分孩子都已长出磨牙，食物种类和性状可以逐渐接近成人食物，但要少盐少油，以清淡为宜。每日奶量不少于500毫升。

　　3岁以后孩子才适合成人食物。

> **腊八妈**：腊八属于胃口小的孩子，添加辅食后，奶量就达不到要求了，这也是很多孩子都存在的问题。家长只能尝试变换一些形式，有时他们只是不爱用奶瓶，但用勺子就可以喂进去，或是调整一下喂奶的时间。实在喝不掉也没关系，不必强迫孩子喝。家长也不用着急，"猫一天狗一天"最适合形容孩子，过段时间就爱喝了。

Q 辅食添加的基本原则是什么？

A 由少到多，由单一到复杂，由细到粗，由易消化的米粉、果泥、菜泥慢慢向肉类等过渡，由不容易过敏的食物向容易过敏的食物过渡，例如肉类一般是先从白肉（鸡鸭肉）开始，逐步添加红肉（猪肉、牛羊肉），然后是鱼虾肉等。

　　添加辅食之前宝宝只吃奶，突然要接受新的食物需要一个适应的过程。所以食物要一种一种地添加，每次要保证至少三天的观察期，看看有没有腹泻等异常情况，再开始添加新的种类。有异常情况应立即停止，隔一个星期后再尝试，如果还是再次出现问题，那么三个月以后再尝试。

Q 蛋黄应该在何时加？蛋清应该在何时加？

A 蛋黄的营养非常丰富，尤其可以促进宝宝大脑的发育，很多育儿专家都建议宝宝可以在四个月时添加蛋黄。然而，它的成分又极易致敏，过早添加蛋黄还会引起宝宝消化不良，因此儿科专家崔玉涛建议宝宝添加蛋黄的时间应该在8个月以后，而蛋清要等到1岁以后才能添加。

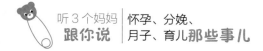

曦曦妈：由于曦曦爸自身是过敏体质，怕受遗传因素的影响，我们给曦曦添加辅食也是相对保守些，蛋黄是在她快九个月时才添加的。蛋清也是在满一周岁后添加的。

腊八妈：腊八在八个月时添加蛋黄，一直吃得很好。然而，一岁时添加蛋清给他蒸蛋羹时，想不到他居然出现了轻微腹泻，试了两三次确定是蛋清引起的问题后立刻停掉，三个月后再给他吃蛋羹就没事了，看来孩子对某种食物的接受是需要一个适应过程的。

小·鱼妈：小鱼在八个月时添加蛋黄，因为没有家族过敏史，她也极少出现过敏问题，我在小鱼九个多月时就给她添加了蛋白，没有任何不适。

Q 是否可以给宝宝喝果汁和菜汁？

A 尽可能不要给宝宝喝果汁和菜汁，过早接触这些，容易改变宝宝的味觉，使他拒绝喝白水。在制作果汁或菜汁的过程中也会造成粗纤维的流失。此外，将蔬菜煮水，很大程度上是将蔬菜上残留的农药煮进了水里给宝宝喝了，而有营养的蔬菜却被扔掉了。当然，有些情况可以酌情处理，例如宝宝生病喂药困难，很多医生则会建议用果汁服用。

曦曦妈：辅食添加方面，我是个极保守的妈妈，果汁这些东西在曦曦一岁前几乎没有碰过。现在也是偶尔想给她换口味，现榨果汁再兑大量的水，让她能感到和白水有点不一样就好。

小·鱼妈：朋友送了小鱼一箱外国某品牌的梨汁，我带小鱼出门玩有时就带上给小鱼喝点。我感觉是只要不是特别甜口味的果汁，宝宝少量接触并无大碍，关键是妈妈需要把握量，同时需要注意观察宝宝是否因为习惯了喝果汁而讨厌喝白开水。因为对宝宝而言，白开水是最好的补水方式。

腊八妈：腊八给什么喝什么，不会因为喝了果汁就拒喝白水，但我还是极少给他喝果汁，最多感冒时煮一点梨水。不会咀嚼的时候一直是吃果泥，现在大了就直接吃水果，果汁味道虽好，却过滤掉了水果中宝贵的纤维，可以说喝果汁没有多大意义。唯一的例外是新鲜的椰子汁，味道不太甜又清热祛暑，夏天的时候我会适当给他喝一点。

Q 给宝宝吃罐装辅食应该注意什么？

A 要尽可能少地给宝宝吃罐装辅食，虽然很多罐装辅食明确表明不含添加剂，但其中却少不了添香剂等，好吃的罐装辅食宝宝很容易接受，却也容易导致对家里做的食物失去兴趣。此外，再好品牌的罐装食物都不如家里现做的食材新鲜，要让宝宝适应家人的饮食习惯，就要以吃家里饭为主。

曦曦妈：在买辅食机之前，我给曦曦吃的都是罐装的胡萝卜泥、苹果泥等，但是我一直觉得吃的东西还是自己做最放心，所以之后都是现做，而且通过对比发现罐头泥的确要比自己做的好吃，味道更甜，尤其是肉泥，明显很香，能看得到油，跟自己做出来的完全不一样。为了保护曦曦的味觉不过早被太甜或太咸的罐装食物影响，剩下的罐装成品泥我全部舍弃了，坚持自己做。但是罐装辅食也有其便利性，外出携带很方便，因此偶尔吃一两顿也无妨。

Q 何时可以给宝宝加小零食？应该怎么加？

A 宝宝养成较为规律且固定的饮食习惯后，在正餐之外可以适当添加小零食，如磨牙饼干、泡芙、溶豆等。但要注意控制零食的量，避免影响正餐及日常奶量的摄入；同时注意零食的质量，要选择符合宝宝生长发育阶段的零食。

小鱼妈：小鱼大概九个月左右辅食吃得相对较好和规律，我开始给她添加小零食，主要是婴儿酸奶、婴儿奶酪、各式各样的婴儿饼干、泡芙等。一般都能较好地控制量，不影响正餐和奶量，但偶尔在外面玩的时候和小伙伴分享吃多了，到了饭点胃口确实就受影响了。

Q 宝宝一岁以内的饮食有何禁忌？

A 儿科专家崔玉涛指出，宝宝一岁以内的饮食不应添加盐。无论是母乳、配方奶、米粉还是其他食物都含有足够的氯和钠，再加盐会给宝宝的肾脏造成负担。豆腐、果冻等看似非常软的食物，但韧性较大，若孩子吞咽不好，很容易造成窒息。另外，一岁以内的宝宝不应添加鲜牛奶、蛋清、带壳海鲜、大豆及花生、榛子等干果。[1]

三、常见问题

Q 宝宝拒绝辅食该怎么办？

A 不是每个宝宝都能够顺利添加辅食的，有些宝宝自我保护能力很强，拒绝新食物，因此坚持是关键，家长一定要有耐心，坚持每天都少量尝试，让宝宝逐渐熟悉新食物的味道，慢慢去接受。

小鱼妈：辅食添加的过程能够清楚地看出小鱼对某些食物兴致很高，对某些食物兴致偏低。对不喜欢的食物，例如芹菜，我向来不勉强她吃。希望她营养均衡都有所摄入的话，就变换制作方法，例如做芹菜小肉饼，她就愿意吃了。

---

1 《崔玉涛图解家庭育儿 5：小儿营养与辅食添加》，崔玉涛著，东方出版社，2013 年 5 月第 1 版，第 21、25 页

Q 添加辅食后如何判断宝宝的消化吸收情况？

A 简单来说，就是看孩子的身高体重增长情况。但是，孩子身高体重增长稍慢也不一定就是消化吸收不好。家长们不要将自己宝宝的身高体重与其他宝宝去做横向比较，而是要一路纵向观察宝宝自己的生长曲线。只要在正常的生长曲线范围内，家长就不必纠结宝宝的发育状况。

> **曦曦妈**：曦曦从第一顿米粉起，就特别爱吃辅食，奶量也没有受到影响。体重却仍然像之前一样增长缓慢，但是对比她自己的生长曲线，是正常的递增状态。况且，她非常活泼好动，精力十足，因此我不会再去纠结她的体重问题。

Q 添加辅食后宝宝体重增长缓慢的原因是什么？

A 体重增长缓慢常见的原因有：

（1）消化吸收不好。家长首先要从宝宝摄入的食物检查，是否因性状不适合宝宝咀嚼，造成消化吸收效果有限？在宝宝磨牙长出之前，辅食的性状应该是泥糊状，逐渐过渡到颗粒状，但也要咀嚼几下就能软化，到一岁时可以是小块状。

（2）因添加辅食而产生"厌奶"。当宝宝不能保证每天足够的奶量摄入时，家长要适时暂停辅食，待奶量恢复再继续添加。

（3）辅食热量不够。宝宝辅食应以碳水化合物为主，至少占辅食总量的一半，其他蔬菜、肉类占一半。

（4）因生病而消耗体力。宝宝生病期间体重不升反降，随着孩子病愈，体重会慢慢恢复。

Q 添加辅食后宝宝出现厌奶怎么办？

A 宝宝从出生后一直在吃奶，味觉一旦受到了其他食物的刺激，而且又很对胃口，就比较容易出现厌奶现象。想要纠正这个问题，育儿专家郑玉巧给出的建议是：可尝试减少辅食量，观察一周，看看宝宝的奶

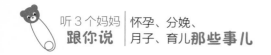

量是否有所增加，如果有增加，可按减少后的辅食量继续接下来的喂养。如果没有增加，就恢复原来的辅食量，以免营养摄入不足，并在辅食中增加高蛋白质食物，千万不要强迫宝宝喝奶。

儿科专家崔玉涛则支招儿：先要确定孩子喜欢哪种味道，再以这种味道作为引子。比如母乳前在乳头上涂上一些果汁，以提高孩子对进食的接受度，随后再逐渐减少果汁的涂抹，直至恢复正常。此外，一岁以内的宝宝味觉较迟钝，他们可以接受食物天然的味道，家长千万不要添加任何调味剂把辅食的味道做得特别好，从而导致宝宝过于爱吃辅食而厌奶。

Q 添加辅食后，宝宝腹泻或便秘应该如何处理？

A 儿科专家崔玉涛说，给孩子添加辅食初期可能会出现耐受不好的现象，腹泻就是其中之一。遇到不耐受现象，若不严重，可以维持已添加的辅食量观察3天。若情况趋于好转，坚持到恢复正常后再加量或尝试新的食物；如果继续加重，要暂停几天再试，类似情况再次发生时要更换其他辅食。另外腹泻也会在任何不当进食时出现，例如辅食量偏多、辅食性状偏粗、喂养时间不合理等。在这种情况下，家长更应关注奶的摄入问题。如果是母乳喂养，可坚持，但不能因为婴儿出现腹泻而过频地母乳喂养；若为配方奶或混合喂养，则有可能是乳糖不耐受，应将配方奶换成不含乳糖的特殊配方，可持续1~2周。当腹泻严重时，家长一定要带孩子及时到医院接受大便化验。

如果出现便秘，就要增加水果和蔬菜的摄入量，以保证足够的膳食纤维，其中，西梅泥缓解便秘最为有效。另外儿科专家张思莱指出，过多地补充钙剂、孩子没有养成每天定点排便的习惯都会造成便秘的情况。

曦曦妈：曦曦在刚开始全天配方奶粉喂养时，出现过三天以上不排便的状况，她每次都很费劲地使力，却又拉不出来，最后急得大哭。当时我就给她用了婴儿开塞露。之后我发现西梅泥对她也很管用，只要隔两天没拉，我就开始担心，给她吃一次西梅泥，效果立竿见影。

腊八妈：腊八的最高纪录是四天不排便，在第五天我给他吃了一盒"嘉宝"的西梅泥，结果效果实在太显著，差一点便秘就变成腹泻了，一天拉了好几次。所以在这里还是要强调宝宝的个体差异，虽然很多宝宝一次吃一盒没有问题，但家长们在给宝宝首次吃西梅泥时，最好先吃半盒尝试。

Q 添加辅食后，宝宝出现过敏怎么办？

A 第一步：对宝宝近些天吃过的食物逐一进行回顾，用排除法找出可疑对象。第二步：停止可疑食物的添加，一般急性过敏24小时内就会发生，慢性过敏也会在三天内显现。这也就是为什么每次添加新的食物种类时至少要保证三天的观察期。第三步：如果能够确认过敏原，至少在三个月内不要再添加此种食物。如果过敏症状严重，或者找不到过敏原，情况一直没有好转，家长应该带孩子及时就医。

Q 宝宝食物过敏的常见症状有哪些？

A 食物过敏的信号和症状跟宝宝的指纹一样独特。有3个地方的信号最为明显：呼吸道、皮肤和肠道。[1]例如呼吸道会表现为：流鼻涕、打喷嚏、气喘、持续咳嗽等。皮肤会表现为：湿疹、手脚发肿、嘴唇肿胀等。肠道会表现为：急性腹泻、呕吐、胀气等。

Q 添加辅食后需要补钙和微量元素吗？

A 儿科专家崔玉涛强调：母乳、配方粉、米粉及其他食物中所含的矿物质和微量元素能满足婴儿生长发育的需要。只有纯母乳喂养的宝宝才需要每日补充400个国际单位的维生素D，以促进钙的吸收。

---

1 《西尔斯亲密育儿百科》，（美）威廉·西尔斯 玛莎·西尔斯 罗伯特·西尔斯 詹姆斯·西尔斯著，邵艳美 唐婧译，南海出版公司，2009年11月第1版，第264页。

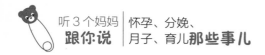
Q 如何培养宝宝良好的饮食习惯？

A 良好的饮食习惯可以使孩子受益终生，为孩子今后的健康生活奠定基础。

第一，一定要养成饭前饭后洗手的习惯。

第二，每天要保证同一时间段定时开饭，让孩子养成规律的进食习惯，每餐要吃好，但一定不要吃得过饱，以免造成消化不良。

第三，摄入食物营养均衡，不挑食偏食。

第四，避免口味过重，尽量给孩子吃清淡的食物。

第五，在固定的餐椅上吃饭，不能追着孩子喂饭，或者是边看电视边吃饭。

Q 辅食的喂养时间如何安排？宝宝每日应该吃几餐？

A 在4~6个月时的添加辅食初期，喂养时间应该安排在两顿母乳或配方奶之间，让孩子先吃辅食，再吃奶到饱。随着孩子月龄增大，吃奶次数慢慢减少，辅食也将逐渐代替一顿正餐。对此，儿科专家张思莱建议7~12个月的宝宝每天的饮食安排如下：

6：00~6：30 母乳或配方奶200毫升+谷物

9：00~9：30 母乳或配方奶200毫升+水果

12：00~12：30 饭菜

15：00~15：30 母乳或配方奶200毫升+水果

18：00~18：30 饭菜

20：30~21：00 母乳或配方奶200毫升

刷牙，按时睡觉。供大家参考。

第七章

伴孩子成长

》》》》》

只为那一声"妈妈"

文 / 腊八妈

"脚踏车经过一片花开满地的平野，将车往草地上一倒，就坐下来，蒲公英年年都有，孩子那样幼小，却只有一次。"[1] 我一边读着龙应台的文章，一边在想：是不是每一位妈妈读到这里，都会和我一样被这阳光般温暖的文字融化？龙应台是我非常崇拜的女作家，更是我无比敬佩的一位妈妈。她的人生三书，让我看到了一个普通的妈妈全身心地陪伴孩子、与孩子共同成长的幸福；让我体会到了即使在地球的两端，妈妈对孩子的爱也可以跨越万水千山，无人能及；更让我懂得了"爱"在更多情况下是一个充满能量的动词，在于体味其过程的酸甜苦辣而非结果的功德圆满。然而，在如今这个极其强调女权、主张女性不该为孩子付出太多而应全力去追求自我价值及社会认同的当下，我想斗胆唱几句反调。

换位思考：孩子最需要的人是谁？

腊八出生后，一直喜欢侧卧、蜷缩着身体睡觉。如果用抱被把他包裹成褓褓，他会睡得更踏实。护士说这是因为婴儿在妈妈的子宫里就是这样蜷缩、被包裹的姿势，而呱呱坠地后被迫与妈妈"分离"，与母体连结在一起的安全感也随之消失。在月子会所时，腊八经常是浅睡眠，尤其在我下床离开的时候，他总会哭醒。护士说婴儿早已熟悉了妈妈的味道，在他们的视力还不够发达的时候，闻着妈妈的气味或是听着妈妈的心跳就会特别有安全感。于是我想了一个"馊主意"，月子里产褥汗多，当我想下床活动时，就把浸湿汗水的哺乳衣脱下来放在他旁边。这

1　《孩子你慢慢来》，龙应台，三联书店，2009 年 12 月第 1 版，第 48 页。

招果然奏效，腊八的小脸贴在我的衣服上，睡得特别安稳。然而，在我对这个恶作剧颇为得意的同时，我对眼前这个小人却充满了无尽的怜惜，他弱小又无助地来到这个世界上，是多么需要妈妈的陪伴啊。

产后的几个月是我觉得最难熬的日子，白天黑夜都无法正常休息的我曾经特别想逃离这样的生活。身边很多朋友都说产假结束后去上班才是真正的"休假"。但是，我却几乎没有犹豫地就从一个职场白领变身成了全职妈妈。很多朋友都说这对我来说是一种巨大的牺牲，但我却觉得在人生的不同阶段分别扮演好不同的角色，是一件幸福的事。全身心地做好一个妈妈，是我人生另一个阶段崭新的开始。

让我做出这个决定的，只是一次简单的换位思考：假如我是一个没有任何行为能力、吃喝拉撒和喜怒哀乐都无法用语言表达的婴儿，我最需要陪在我身边的人是谁？是奶奶、姥姥、爸爸，还是保姆？大自然界的哺乳动物走到哪儿都叼着它们的幼崽，树枝上鸟窝里喳喳叫的小鸟们伸长了脖子张着嘴等着妈妈衔来食物。母亲对孩子出于本能的爱与呵护是任何人都无法企及的。而对于我自己来说，这将是我人生中唯一的机会去亲自照顾并陪伴孩子一起成长。

有人说，做了全职妈妈就意味着失去了自我，我却觉得恰恰相反。如今，我做全职妈妈已经一年半了，我发现自己比以往任何一个人生阶段都更加清楚我是谁、我在做什么、为什么这样做。这其中的辛劳疲惫不言而喻，而这其中的幸福快乐也无与伦比。老公每天下班准时到家陪腊八玩耍，周末外出我们也都选择适合带孩子的地方，长途、短途的家庭旅行更是交替进行。或许正因为如此，我们从腊八婴儿时期就与他建立起来的亲子关系极为亲密牢固。每天晚上我和老公给他洗完澡做抚触的时候，他躺在床上笑盈盈地一会看看我，一会又看看他爸，深情地一声接一声地叫着"爸爸、妈妈"，稚嫩的声音里我们能真切地体会到他那满满的幸福感。每每这一刻我们都会感悟，原来正是孩子教会了我们：

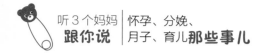
一家人甜甜蜜蜜地在一起，才是幸福的真谛。

我身边也有很多朋友是忙碌的职场妈妈，她们工作一天回家后把所有的时间都用来陪伴孩子，周末也不得休息，想尽办法与孩子共度愉快的亲子时光。工作再辛苦，但只要是和孩子在一起，就会保证高质量、全身心地投入。这样做的另一个重要原因，也是让平时帮忙带孩子的老人得以休息。这些家庭的孩子们无疑是幸福的，这些孩子的父母们更是值得尊敬的。为人父母后，我相信"累并快乐着"，就是我们生活的最佳状态。

有时我不禁会思考，那一声声动听的"妈妈"意味着什么？作为两个孩子的妈妈，作家龙应台给出了最佳的诠释："安德烈，想象一场冰雪中的登高跋涉，你和菲力普[1]到了一个小木屋里，屋里突然升起熊熊柴火，照亮了整个室内，温暖了你们的胸膛。第二天，你们天亮时继续上路，充满了勇气和力量。柴火其实已经灭了，你们带着走、永不磨灭的，是心中的热度和光，去面对前头的冰霜路。谁需要记得柴火呢？柴火本身，又何尝在乎你们怎么记得它呢？"[2]

用孩子的今天换取自己的明天？

我们周围也有这样一群妈妈，正如最近网上一篇帖子所描述的："她们自己选择剖宫产、打回奶针、一个月上班，三个月恢复身材，女儿没有喝过一口母乳……"她们的观点是："必须结婚的理由之一是要给社会提供孩子，我主动提供了孩子后，还得有权利，我的孩子我做主，我的人生我做主。什么时候断奶，上什么幼儿园，我上什么班做什么事，都是我和她之间的事……"更可怕的，是无数女性朋友对这篇帖子的大

---

1 注：安德烈和菲力普是作者龙应台的两个儿子。
2 《亲爱的安德烈》，龙应台，广西师范大学出版社，2013年3月第1版，第236页。

力点赞。

我们如今生活在新时代，结婚和生孩子都是自己的选择，社会没有强迫我们提供孩子，但是，既然选择了生孩子，是否就应该对这个新生命负起责任？那些自行决定剖宫产、拒绝母乳喂养的所谓事业型妈妈们，或许在为公司做一个重大项目、为一个重要客户提案时，都会千般斟酌、万般谨慎，而在关乎自己孩子的哺育、健康等大问题上却盲目无知、敷衍了事。这些妈妈们以不能因为孩子而牺牲自己的事业为由，要么把孩子送到远方的婆家或娘家，要么虽然在同一个城市，不管老人是否真正愿意或有条件带孩子，都硬塞给他们，或是干脆请个保姆。

请个好保姆比中头彩还难，仅是新闻报道中接二连三的保姆虐童事件就让我们每一个人都胆战心惊。我国著名的育儿专家郑玉巧指出："宝宝的看护人应有良好的心理素质。一个拥有健康心理的看护人，对宝宝的健康成长具有举足轻重的作用，这一点常常被雇佣看护人的妈妈们所忽视。所以，我建议在条件允许的情况下，最好能带看护人看心理医生，由心理医生判断看护人的心理健康状况……现实生活中，人们很忌讳看心理医生，已经出现明显症状了，甚至已经到疾病状态了，还不愿意接受心理医生的治疗。这样的现实，说明我国国民心理健康科学普及的程度是很低的，同时也造成父母们给孩子选保姆时，对保姆的心理是否健康，缺乏科学准确的了解和测定。"[1]这让我不禁在想，我作为一个特别爱自己孩子的亲生妈妈，在日复一日看护孩子的过程中都难免会因为劳累或孩子的哭闹而失去耐心、发脾气，更何况是一个和孩子毫无关系的外人？

前不久，发生在毕节的四名儿童喝农药自杀一事轰动全国。我国著名的心理学家武志红在其微信公众号发表了一篇题为《毕节的四个孩子，死于什么样的绝境？》的文章，他这样写道："孩子越小，越需要稳定

1　《郑玉巧育儿经（幼儿卷）》，郑玉巧著，kindle 电子书。

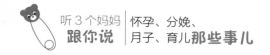
有质量的爱，不断地变换养育者，对他们是一种很大的折磨……按照心理学的理论，孩子要跟妈妈长到三岁，而且妈妈的爱要有质量，如此就可以形成基本的安全感。"

即使我这样全天候地和腊八在一起，有时白天奶奶陪他玩而我在忙的时候，他仍然会跑到我身边张开双臂喊"妈妈，抱抱"。只有在我抱他一会儿后，他才心满意足地去继续和奶奶玩耍。有时我正站在厨房洗碗，他会突然从后面跑过来抱住我的腿，亲切地喊"妈妈"；白天老公去上班，他会一一指着家里所有老公的照片喊"爸爸"……郑玉巧强调："幼儿对世界有太多的未知，常常不能确信他的安全性。这就使得幼儿不但具有冒险精神和探索愿望，还有对未知世界的恐惧和不安。幼儿表现出对爸爸妈妈的依赖性，是希望从爸爸妈妈那里获得安全感。"[1]

很多妈妈都无知地以为，孩子小的时候什么都不懂，吃什么都能长大、跟着谁也都能长大，挣钱、买房、升职、加薪才是最重要的。正如武志红所描述的"我们这个国家，可能每个地方都有这样一种主流思维——挣钱胜于带孩子，面子胜于家庭温暖……就算在亿万富豪的家庭里，多少孩子也仍然是留守儿童一般？学了心理学，我明白，真正自信的基础，是爱；而自卑的基础，是因为爱的匮乏。虽然条件不好也可以导致一定的自卑，但这远不如爱的匮乏作用大"。

有了孩子并不意味着女性追求事业及人生理想的道路就此终止。一个明确自己的事业目标并为之不懈努力的女人，无论任何困难都阻止不了她到达梦想的彼岸。王蕤，我的一位师姐、三个孩子的妈妈，曾在《华盛顿邮报》、《财富》杂志、美国国务院工作过，撰写过多部中文书和两部英文小说，是中国出生、打入西方主流出版界为数不多的双语作家。她曾被华尔街、美国大学、香港特别行政区政府约请讲演，为《南华早报》写专栏，担任 NPR 与 CNN 中国事务评论员。在她的新书《从加州到北

1　《郑玉巧育儿经（幼儿卷）》，郑玉巧 著，kindle 电子书。

京——我的留学美国与海归经历》中，王薇回顾到她曾被聘为时代华纳集团旗下时尚类杂志世界排名第三的 In Style 杂志中国第一任主编。然而，那时她的大儿子刚刚 100 天。她写道："我生大儿子的时候，选择自然产，母乳。因为对孩子的健康好。同样，为了孩子的健康，我决心还要母乳一年。而这个 dedication 我不能轻易放弃。鱼和熊掌，我肯定不选熊掌，因为熊掌代表的是残忍的价值体系。我明白放弃主编的代价是昂贵的。我可能错失了我人生中一个很大的工作机会……人生不是短跑，是个长跑。拼的不是一时，而是一生。而孩子长大的这段时间，就是以后事业再风光也换不回来。"

我们的一生中有很多个三年，而孩子最需要妈妈的三年却只有一次，我们是否要用孩子的今天去换取自己的明天？在龙应台的著作《亲爱的安德烈》一书的最后，有一封读者来信值得每一位妈妈深思："我们不能霸道或无知地以为，我们有权决定孩子出现在我们身边的时段，我们要事业，要让自己发光发亮的时候，就希望他们离远一点，或干脆离他们远一点；我们打拼累了，烦了，就要求他们回到身边，承欢膝下。事实上，做父母的本来就应该配合孩子的成长大计，但他们却不需要顾及我们的人生规划。"

"母爱是一场由上而下的辜负"？

最近在网上看到一句话：母爱是一场由上而下的辜负。意思是说，我们这一代人很多都是奶奶或姥姥带大的，我们的妈妈还没来得及好好地去回报她们，我们自己又有了孩子，于是我们孩子的奶奶或姥姥又继续给我们带孩子，母亲这个角色永远都是在为儿女付出，如此一代又一代地"辜负"下去。

当我们说不想为了孩子而牺牲自己的时候，必定有人要牺牲；当我

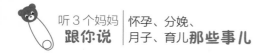

们做了父母后还要继续享受没有孩子时的精彩生活的时候，必定有人要付出代价，这个人多数是我们的妈妈或婆婆。如果我们认为老人带孩子是天经地义、约定俗成的，那么我们就大错特错了。老人帮我们带孩子是出于对我们无私的爱，而非责任和义务。最近在网上看到一篇老人的日记，记录了自己和老伴儿带外孙忙碌又辛苦的生活。老人感言："我们老两口儿，本来是说好退休后趁着身体好周游世界的。但是女儿有难处，不能不帮。这一帮真是把自己拴得死死的，哪儿都去不了……女儿知道我们的辛苦，经常给我买来昂贵的羊绒衫，给她妈妈买金首饰，但我总还是觉得，这些都不如让我和她妈彻底地歇几天……带一个孩子，身体累是其次，心累才是真的啊！"

这几句话，真真切切地道出了绝大多数给儿女带孩子的老人们的心声，对此我更是深有体会。平时我妈妈或婆婆轮流来帮忙，还有小时工每天来打扫卫生，即便如此，我作为一个三十多岁的全职妈妈一天下来仍然感觉身心疲惫，更何况是独自承担做家务、做饭、带孩子等多项重任的老人？有人会说："我妈妈特别爱我的孩子，帮我带孩子就是在享受天伦之乐啊。"我想说，你被你妈妈善意的谎言欺骗了。老人们的天伦之乐，是公园里载歌载舞，社区里琴棋书画，周末去逗逗外孙，假期去踏青远足……天伦之乐绝不是每天给孩子擦屎擦尿洗屁股、喂水喂饭似护工、陪玩哄睡洗衣服、买菜做饭做家务……有的老人心疼儿女上了一天班回到家再带孩子太辛苦，于是又主动承担起了夜间带孩子的重任，长此下去，最终积劳成疾。有的妈妈白天上班时请老人带孩子，下了班还要去逛街、酒吧、过夜生活，周末和老公去过二人世界，假期还要和朋友去旅行……老人们表面上虽不说什么，但我们有没有真正为他们着想过，他们真的如表面上那般快乐吗？

并不是所有的老人都心甘情愿地帮我们带孩子，我们做儿女的更没有资格去要求老人带孩子。有的人居然要求还没有退休、很享受工作的老人提前退休来给自己带孩子。老人们已经为我们操劳了大半生，从来不求我们回报什么，但我们至少要让她们去过自己想要的生活吧？难道还要让她们再为我们的孩子买单？如果换位思考一下，等我们自己老了，我们或有自己的爱好想去钻研，或希望安静地颐养天年，或有未完成的事业想去追求，或计划环游世界实现梦想……我们是否真心愿意天天去带孩子？

这一年半来我每天亲自照料孩子，充分体验到了长辈们常说的"一把屎、一把尿地把孩子拉扯大"这句话的真正含义。亲力亲为带孩子是为人父母的本职，就算受到客观因素的制约，我们也应尽力去分担长辈们为我们带孩子的辛苦。享受闲暇生活的应该是他们，享受周末二人世界的应该是他们，享受度假旅行的也应该是他们……让母爱不再成为一场由上而下的"辜负"，是我们这一代人应学习的功课。我憧憬着我们的孩子将来都能有条件、有能力亲力亲为地照料自己的孩子，把我们带给他们的幸福和快乐一代代地传承下去。等到有一天腊八有了自己的孩子，我想对他说：你小时候是妈妈陪在你身边亲自照顾你的，你现在也应该这样去照顾你的孩子。

无论我们在自己的人生道路上是叱咤风云、独领风骚，还是简单平凡、闲云野鹤，有了孩子就是有了这辈子"甜蜜的负担"。只为那一声"妈妈"，唯有尽心尽力于这个上天赐予我们的新生命，才不枉费在事先没和他商量的前提下，就带他来这人世间走一遭吧？

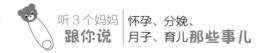

写给新晋爸爸们

文 / 腊八妈

　　我很幸运，在我怀孕、生产、坐月子及现阶段带孩子的过程中，我的老公充分履行着他作为一个男人对妻子、对孩子、对家庭的职责，朋友们笑称他是"模范老公"、"超级奶爸"。我不敢说他是做得最好的，但至少于我来说，我因他所做的一切每时每刻都在感恩着，幸福着。最近读到一篇文章，讲的是现在很多婚姻中，男人形同空气，女人除了要上班，还要一个人承担所有家务，柴米油盐水电燃气，男人一概不过问。我想为那些深陷痛苦中的女人们说说话，和那些"甩手掌柜"的男人们探讨几个问题：结婚以后，家庭是不是两个人的？怀孕后，孩子是不是两个人的？任何"工作忙"、"没时间"、"我不懂"、"我不会"、"我太累"等理由是否可以成为一个丈夫和一个父亲逃避家庭责任的借口？

　　很多女人也都是在结了婚之后才发现自己真正想要的是什么。正如电影《北京遇上西雅图》所讲述的故事，女人最初以为自己最需要LV，但当现实生活摆在眼前的时候，LV却变不成你每天早起想吃上的那口豆浆和油条……其实，你需要的是那个能把豆浆和油条端到你面前的人，更确切地说，你需要的是那个人带给你的温暖，管它是豆浆油条还是稀饭馒头。

十月怀胎也是两个人的事

　　在这里，我并不是想跟准爸们说你们要向我老公学习，他为我做的一切，你们也应该为你们的妻子去做。我只是抛砖引玉，想告诉新晋爸

262

爸们，其实你有很多很多种方式去关心你的妻子、你孩子的妈妈、你的家。最关键的是，你要明白怀孕、生孩子并不是女人一个人的事，虽然你无法亲身体验这个痛并快乐的过程，但你要全身心地参与到这一特殊的时期中来，为你的妻子做任何你能做的事，让她知道你没有忘记婚礼上"同甘共苦"、"风雨同舟"的誓言。现实生活中无数的真实案例都告诉我们：一个始终把家庭放在第一位的男人，他的工作和事业也错不了，他给予妻子和孩子强烈幸福感的同时，自己也被幸福包围着。

孕前期我有妊娠反应，完全吃不下东西。一个周末的早上，老公从厨房里端出来的一碗鸡蛋羹打开了我的食欲。不是因为它的味道，而是它看上去简直就像一碗漂亮的金黄色布丁。平滑的表面上，没有一丁点气泡，吃在嘴里香嫩可口。老公平常是六点半起床，从那以后每天再早起半小时。我醒来时他已经去上班了，但打开锅盖，里面一定有一碗还在冒着热气的秀色可餐的鸡蛋羹。

老公是个时刻把家装在心里的人。他总是抢在我前面就把家务活都干完。每天晚上在厨房做饭，菜还没端上桌，他就先把锅给洗了，灶台也擦干净了。他非常清楚家里大大小小的事，冰箱、厨房、洗手间都缺什么，他下班路过超市就买回来。未出生的腊八需要的东西，大到童车，小到口水巾，他只要有时间就仔细研究，网上购买。

孕中期的时候医生建议我每天散步以控制我日益增长的体重。从炎炎夏日到寒冬腊月，无论多热多冷，刮风还是下雪，老公每天都陪着我这个大肚子走完医生建议的一小时。回到家后，我累得倒在沙发上，他会紧接着问我："今天想吃什么水果？"然后去厨房洗、切、装盘，端到我面前。晚上睡觉前，我们还会一起给宝宝做胎教，抚摸他，和他说话。我看的孕期读物中说：虽然准爸爸很忙碌，但也要坚持每天进行一次三人互动。准爸爸抚摸准妈妈的腹部，对情绪容易陷于不稳定状态的准妈妈来说，是一件令人感到很舒服的事情。并且这种良好情绪还会进一步

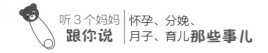

传递给腹中的宝宝，让宝宝分享父母的爱。[1]

我们的儿子腊八从月子里开始就是个特别爱笑的孩子，他所有的照片几乎都是张着嘴、眼睛笑成一道缝。现在腊八一岁多了，经常会微笑着主动和路人打招呼，睡着了做梦的时候，居然也能咯咯地笑出声，肚子还跟着一颤一颤的。带他外出就餐，他隔着桌子和远处的陌生人"抛媚眼"，还喜欢故意去"挑逗"服务员，很少有认生的时候。大家都说腊八的性格真好，他的笑简直可以融化一切。虽然说女人孕期的心情在影响孩子性格方面还没有确凿的科学依据，但我相信这两者之间有着必然的联系。

写到这里，也许有的准爸爸会说：我每天加班到很晚，回到家累得像死人一样。还有的人会说：我经常一出差就十天半个月，照顾孕妇实在是有心无力。甚至还有的人会说：我真的不会做家务，让我做还不够我添乱的……其实，这些都不是你不去关心体贴怀孕妻子的理由，任何理由都有解决方案。

一、每天加班到很晚的准爸爸：回家晚没有关系，你可以选择每天早上为她做一件事，比如把她的早餐准备好。如果准备早餐来不及，你可以在中午的时候给她打个电话问问她午饭吃什么，如果她工作很忙还没吃午饭，你可以为她叫一份可口的外卖。如果给她叫外卖也没时间，你可以在百忙之中利用去洗手间的时间坐在马桶上给她打个电话，问候一下她和肚子里的宝宝，想吃什么或需要买什么东西，你花上几分钟的时间在网上就可以搞定……

二、经常出差十天半个月的准爸爸：你可以在出差之前看看家里还有什么需要采购的，一次性买齐，这样你的妻子就不用大着肚子一个人去超市了；你可以在出差的城市为她或肚子里的宝宝买一件礼物，到家

1　《最佳胎教早教，孕育聪明宝宝》，陈咏玫编著，中国轻工业出版社，2012年5月第1版，第287页。

后给她一个惊喜；你可以在出差回来之后，带她去看一场电影，或是她一直想看的那部话剧；你还可以让她把下一次产检安排在你出差回来之后，陪她一起去……最最重要的，就是你出差在外的每一天，都要给她打一个电话，关心她的身体和你们的宝宝，也让她知道你一切安好。

三、不会做家务的准爸爸：不会做家务的准爸爸应该会上网吧。家里即将增加一个新成员，随之要增加的还有这位新成员衣食住行的所有家当。你可以找朋友去咨询，也可以到论坛里去看帖子，哪个牌子的纸尿裤好？NB尺码的囤多少包够用？吸奶器买单边还是双边？手动还是电动？护臀膏、乳头膏、消毒锅、温奶器这些新名词你是否有概念？没概念就去好好研究吧，然后慢慢把这些东西和妻子商量着购齐。既然你妻子挺着大肚子还要为你做家务，在其他方面，就让她省省心吧。

是的，请相信，只要你每天用心去做一件小事，也许只花上你三五分钟的时间，你辛苦怀孕中的妻子就会很感动。无论你有多忙，你都要让你的爱人知道你和她是在一起的。我相信，能说出一万个理由，就有一万个解决方案。关键是，你要行动起来，立刻、现在、马上。孩子是上天赐予你们的天使，是你们这辈子得到的最珍贵的礼物。十月怀胎的过程需要两个人共同去经历、体味和感受。惊喜、激动、孕吐、疼痛、担忧、期待、紧张……一点一滴都将融汇成为你们二人世界最后的珍贵回忆，封存在你们数十年婚姻中的最初阶段。

一朝分娩，责无旁贷

女人在分娩的时候最希望谁陪在自己身边？毫无疑问是自己的老公、孩子的爸爸。我们国家多数公立医院都不允许产妇在分娩时有亲人陪伴，这是没有办法的事，但以人性化服务著称的私立医院都非常鼓励夫妻二人共同经历和见证孩子的诞生，虽然这在国外早就是一件再正常不过的

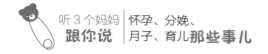

事了。我和我身边很多朋友都选择了在私立医院分娩，即便如此，仍然有不少产妇独自面对这一痛苦却又幸福的时刻，原因主要来自于孩子爸爸及产妇自身两个方面。

很多男人惧怕女人分娩时血淋淋的场面，说自己会晕血，即使那个女人是自己的妻子。而女人通常是心软的，由此一来，我们经常会听到女人们貌似通情达理实则只是自我安慰地说："天啊，他要是真晕过去了，医生还得抢救他。"还有很多男人拒绝进入产房居然是担心自己会产生性功能障碍。这种在电视剧里，确切地说是在中国电视剧里的桥段搬到现实生活中，实在经不起推敲。试问中国男人在这方面真的就如此不堪一击吗？如果男人看了自己的妻子生孩子就产生性功能障碍，那么国外多数家庭都是好几个孩子，人家老二老三都是怎么变出来的？

就这样，那些晕血的、晕针的、担心"一蹶不振"的及各种心理脆弱的男人全部躲在了产房门外，任凭自己的妻子在里面独自承受着恐怕是这辈子最艰难的时刻，有的甚至是死里逃生……结婚时那些同甘共苦、风雨同舟的誓言，早已被抛到了九霄云外。

一个女人从怀孕到临产，她的身体逐渐发生着前所未有的变化，从最初的孕吐到肚子变大、变沉重，直到没办法给自己穿袜子、剪脚趾甲，睡觉无法平躺、下肢水肿、关节疼痛、静脉曲张、尿频……甚至有些孕妇还经历了耻骨联合处分离、坐骨神经痛等非常难挨的症状；而临产前的急剧宫缩更是让人疼得说不出话，如果没有无痛分娩术，人的承受力恐怕会突破极限。十月怀胎，女人身体上承受的痛苦、精神上对分娩的恐惧加之对腹中孩子的各种担忧交织在一起，在一朝分娩这千钧一发之际，那个曾经下跪求婚、满腹誓言、即将为人父的男人，究竟还能找出什么样的理由安然地留在产房外，让已经饱受折磨的妻子去独闯那最后一关？

然而，也有一类所谓内心强大的女人，她们在自己分娩时不希望老公陪伴，一是怕老公受不了现场的刺激从而产心理障碍，二是觉得老公在旁边也帮不上什么忙。她们在自己这里就为老公设了"限"，就像一个母亲经常说自己的孩子这也不行，那也不行。其实，即使是那些允许陪产的公立医院，家属也只能在床头的位置，不能在产房随意"参观"，担心男人受刺激真的是无稽之谈。而我分娩所在的私立医院更为开放，我的床头两侧站满了为我加油打气的护士，根本没有老公的位置，于是他从头至尾端着相机，像个摄影记者一样在气氛本来就很轻松的产房里随意穿梭和观摩，认认真真记录下了腊八诞生的全过程。肋产士请他剪脐带的时候，护士主动接过相机，为他和孩子拍下了那珍贵的历史一刻。或许我无法理解那些不想让老公陪产的女人的真正想法，我只清晰地记得生完腊八回到病房后，老公非常骄傲地对我说："第一个亲吻腊八的人，是我。"初为人父喜悦又激动的神情溢于言表。

妻子坐月子，我做什么？

很早以前我还没结婚的时候，看过一个电视采访，采访对象是足球解说员董路。那时他的妻子刚刚生完孩子，主持人问他当了爸爸后的感受，他回答说，我妻子夜里给孩子喂奶的时候，虽然我帮不上什么忙，但是我也会起来，披上衣服，我就愿意坐在那儿陪着她喂奶……听了他这番话，我不由得对这个男人心生敬意，同时也在想，现实生活中还有这等境界的男人吗？

我结婚后也不曾奢望我老公是那种夜里可以起来陪我喂奶的男人，生了孩子后我才发现，原来我老公做到的，还远不止夜里陪我喂奶。从产后住院到月子，乃至到今天，老公除了没有哺乳的功能，换纸尿裤、拍嗝、洗澡、抚触、哄睡……样样全能。

很多男人在孩子出生后都当起了"甩手掌柜"，有的男人甚至没给

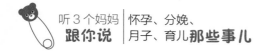
孩子换过一次纸尿裤，尤其是家里有老人帮忙、又请了月嫂的，那简直就是万事大吉，彻底没自己什么事了，当了爸爸就像没当一样，有了孩子就像没有一样。我们经常会听到我们的父母说："我们一把屎一把尿地把你拉扯大……"如今我们当了父母，到底什么是一把屎一把尿？照顾宝宝到底有多艰辛？恐怕只有切身体会过的人才有发言权，也才算真正当了爹妈。

孩子的爸爸参与到育儿当中来在我们看来似乎很难得，但如果你读过《西尔斯亲密育儿百科》就会了解到，这在西方的育儿理念中，是一件顺理成章的事。我国的育儿专家郑玉巧也说："喂养孩子是在哺育孩子，除了哺，还要育。如果爸爸能够参加到哺育孩子的过程中，妈妈就不会那么疲劳，产后抑郁症的发生率也会有所降低，孩子的性格会更加健康。如果孩子夜间哭闹，爸爸也要给孩子一些关怀。抱抱孩子，和孩子亲切地交谈。不要认为孩子小，听不懂话，孩子可以从父亲的语气中感受到父亲的爱。"[1]

初人为父，落荒而逃？

2006年11月，父母来英国参加我的毕业典礼，我趁机带他们游历英国的各大城市。那天是个周末，天气阴冷，还下着雨，我们在去往剑桥的路上躲进一家餐厅。邻桌是一个爸爸和他两岁大的儿子。小男孩正在吃一大份冰淇淋，上面还撒满了巧克力豆。在中国，这么小的孩子是不可能吃这么多冰淇淋和巧克力的，又是在这么冷的天，这个爸爸也太粗线条了，孩子的妈妈呢？学新闻的我总会忍不住发问，于是就和这位爸爸聊了起来，他说："我妻子是全职妈妈，她太辛苦了，每个周末我

---

1 《郑玉巧育儿经（婴儿卷）》，郑玉巧著，二十一世纪出版社，2008年9月第1版，第68页。

都让她好好休息或是去做她喜欢的事，我一个人照顾孩子。"我用欣赏的眼光看着他，一股暖流在心中流淌，他的妻子好幸福。

2013年5月，我还没结婚，一次我和一位男同学约在咖啡厅谈合作的事，那时他的孩子也就两三个月大。专注谈工作的我们都忘了时间，我想起看表的时候已经傍晚六点了，我说："哎呀，你赶紧回家吧，爱人、孩子都在等你吧？"他却不紧不慢地说："没事，我现在每天都尽量晚点再回去，家里有孩子太吵，回去也累，还是在外面轻松。"听了他的话，我的心简直是凉到快结冰了……

在龙应台的《亲爱的安德烈》一书中，有位读者来信这样写道："我从不跟我先生算账，怪他当年没有把屎把尿，因为那是他自己的损失，但我必须把关，不让他干扰孩子的下一步。父母面对孩子一辈子都有任务，孩子小时候是喂食清洗，是全程陪伴，他们大了那个功课就是放手，任何一个阶段都精彩绝伦，但都不可逆转。"育儿专家郑玉巧说："父母与宝宝互动，为宝宝做任何事情，都是在运用宝宝与生俱来的潜能进行着潜能开发，帮助宝宝认识世界，感知世界，了解世界，懂得世界，适应世界。父母要珍惜每时每刻和宝宝在一起的时光。"[1]

"经营"这个词已经被说得太多，从怀孕一直到产后，女人的情绪容易受到激素水平的影响而变得异常波动，"经营"已经是最低要求，男人需要花更多的时间和精力去呵护自己的爱人，甚至忍受她的乱发脾气。怀孕的时候，我们或许还没有意识到我们的生活从此改变了，孩子呱呱坠地的那一刻，我们才发现我们的生活被彻底颠覆了。然而，当这个家里的男人能够冲在第一线，责无旁贷承担起一切的时候，还有什么困难能够阻挡住一家人一直幸福下去的脚步吗？

如果我的这篇文章没有足够的力量触动你，那么在这里与你分享美国畅销书作家 Diana Loomans 的诗歌 If I had my child to raise over

---

1　《郑玉巧育儿经（幼儿卷）》，郑玉巧著，kindle 电子书。

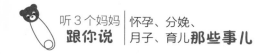

again（假如，上天再给我一次机会抚育我的孩子），愿它给予我们所有新晋父母以启迪与思考：

If I had my child to raise over again,

假如，上天再给我一次机会抚育我的孩子

I'd finger paint more, and point the finger less.

我会用手指多陪他画画，而不是用手指戳他的脑门

I'd do less correcting, and more connecting.

我会在交流中理解他的想法，而不是整天纠正他的错误

I'd take my eyes off my watch, and watch with my eyes.

我的眼睛不会再盯着手表，而是用心去凝视他的眼神

I would care to know less, and know to care more.

我会对知识更加渴望，对他更加关爱

I'd take more hikes and fly more kites.

我会教他与自然为友，陪他与风筝共舞

I'd stop playing serious, and seriously play.

我会扮演知心的玩伴，而不是板着严厉的面孔

I'd run through more fields, and gaze at more stars.

我会与他奔跑在每一片田野，抬头仰望无限的星空

I'd do more hugging, and less tugging.

我会多一些拥抱，少一点拉扯

I would be firm less often, and affirm much more.

我会多一些坚定，少一点强硬

I'd build self-esteem first, and the house later.

我会先用自信撑起一个自己，再去撑起一个家

I'd teach less about the love of power, and more about the

270

power of love.

我会教他不要醉心于权数，鼓励他去争取爱的权力

It matters not whether my child is big or small,

我不会在意孩子将来是伟大还是渺小

From this day forth, I'll cherish it all.

因为从此刻开始，我将珍惜他的所有

（译文：万力嘉）

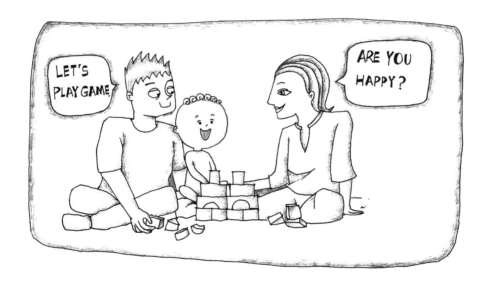

两岁以内宝宝出行经验分享

文 / 腊八妈

　　我和我先生都酷爱旅行，结婚前脚步各自遍及五大洲十多个国家。或许是因为我们在国外看到过太多的年轻父母带着小宝宝旅行，一对夫妻带两三个宝宝旅行更是非常普遍，我们都默契地认为，宝宝是家庭中平等的一员，无论带宝宝旅行多么麻烦，我们都愿意创造条件带他去探索这个多姿多彩的世界。小宝宝由于受饮食和睡眠的限制，日常活动范围很小，每天都在看重复的方圆两公里内的花花草草。我国著名的育儿专家郑玉巧说："幼儿大脑神经系统正处于飞速发展阶段，神经元之间在进行着广泛的联系，这种联系需要宝宝丰富的经历和来自外界的各种刺激。宝宝缺乏丰富多彩的经历，缺乏生活体验，进步就会缓慢。"[1]

　　对于受各种条件限制、无法带孩子走得更远的家庭来说，父母也要多花时间带孩子去不同的地方参加户外活动。户外活动对宝宝智力发育是非常重要的。宝宝看到、听到、闻到、摸到和感受到的，都可刺激大脑神经建立起相互联系。[2] 去哪里并不重要，重要的是父母愿意陪伴孩子一起去观察形形色色的人和物，去感受这个奇妙又有趣的世界。

带宝宝出行注意事项

　　带宝宝外出旅行，很多父母都怕把孩子折腾病了，得不偿失。如果宝宝平时的体质相对较弱、抵抗力差、容易生病，是否带宝宝出行的确需要父母认真权衡。此外，我并不建议带六个月以内的宝宝旅行。六个月以内的宝宝，尤其是纯母乳喂养的宝宝还没有添加辅食，妈妈是按需

1　《郑玉巧育儿经（幼儿卷）》，郑玉巧著，kindle 电子书。
2　同上。

哺乳，两三个小时喂一次，宝宝白天的睡眠时间也比较长，带这样的小宝宝出行，无非是换个地方喂奶和睡觉，在旅途中给宝宝喂奶也不方便。而六个月以上的宝宝就不同了，因为添加了辅食，他们吃奶的次数相对减少，白天的睡眠时间也相应减少。他们能够独坐，开始练习爬行，更加活泼好动，闪烁着眼睛好像看什么都看不够……因此，带六个月以上的宝宝去看外面的世界就更加有意义了。

一般情况下，只要做好规划，做足功课，考虑周全，在制订旅行计划之前先预见可能会出现的问题，并通过各种方法将这种可能性降到最低，那么成就一次带宝宝的完美旅行就不是什么难事。郑玉巧指出：好奇心、冒险精神、探索未知、求知欲望是孩子的天性。孩子的天性能否充分发挥出来，与父母的养育紧密相关。如果父母处处小心翼翼，不给孩子创造发挥潜能的机会，宝宝的天性就会被遏制，甚至被湮灭掉。[1]下面就凭借我的经验，将带两岁以内宝宝出行的目的地、航空公司选择及宝宝饮食分别进行总结。

一、目的地选择

无论选择哪里作为目的地，首先不要带着宝宝跟团。旅行社的团队线路通常都安排得非常紧密，每天大部分时间都在景点与景点之间赶路，"上车睡觉，下车尿尿，到了景点就拍照"的旅行模式不适合小宝宝。其次出行时间不能过长，两岁以内的宝宝往返一周的时间就可以了。旅行时间太长，大人劳累孩子疲惫，也就失去了亲子出行的意义。

1. 两岁以内的宝宝在飞机上没有独立的座位，始终和大人在一起，因此目的地越近越好，飞行时间越短越好。不转机、不换乘、不倒时差，使宝宝免受舟车劳顿之苦。

2. 选择交通工具往返的时间时，应视宝宝白天小睡的习惯而定，有的宝宝在任何嘈杂环境下都可以轻松入睡，就可以选择宝宝小睡时间的

---

1 《郑玉巧育儿经（幼儿卷）》，郑玉巧著，kindle 电子书。

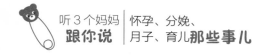
航班；否则，就应该避开宝宝的小睡时间，以免宝宝在飞机或火车上因睡不着、睡不好而哭闹。

3. 带小月龄宝宝出行，目的地的气候温度最好与现居住地一致，这样宝宝不需要增减衣服，也降低了患感冒的概率。

4. 度假式旅行，不奔波，不赶路，最好景点都在酒店附近，方便带宝宝回酒店休整、喂奶、睡觉。

5. 酒店必须设施完善、干净整洁。

二、航空公司的选择

如果是出国游，宝宝又够了申请婴儿睡篮的条件，即身高 75 厘米以下、体重 11 公斤以下，建议首选国外航空公司。腊八在八个月时去济州岛，我需要在东方航空和大韩航空之间做出选择，关于经济舱第一排座位及婴儿睡篮一事，两者的服务就是天壤之别。东方航空告诉我："我们可以给您安排经济舱第一排座位及婴儿睡篮，但需要您在起飞当天尽早到柜台办理值机，先到先得。"而大韩航空给我的答复简单又爽快："只要您订了机票，我们立即为您锁定第一排座位并保证提供婴儿睡篮。"此外，大韩航空还主动问我宝宝现在吃什么辅食，提供宝宝餐让我选择。可见，国外的航空公司往往比国内的服务更加到位，尤其能让带宝宝出行的旅客倍感心安。

如果是国内游，在选择航空公司方面就比较复杂了。以我们带 11 个月的腊八去三亚那次为例，去程选了国航，回程选了海航。国航可以电话直接出宝宝机票，而海航却需要我亲自去海航柜台购买。关于第一排座位，这两家航空公司都告诉我无法提前电话预留，只能当天尽早办理值机碰碰运气。

去程时，我们提早两个小时来到国航柜台办理登机手续，经济舱第一排只剩一个座位了，工作人员不仅把这个座位立即替我锁定，还告知坐在我旁边的将是机上工作人员，如果飞机上空位多，可以和他商量请他与坐在第四排的腊八爸爸换座位。果真，坐在我旁边的是飞机上的乘警，在和他的聊天中，我了解到很多信息：

第一，每当我们给航空公司打电话预订机票时，如果想给宝宝申请婴儿睡篮，一定会被告知只有国际航线才提供婴儿睡篮，国内航线没有，而事实上都有。乘警边说边帮我要来了婴儿睡篮，亲自帮空姐一起安装上。本以为上一次去济州岛是腊八第一次也是最后一次享受空中睡篮了，没想到去三亚又过了一把瘾。其实，给孩子申请到婴儿睡篮，不仅舒服了孩子，更是解放了大人，近四个小时的飞行，变得不再那么漫长。

第二，国外的航空公司一般都会主动提供婴儿餐，但我们的国航是需要提前预订的，我不知情，所以在去程的飞机上腊八就没有得到婴儿餐，好在我自备了。于是在回程的前一天，我给海航打电话预订婴儿餐，结果被告知要至少提前 24 小时预订，而我当时打电话时只因刚过了几分钟，腊八在回程也没有得到婴儿餐。

第三，关于经济舱第一排座位，乘警建议我今后在起飞前一天给航空公司打电话碰碰运气，因为如果第一排被航空公司的金卡会员预订了，即使我们在起飞当天第一个办理登机也无法申请到第一排，还不如前一天晚上打电话询问，以免第二天把时间都浪费在机场。

回程时，我按照乘警说的给海航打电话问是否可以预留经济舱第一排，海航客服的回答居然是："我们的第一排不能预留，但是在办理登机时可以花钱买，一百块钱一个座位。"第二天当我对海航柜台工作人员说我想买第一排座位时，对方却很奇怪地看着我说："对不起，我们的座位从来不出售。第一排已经满了，我给你们安排第二排吧。"然而，上了飞机后我们发现第一排的座位居然全部是空的！于是立刻换到第一排。坐稳后，我向空姐申请婴儿睡篮，得到的答复是：对不起，我们这架飞机上没有配备。看来，没有乘警"撑腰"，在国内航线上申请婴儿睡篮几乎是不可能的了。

三、宝宝旅途中的饮食

宝宝离开了自己熟悉的地方，衣食住行都发生了改变，因此前一两天吃不好睡不好都是非常正常的，有时还会发生便秘，我们成年人也是如此。在旅途中饮食有个大原则：饭吃得少点没关系，但一定要多喝水、多吃新鲜的蔬菜和水果。如果宝宝平时就容易便秘，可以带上西梅泥以备不时之需。

网上有不少帖子都推荐妈妈们在旅途中用焖烧罐给宝宝做粥或面条，还附有各种食谱，推荐妈妈们参考。如果像我一样在给宝宝做粥时追求黏稠软糯的口感，可以用焖烧罐先把粥焖熟，再用小电磁炉或方便携带的小锅短时间烹煮，最后装进焖烧罐带去酒店餐厅，这样宝宝就可以和爸爸妈妈一起在餐厅同时开饭了。

随着宝宝月龄的增大，你会发现给他带的食物会越来越多。腊八在八个月时出行由于还在母乳喂养，我只给他带了米粉、菜泥、果泥和少量奶粉；11个月的时候，我带了小电磁炉和焖烧罐用来给他煮粥和面条；15个月的时候，又增加了饼干和酸奶。罐头类的婴儿食品方便省事，但是不宜让宝宝在旅途中天天吃，和新鲜食材现吃现做穿插进行，是在旅行中既省时间又全面满足宝宝营养需求的最佳选择。无论是罐头、零食还是现吃现做，都尽量给宝宝吃他曾经吃过的食物，这种保守的做法可以保证宝宝在旅途中不会发生过敏或肠胃不适。

四、宝宝旅途中的疾病预防

宝宝旅途中的疾病预防其实和平时差不多。小宝宝爱吃手，所以最需要注意的就是勤洗手，同时，把宝宝经常用手接触到的东西用含医用酒精的消毒巾擦拭。比如，酒店宝宝餐椅上的小餐板及婴儿床四周的围栏都应该重点清洁。

夏季出行室内外温差大，宝宝跑得满头大汗的时候，一定要先擦干他头上的汗，再进入空调房，同时根据室内外不同的温度，随时增减衣服。

另外，早晚温度低，外出散步时，要给宝宝带上一件长袖外衣。

很多酒店有着丰富多彩的夜生活，对我们做父母的来说是很大的诱惑。但是，宝宝在五岁之前最好都能在晚上八九点钟入睡，这对孩子的身体发育非常有好处，千万不要因为大人的贪玩而推迟孩子的入睡时间。此外，宝宝白天的小睡同样不能忽视，旅途中规律的作息也是保证宝宝身体健康的重要因素之一。

济州岛乐天酒店：小月龄宝宝的度假胜地

2014 年 9 月，腊八满八个月。带孩子第一次旅行我选择了济州岛。首先，它距北京只有两个多小时的飞行时间。大韩航空的去程航班是上午十点多，返程是下午三点多，这两个时间对于宝宝来说都再合适不过了。其次，九月份的济州岛，和北京的气温几乎一致，大人孩子都无需增减衣服，也就降低了生病的风险。再次，在酒店的选择上，我毫不犹豫地订了乐天酒店，它是典型的 kids-friendly hotel，酒店四层有大型的宝宝室内乐园，还有著名的 Hello Kitty 主题房间。酒店户外游泳池是恒温的，不论刮风下雨，在里面游泳都很暖和。最重要的是，酒店周围分布着三个主题博物馆，均在步行范围内，满足了我带着孩子度假式旅行的需求。最后，酒店里的乐天免税店，对我来说简直就是额外的惊喜了。

2014 年 9 月 15 日上午，我们找到大韩航空的柜台，开始一路体验带宝宝坐飞机的好处：优先托运行李、优先安检、优先登机……一路绿灯地上了飞机，腊八却开始有点烦躁，因为此时到了他上午小睡的时间，而飞机上人多嘈杂又无法让他安静入睡。我们旅行回来后，很多朋友都问我腊八在飞机上闹不闹？我的回答是：我们要求一个几个月大的宝宝和成人一样在飞机上从始至终安安静静的，是否太过苛刻了？我们成人在机舱这样一个密闭、人多、空气差、噪音大的环境里都不免烦躁，更

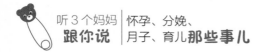

何况是孩子呢？

随着飞机的助跑、起飞，腊八在姥姥的怀里睡着了。飞行平稳后，空姐开始给腊八安装我们事先预订好的婴儿睡篮。我第一次见到婴儿睡篮是在我十年前去英国的飞机上。那次我刚好坐在经济舱第一排，旁边是一对英国夫妇。聊天得知，他们刚从中国领养了一个女婴，她很小很小，紧闭着双眼安静地躺在睡篮里。那对英国夫妇的目光几乎从来没有离开过她，百般怜爱。这是腊八第一次享受空中婴儿睡篮，我给他拍了很多照片，留作纪念。如果没有这些照片，或许他永远不会看到自己在八个月大的时候坐在飞机如此"瞩目"的专座上，前几排的乘客都融化在他的笑声里了。

两个多小时后飞机落地，走出机场，清新湿润的空气迎面而来。从机场到乐天酒店的交通非常方便，600路专线可直达酒店门口，返程亦然。乐天酒店最大的卖点之一无疑是它的后花园，这个下沉式的后花园只有酒店客人才能享用。酒店大堂有扇大门推开后是个露天平台，可以俯瞰整个后花园的全景。我在前台办理入住手续的时候，姥姥姥爷就已经迫不及待地抱着腊八去露台拍照了。晚饭后回到房间，才发现我们房间的阳台正对着后花园，缓缓转动的荷兰式风车近在眼前。伴随着湖畔露天酒吧乐队缥缈的歌声，酒店后花园的夜晚真是令人陶醉。每晚八点整，后花园上演精彩的火山秀，大部分酒店客人在房间的阳台上就可以欣赏。

第二天，我们用一整天的时间来游玩美丽的后花园。顺着后花园的台阶而下，便是酒店的私人沙滩了，这里海浪很大，腊八第一次看到的大海就如此波涛汹涌，但他似乎一点也不害怕。酒店的户外恒温泳池无疑吸引着每一个带孩子的家庭。腊八从四个月起开始亲子游泳，他是这个泳池里唯一一个穿游泳纸尿裤的孩子，且不使用任何泳圈等充气玩具。以往都是在封闭的游泳馆里练习游泳，这下和姥姥一起畅游在户外泳池中，腊八别提有多兴奋了。我和姥爷则坐在泳池吧休息，要上一份炸鸡和啤酒，悠哉地享受着一个风和日丽的下午。

乐天酒店周围的三个博物馆均在步行距离内。最近的是"泰迪熊博物馆"和"信不信由你博物馆"，稍远的是"活生生的博物馆"。此外，如美地植物园和天地渊瀑布也都近在咫尺。听说"信不信由你博物馆"有点惊悚，不适合带孩子参观。在接下来的两天，我们分别参观了另外两个博物馆，其余的时间就在酒店泳池游泳、在后花园晒太阳，或是走出酒店步行稍远的距离去享受正宗的韩式料理。

带小月龄宝宝旅行的关键就是慢——不着急，不赶路，边走边停地慢慢品味一个地方，无论对于自己还是宝宝都能乐在其中，这便是一次完美的旅行。

三亚凯宾斯基：丰富多彩的圣诞假期

2014年12月，腊八爸爸艰难地请下来三天假，加上一个周末，也就五天的时间。冬季出行，距离近又适合11个月大宝宝的地方，首选三亚。由于恰逢圣诞节，这次出行给了我们很多平日去三亚体验不到的惊喜。

平安夜当天下午，我们到达海棠湾凯宾斯基酒店。酒店当晚6点有圣诞庆祝活动，我们换好衣服，给腊八穿上了从英国买来的圣诞老人装，就兴高采烈地去参加party。大堂的布置非常有圣诞气氛。酒店的客人们在这里欢聚一堂，有乐队演唱、有给孩子们准备的姜饼屋、有现场制作的各种圣诞美食和热红酒……酒店的外籍工作人员扮成圣诞老人，大家都争抢着和他合影。庆祝活动持续了一个小时，腊八从始至终眼睛都睁得圆圆的，眼前的这一切都让他目不暇接，乐队的演奏更是让他跟着晃起了脑袋。7点，我们到达西餐厅，开始享用圣诞自助晚宴。

圣诞晚宴的火爆程度超出了我的想象，整个餐厅座无虚席，还好我

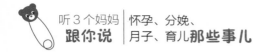

提前预订了座位。晚宴的布置让人大开眼界，光是甜品区的绚丽多姿就会让人陶醉。大大小小的姜饼屋、圣诞树、造型各异的翻糖蛋糕、苹果派、小松饼、蓝莓芝士蛋糕、五彩缤纷的冰淇淋……腊八一直让爸爸抱着在餐台前逐一"审阅"、流连忘返，虽然一样也不能吃，但饱饱眼福、流流口水对他来说也是件快乐的事吧。第二天一早打开房门，我们惊喜地发现门上挂着个大红袜子，里面是圣诞老人的礼物：好多可爱的姜饼和点心。这才是圣诞节的味道。

选择这家酒店的原因之一，就是它自带水系，不用出酒店，就可以带宝宝在酒店里坐船。一边饱览酒店的庭院景色，一边看鱼群争食，腊八这一路高兴极了。酒店还拥有一个很大的高尔夫球场。对于11个月大的腊八来说，高尔夫还很遥远，但广阔的绿地就在眼前。久居帝都的孩子，在如此干净的草地上撒欢、打滚，实在是太奢侈了。腊八在这片无边无际的草地上漫无目的地爬来爬去，就像一只小蜗牛发现了一片新大陆，爬累了就坐下来，抓一把草放在手心里，低着头研究很久很久……

腊八这次看到海和八个月时在济州岛第一次看到海时的状态完全不一样了，第一次看到大海他没什么反应，但这一次他仿佛有了感觉。只见他低着头，看着自己的小脚丫不停地去踩踏白色的浪花，即使冰冷的海水哗哗地冲上来，一次又一次地湿了裤管，他仍然乐此不疲地一次次去试探，直到一直架着他踏浪的爸爸累得不得不拖着他往回走时，腊八还恋恋不舍地、一步三回头地、可怜巴巴地望着大海的方向……

酒店附近的呀诺达热带雨林风景区也值得一游。老公用腰凳全程两个多小时抱着腊八上上下下景区里面的台阶，让他用小手摸植物，用鼻子闻花香。我既当保姆背着腊八的吃的喝的，又当摄影师记录下每一个精彩瞬间。虽然很累，但身体上的疲惫跟与孩子在一起享受大自然的快乐比起来，实在不值一提。

对于这么小的宝宝来说，他对旅行的要求很简单，他们不像成年人那样要求有什么景点，外界的一切对于宝宝们来说都是新鲜事物，都足够刺激他们的大脑和眼睛。在沙滩上抓起一把沙子，攥在手里感受它被太阳晒过的温度，再扔向天空，看沙子落下来，再抓一把……这就是宝宝们感受大自然的方式。我不怕他弄脏衣服，也不怕他浑身沾满沙子，我只怕这样的快乐时光太过短暂……

酒店绿地广阔、干净又美丽。私家沙滩的海岸线很长，可供孩子玩耍的面积很大。绿地、沙滩、大海和蓝天白云连接在一起，在阳光下构成了一幅色彩丰富的天然画卷，令人心旷神怡。如今很多酒店都更加注重多元化发展，使游客足不出户就能体验到丰富多彩的娱乐活动，尤其是带着宝宝旅行，度假村式的酒店将不仅仅是住宿地，很多时候，它就是目的地。

海口观澜湖：困难重重却收获多多

2015年5月，腊八15个月。腊八的姥爷刚好要去海口出差，我迅速抓住了这个机会，又一次成就了带着腊八和姥姥姥爷一起的旅行。5月的海口，白天最高气温已达35℃以上，而酒店冷气很足，这是我最担心腊八会生病的一次旅行。

以国际标准高尔夫球场著称的海口观澜湖度假酒店，一眼望去，高尔夫球场广阔无边，美轮美奂。久违的草地与露水混合的芳香，沁人心脾。每天清晨，我都把腊八扔在这片绿茸茸的天然地毯上，他在阳光下自由地奔跑，快乐得像只喳喳叫的小鸟。玩够了，我们来到温度骤降的餐厅吃早餐的时候，我急忙擦干他的满头汗水。下午腊八睡醒后，我们再去酒店的露天温泉。不同泡池的温度各不相同，接近傍晚的时候，凉风习习，从水里钻出来的腊八被我们用毛巾裹着走回酒店，进到冷气袭人的大堂……或许正是因为我在这种冷热交替的环境中，对腊八的照顾格外

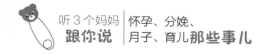
小心，在观澜湖度假的这几天腊八不但没有感冒，反而因为每天的大运动量，使得他的饭量大增，身体更加强壮了。

酒店离最新落成的冯小刚电影公社很近，且每天有免费班车接送酒店客人。去程的班车8点多就到达公社门口了，我们却被告知10点才开门。更不人性化的是如此热的天，所有游客都只能在露天等待，没有休息室，只有一个遮阳棚。气温在一点点上升，随着游客的增多遮阳棚内变得密不透风，闷热难耐。腊八只穿了件小背心和纸尿裤，在人群中走来走去，汗水已经浸湿了他的头发。我开始琢磨着打道回府，再等下去真担心腊八会中暑。可是由于地理位置偏僻，周围没有出租车，而酒店的班车要11点才开。无奈之下，我只能一边让腊八多喝水，一边不停地给他擦汗。

一小时后终于开园，可此时却到了腊八上午小睡的时间，没走几步，他就在童车里睡着了。由于这个电影公社是新落成的，绿化还很不完善，几乎找不到树荫。太阳几乎可以把人烤化，腊八就这样汗流浃背地在童车里睡了一路。姥爷说："这次旅行腊八接受了一次汗水的洗礼。温室里的花朵经不起风吹雨打，男孩子一定要经受得起各种环境的考验才能越来越结实。"

然而，考验远没有结束，我们居然鬼使神差地错过了回酒店的班车，于是，腊八有了人生中第一次坐"蹦蹦儿"的经历。空间狭小、四面透风的蹦蹦儿里挤着我们三个大人一个孩子。没有安全带，我只能死死抱住腊八，一路听着"嘟嘟嘟"的噪音，迎面吹着高温的热风"呼啸"着回到了酒店。接下来的几天，我担心的腊八中暑或热伤风都没有发生，他依旧每天玩得欢、吃得多，并将在海口增大的饭量延续到回北京之后，身高、体重也明显增长。看来孩子的适应能力远远超乎我们的想象。

如果说此次旅行困难重重一点都不夸张，回北京时又出状况了。先是在海口机场过安检的时候，安检员让我把背包里给腊八带的水全部拿出来。因为腊八需要在飞机上喝一顿奶粉，我带的水的确有点多。安检员只允许我带一小瓶水上飞机，其余的都让我扔掉。之前听说过飞机上提供的水是没有烧开的，不让我带水上飞机，怎么给腊八冲奶粉呢？我跟安检员讲道理，他铁面无私；我当着他的面每瓶水都喝一口，他还是摇摇头；我不屈不挠据理力争，他终于被我说服，最终同意我把所有水带上飞机。

当天海口机场航班大面积延误，我们登机后飞机却迟迟不能起飞。密闭狭小的机舱里没有空调，温度高、空气污浊，一个多小时后，我感觉自己都快喘不过气来了。腊八最开始睡了一会儿，醒来之后也没有哭闹，但我明显感觉到他有点无精打采，额头上都是汗珠，后背也湿透了。于是，我决定抱着他到头等舱去透透气，但空姐却把我拦下了，她说："你们不能去头等舱，乘客会有意见。"我起初没理会她，抱着腊八继续往前走，当她再次拦住我的时候，我对她说："对不起，你应该懂得非常时刻没有等级之分，老幼病残孕优先。"头等舱果然空气好，也相对凉快很多，没有乘客对我们有意见。幸好过安检时我留住了背包里所有的水，在起飞前等待的两个小时里，乘务员没有为旅客提供水和食物。看着腊八大口大口地喝水，我不禁在想：如果我当时妥协，现在该多后悔。

旅途中出现状况对父母来说是一种考验。都说做了父母后内心会变得强大，这种强大正是体现在面对困难时，我们能否为了孩子去争取。没有孩子的时候，很多事我们根本就懒得去理会，但有了孩子，我们就必须想方设法让事情往好的方向发展。这便是为人父母的本能。旅途中的任何变数和困难都是上天给我们的考验。有时因连续的雨天只能躲在酒店里；有时因航班变动拖着箱子抱着孩子无处落脚；有时为了梦想中的景点长途跋涉却赶上景区施工修缮……然而，这也正是旅行的真正魅力所在。如何用平和的心态去面对旅行中的不确定是一门学问，更是一个人对待生活的艺术。不得不承认，无论你怎么做，一点一滴都是对身边孩子的言传身教，对他将来的人生旅程都将产生潜移默化的影响。亲

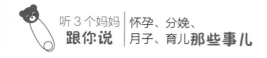

子旅行，就是在一次又一次的囧途中，让我们成为更好的父母。

有人会说，孩子那么小真没必要带出去旅行，我们自己三岁以前的事都不记得了。我的回答是：只有记得的事才有意义、才值得父母去做吗？我们做父母的为孩子所做的一切有益的事，都需要他们去记住吗？

带着宝宝去旅行，不要介意参观的景点不够多，到达的地方不够远，玩得不够尽兴，更没必要去琢磨宝宝到底能记住什么，随着孩子慢慢长大，一切都会随之改变。能够被称为亲子旅行的阶段也就那么短短的几年，用孩子的节奏去感受世界，用孩子脚步去丈量世界，用孩子的眼光去探索世界，和孩子在一起去珍惜难得的亲子时光，便是带孩子旅行的真正意义。

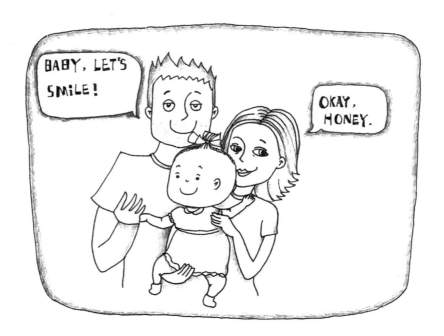

一场没有硝烟的战争

——记曦曦手足口病的护理经历

　　"现在正值手足口病高发季，某某幼儿园多名孩子感染手足口病，目前该幼儿园已经封闭进行消毒和隔离……多家医院临时开辟了手足口急诊专区……"这样的新闻报道是我对小儿手足口病的最初认识，相信有不少家长和当初的我一样对于手足口病可谓是"闻声色变"。然而，就在前不久，曦曦刚刚经历过一场典型的手口足病，我没有带她去医院，也没有用任何药物，而是选择在家自行护理，直到七天后痊愈。在和腊八妈闲聊这件事时，她惊诧于我的从容淡定，因为大多数人在得知孩子得了手足口病时，第一反应就是很恐慌，紧接着就是去医院，一分钟也不敢耽误。腊八妈说像我这样自己在家就把孩子护理好的还是头一次听说，于是强烈建议我将这一经历用文字记录下来，供更多的家长们参考。

旅行归来，遭遇手足口病

　　今年六月底，曦曦一岁半，我们带着她去了一趟日本，这是宝贝的第一次旅行，全程表现都很好。回到北京的头两天我们几乎没出门，在家休息调整，我和老公调侃说："曦曦这次特别争气，一点小毛病都没闹，看来咱们下次家庭旅行可以提上日程了"。我边聊天边脱下曦曦的纸尿裤准备更换，突然发现她大腿根儿有一些小红点，一直延续到外阴四周。我第一反应是"过敏"，因为在日本海鲜吃得比较多，量了下体温也不高，看着她不疼不痒的，我就打算先停掉海鲜再观察看看。第二天一早上她情绪都很好，吃睡也没问题，但是到了下午手心和脚心都泛起了红点，大腿处的红点也比前一天更密集、颜色更重了。于是我脑海里迅速搜集符合这些特征的相关知识："手足口病潜伏期一般是 2~7 天，主要表现

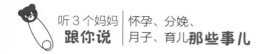
为口腔、手、足等部位黏膜、皮肤出现红疹，可伴有发热、咳嗽、流鼻涕等症状。"[1] 自我诊断基本锁定"手足口病"，一场没有硝烟的战争就此拉开了序幕。

前车之鉴，全家统一战线

曦曦的这次感染完全无征兆，追究其时间，很可能在日本就已经被感染。手足口病毒可经肠道传播，也可经呼吸道（飞沫、打喷嚏等）传播，亦可因接触病毒携带者的皮肤及物品等传播。传染途径之广，以至于目前尚无办法真正预防。对于这次突如其来的病毒，老公建议第一时间去医院，他和很多人一样认为这是非常严重的传染病，我和婆婆则建议在家观察护理，如病情严重再去医院就诊。曦曦前三天都是在出疹的病程中，无发热、不痛不痒、精神状态也良好。在此期间我回忆起几个月前和一位好友通过的一次电话，她告诉我家里刚刚结束了一场"恶战"，她女儿感染了手足口病，咽部疱疹使孩子连喝奶都困难，在医院里连续打了好几天针。但事后她了解到，这种病毒感染，打抗生素是没有治疗效果的，打或不打病程都会持续5~7天，抗生素反而会令孩子产生耐药性……电话里她满是悔意和自责。

我跟老公讲了这件事，又和他一起查阅了很多关于手足口病的资料，最终全家人统一战线：不必搞得紧张兮兮，正确护理最重要，暂时不必去医院。

四天三夜，吹响胜利号角

手足口病早期如果关键部位没有出疹，是很难判断的。一旦肛门周围、

1　《崔玉涛图解家庭育儿10 小儿常见病》，崔玉涛著，东方出版社，2015年3月第1版，第27页。

手、脚部位出现红疹，必定会发展到口腔，出现疱疹或溃疡，此时孩子
疼痛感明显、进食困难、情绪烦躁，这也是手足口病最难熬的一个阶段，
一般会持续3~4天，之后会自行消退，不留疤、不结痂、愈后对身体没
有任何影响。

　　曦曦的前三天都是在平静中度过的，到第四天口腔开始出现溃疡，
我让她张嘴瞧了一下，里面有五个小泡，不过午饭似乎还没有受到太大
的影响，只是喝汤的时候会说疼。我真的很佩服小孩子的忍受力，远远
比我们想象中的坚强。我平时嘴里起一个泡就疼得吃不下饭，相信受过
口腔溃疡之苦的人都能体会到那种说不出的痛感，更何况是五个？而且
数量还在不断增加。到了下午四五点，孩子已经开始发烧了，嘴里、舌
头尖上布满了疱疹，她开始哭闹，不断地用手指着嘴说："妈妈，疼，疼。"
很庆幸体温一直停留在38℃，所以没有给她吃退烧药，只是贴了退烧贴，
并且时不时地用温水擦拭身体。为了缓解她嘴里的疼痛感，我希望她能
喝一点冰镇的白水或果汁，但是孩子此时情绪不佳，之前一吃东西就嘴疼，
所以再想让她张嘴吃喝，那是难上加难。

　　那天的晚饭想想都知道她不会吃了，可是婆婆还是准备了粥和菜，
比起平时粥熬得时间更长，菜也炖得更烂，但是却怎样都无法令她张
嘴。第四天的晚饭滴食未进，原本想着洗完澡让她喝点奶就睡了，谁知
道奶也喝不下去，喝了一口就疼得把奶瓶扔到了一边。看到孩子受此折
磨，我们既无法替代，也没办法帮她缓解，能做的就只有在煎熬中相互
陪伴。哄睡没有想象中艰难，也可能是因为孩子太累了，跟平时一样讲
了几个故事就睡着了。我整晚都担心她的体温会上去，还好一直没有超
过38℃。

　　第五天一大早，曦曦起床就哭，平日里最爱吃的鸡蛋羹被她推得老
远。一般这个时候都是吃完早饭就会带她出门，这个年龄段的孩子对"出
门"是没有抵抗力的。但是自从感染了手足口，她就没出过这130平方

287

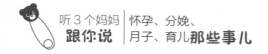
米的空间。嘴里的疼痛加上这几天的"禁足"，孩子的情绪一下崩溃了，使劲向前倾着身体，让奶奶抱着她向门口走，边哭边说"去，去"。我们一边安抚，一边告诉她：生病的小朋友不可以出门，否则会更疼的。光说也没用啊，实在没办法，我答应让她看一会电视，这才把她从门口哄到了客厅，这之前都只会在周末才让她看一会电视。那个时候我心里就想，只要能安抚曦曦的情绪，转移她的注意力，缓解疼痛，看电视就看呗。孩子已经吃不下饭了，再连这点精神食粮都剥夺，那也太残忍了。后来我发现，确实当她的注意力专注于别的事情时，就不会再哭闹了。

除了看电视，我还会开着火火兔陪她跳舞，拿出新玩具陪她一起研究。这期间我没再逼她喝水吃东西，生怕会再次影响到她的情绪。就这样玩了一早上，她的情绪还算稳定。可是转眼到了吃午饭的时间，我又开始发愁，老公还特意打电话问他闺女吃饭了没？我嘴上虽然说："放心吧，一两天饿不坏的"，但是心里比谁都着急。没想到看到婆婆端出了午饭，曦曦主动要上餐椅。婆婆给她做了烂面条，还有一碗粥，都是不需要费力咀嚼的，她能吃哪个吃哪个。曦曦一上来就自己拿起勺子舀面条吃，才吃第一口就大哭，我就安慰她："乖宝贝，忍一下，再吃两口就不疼了"。我婆婆和老公都是遗传性口腔溃疡，用他们的经验说法，口腔溃疡吃第一口饭时疼痛难忍，但是只要坚持多吃几口，口腔会慢慢变得麻木，吃起来就没有那么痛苦了。所以我尽量鼓励她多试几口，强烈的饥饿感使曦曦在哭完之后没有放弃，又舀了一勺粥放入嘴中，边吃边哭"妈妈，疼"，那种想吃、吃了又疼的焦灼我是看在眼里，疼在心里，一点忙都帮不上。好歹这顿饭总算是吃了几口，足以支撑她继续与病毒抗争。曦曦的体温白天会低一些，所以除了吃饭的时候，其他时间只要陪着她玩儿，情绪不会太糟糕。晚饭的接受程度和午饭差不多，草草地吃了几口，喝了两口水。临睡觉前体温又回到了38℃，继续贴退烧贴加温水擦拭，这一晚上她睡得很不踏实，翻来覆去，一直哼哼，有可能是体温高不舒服，但是没有超过 38℃，我仍然坚持没有用药。

第六天，也是咽部疱疹的第三天，终于有盼头了，我们全家虽然都已疲惫不堪，但是似乎已经能看到胜利的曙光了。果然一大早起床，曦曦可以吃鸡蛋羹了，还主动张开嘴让我检查，我看到里面的小疱疹已经瘪了下去，感觉像是破了一样。我问她还疼不疼？她笑着答"疼"。我也可以松口气了，孩子就是这么不藏病，稍微好一点立马又恢复本性。虽说相比前两天的症状好了很多，但毕竟还是一嘴的疱疹，食欲还有待恢复。此时的体温 37.5℃，今天我又仔细观察了她身上的疹子，颜色已经变成暗红色，外阴四周的也褪去了大部分。

第七天，一早起来就发现曦曦完全退烧了，嘴里的疱疹也消失了很多，只能看见零星的几个小点。身上的红疹基本都褪掉了，经过一晚就可以愈合得这么快。吃饭不会再疼痛哭闹，连续几天饥饿"作战"，孩子消耗了太多的体力，此时胃口大开，嘴里残留的疱疹似乎也没有影响，完全看不出是大病初愈。

曦曦这次感染手足口的病程从发现身体红疹到口腔出现疱疹，并伴随发热，总共持续了整整七天。在体温没有超过 38℃且没有其他不良症状的前提下，我们一直是在家自行护理。之后跟朋友们提起，她们都说我内心很强大，手足口竟然可以不去医院？在这里我想引用张思莱医生对于小儿手足口病的描述：在战略上忽视它，在战术上重视它。了解手足口病是前提，细心护理是关键。不是我的内心够强大，我也纠结、煎熬，承受着孩子痛我也痛的双重痛苦，但是作为父母，首先要用强大的知识武装自己，这样才能判断出用什么方法对孩子是最有益的，也才能在一场场没有硝烟的战争中取得胜利。

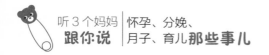

关于小儿手足口病的几个关键点

1. 什么情况下必须去医院?

答:(1)持续高热:体温(腋温)大于39℃,常规退热效果不佳。

(2)神经系统表现异常:如出现精神萎靡、呕吐、易惊、肢体抖动、无力、站立或坐立不稳等,极个别病例出现食欲亢进。

(3)呼吸异常:如出现呼吸增快、减慢或节律不整等。

(4)循环功能障碍:如出冷汗、四肢发凉、心率增快、血压升高等。

(出自北京市卫生和计划生育委员会、北京市疾病预防控制中心)

2. 抗生素类药物是否可以治疗手足口病?

答:手足口病是典型的病毒感染,抗生素没办法杀灭病毒,所以使用抗生素没有治疗效果。(出自《崔玉涛图解家庭育儿10 小儿常见病》)

3. 手足口病如何预防?

答:预防和控制手足口病,北京市卫生和计划生育委员会鼓励大家要做到:勤洗手、吃熟食、喝开水、勤通风、晒太阳。

手足口病的传染源太广,很多时候都是防不胜防的,尤其是它可以通过呼吸道传染。对此,儿科医生崔玉涛指出,很多时候大人感到咽喉不适,可能已经是感染了疱疹病毒,但是由于成人自身抵抗力强,不会发病,在这期间如果接触到孩子,就很可能将病毒传给孩子,所以目前尚无办法真正预防手足口病。和睦家药师冀连梅也指出:"目前没有任何一种药物对预防手足口病有效。"因此,我们能做到的就是在夏秋手足口病高发季,尽量让孩子远离人群密集的公共场所。一旦大人感到咽部不适,最好先用淡盐水漱口,再接触孩子。

4. 确诊感染手足口病毒后，需要注意哪些问题？

答：（1）手足口病的传染性非常强，传染期一般在 2~3 周，因此在孩子感染手足口病毒后的这段时间内尽量不要带他外出、不要接触其他孩子，以避免交叉感染。

（2）手足口病的潜伏期一般是 2~7 天，所以如果孩子感染了手足口病毒，之前又是在集体环境中活动（幼儿园、学校等），应立即上报老师，同时老师应通报其他家长对自己的孩子进行密切观察。

（3）如果孩子的症状较轻，在家常规护理即可。儿科医生崔玉涛指出：孩子出现进食、进水困难时，为鼓励孩子多进液体，可提供果汁、奶或白开水。但从清理口咽部、预防咽部继发感染的角度来说，只有白开水可以取得清洁口咽部的效果。如进食果汁后不喝 2~3 口白水，果汁中的糖分会附着于损伤的咽部，更容易出现继发细菌感染。

在缓解孩子疼痛方面，曦曦妈在实践操作中总结了一些护理心得：当孩子专注于疼痛时，可以找一些他平时喜欢的事情共同来完成，或者发掘一些新的能提起他兴趣的事情，这个过程主要是分散他的注意力，但前提是一定要有家长的陪伴。在孩子咽部出现疱疹最严重的阶段，不要强迫孩子吃饭、喝水，可以将注水牙胶放在冰箱里稍微冷冻，让孩子含在嘴里，冰镇的效果能很好地缓解疼痛，如果此时效果明显，可以再尝试让孩子进食。

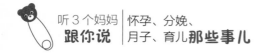
自己动手 轻松海淘

文 / 曦曦妈

接触海淘，完全是因为各种假代购事件闹得沸沸扬扬，给孩子买什么都不放心。先不说价格高低，产品的真假是最令人担忧的，尤其是入口的东西。开始使用海淘，也是几经摸索、尝试，后来越淘越嗨，不但淘孩子的东西，全家人吃的、用的也都是"漂洋过海地来看你"。仔细算笔账，即使加上运费，很多东西也比在国内买便宜得多，更何况很多还是国内买不到的。曦曦的推车和安全座椅，我们在国内专柜看过之后，对比了国外网站的价格（包括运费），居然能贵出30%，这种大件价格的30%可不算是小数字了，所以果断海淘。另外像一些食品、维生素还有护肤品，我们也都是海淘，这些东西倒不一定比国内便宜，但是保真最重要。我身边的很多朋友其实也都特别想自己动手海淘，但又有诸多原因，比如觉得海淘要在网上花费很多时间，其实逛商场买东西不是一样要花时间吗？海淘却可以足不出户就买到比商场价格低很多的进口商品；还有人说自己英文不好，我想说恭喜你，找到了一个免费学习英文的途径。曦曦妈英文也很差，但是随着海淘市场越来越大，一些海淘助手、插件也发展很快，例如易海淘和瓦拉淘，它们可以提供的功能包括翻译、自动汇率转换、转运公司推荐和物流追踪、价格曲线比较等，没有你想不到的，只看你肯不肯去尝试。更多的人是认为海淘听上去很美好，做起来很复杂。其实，海淘真没有大家想象得那么难，在这里，就让我们共同来体验"一淘在手，轻松拥有"的海淘之路。

信用卡

支持美元人民币双币种的 Visa 或者 MasterCard 信用卡，已经基本是国内信用卡的标配了，非常容易申请，这里就不赘述了，各国的购物网站也都支持美元结算的这两种信用卡。值得一提的是，如果你在美淘之外，也准备经常德淘、日淘、英淘、澳淘，那么申请一张多币种或者全币种信用卡，无疑能节省汇差成本，也是以后出国旅游时用卡的好选择。现在国内的多家银行都推出了全币种信用卡，申请的门槛不高，建议有需要的家长们都可以去申请一张。

转运

海淘跟我们在淘宝、京东上购物主要的不同在于多出的一个步骤，就是转运。即国外大部分的购物网站是不能直邮中国的（当然已经有越来越多的国外网站开通中国直邮），所以就需要我们填写转运公司的地址进行收货，再由转运公司把货物发回中国。

因此，进行海淘的第一步是找一家好用的转运公司，使用转运公司最大的痛点是仓库管理不佳造成的丢单、清关能力差造成的收货时间长。曦曦妈海淘下来的感受是，德国和日本的转运公司普遍做得不错，效率很高，例如德国的"欧洲Go"和日本的"海外Go"；但美国的几家转运公司使用下来，服务和速度上都略逊一筹，各家的质量都比较一般，所以大家可以去一些海淘门户论坛（例如55海淘）看看评价，尽量找那些看起来规模较大的转运公司。

找好转运公司后，要做的就是账号注册，填写自己国内的地址、收件人、电话等信息。注册之后，网站系统会自动分配给你一个用户名或者识别码，这个识别码就是在网站海淘下单时使用的收件人姓名（不能再写自己的真实姓名了，转运公司仓库的系统是无法识别的）。注册好账号后，通常进入转运公司网站的"个人信息"就可以查询到自己的"用户名/识别码"、仓库的收货地址等基本信息了。

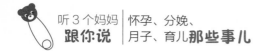
账号注册好了之后，你就可以在国外的购物网站进行正常的挑选，在结算环节填写收货地址时，将刚才说的转运公司提供的收货人信息和地址，复制粘贴过来就好了。接下来你只需要关注你的账号，看看货品有没有入库，然后提示转运公司往国内发货。当然，这当中有任何问题你都可以随时跟转运公司客服进行沟通。

物流

转运的费率：美国是按照"磅"来计重，一磅是 453 克，不到一市斤。大致费率行情是人民币 30~40 元 / 磅，小包裹和大包裹的平均单价基本没差别。而日本和欧洲是按公斤计重，起步价高，但续重便宜，所以如果是重量轻的小包裹，单位重量的运费会很贵；而大包裹平均下来，单位重量的运费会非常便宜，15 公斤以上的大包裹，运费大概只有 40 元 / 公斤，而 5 公斤的包裹，运费可能是 50~60 元 / 公斤。

地区	计重单位	总重量和单位运费的关系	其他必须费用
美国	磅（453 克）	基本线性关系，不管总重多少，每磅的运费不变	免税州仓库到加州仓库的转仓运费（见后面详述），人民币 5~6 元 / 磅
欧洲、日本	公斤	总重越重，平均每公斤的运费越便宜	每单会有一个服务费（美国一般没有）20~40 元 / 单

转运速度：美国转运会比较慢，大概都需要 3~4 个星期，而日本、欧洲都可以稳定在 2 个星期左右。

曦曦妈曾经等待物流时间最长的一次就是日本的转运。第一次日淘，觉得距离不算远，物流速度也不会慢到哪里去，所以选择了便宜的海运，结果整整运了两个月才到手，最要命的是海运回来的 s 码纸尿裤已经用不上了，早在两个星期前曦曦就换 m 码了，真是让人哭笑不得，所以海运绝对不推荐。后来我又用过其他的几种转运方式：EMS、空运、SAL，费用依次从高到低，速度也从快到慢。曦曦妈比较推荐 SAL，一种稍慢的空运，性价比高，基本两周就能到手。

关于美国的转运，在注册转运公司的时候，你可能会注意到转运公司会提供至少两个转运地址：通常一个是加州（华人的大本营）的地址，一个是某免税州的地址。这是因为，美国各个州的税率是不同的，即使是在线上购物也会按照收货地址征收不同税率的税费，通常是富有的州（例如加州、纽约州）征税多，而相对偏僻的州就免税。所以，转运公司都会设两个仓库来满足大家不同的需求：希望时间短速度快就用加州地址，但是要交消费税（不同的商品税率不同，结算的时候可以试一下）；如果不想交税，就用免税州地址，但是时间会长，另外转运公司也会收取少量的转仓运费（从免税州仓库到加州仓库）。

海淘 tips

德淘奶粉时必须注意：德淘爱他美奶粉大家用得较多的网站是德国亚马逊和 Windeln 这两个网站，曦曦妈想提醒大家，一定要整箱购买。首先，整箱购买时，由于有原厂的外包装纸盒 / 纸箱，在转运过程中，不需要特别加固和保护，通常不会发生爆罐；如果不是整箱，即便多花钱让转运公司特别加护（用气柱包装），爆罐的问题还是无法完全避免的。其次，由于整箱购买时外部是原厂的纸盒，上面还有原始的标签和条形码，这样可以让家长们更放心，不用担心转运公司会掉包换货。那么整箱购买是多少盒呢，Windeln 网站标示的比较清楚，800g 罐装是 4 罐一箱，1,200g 盒装是 3 盒一箱。

由于家长们购买频率最高的恐怕就是宝宝的洗护产品、辅食、营养补充剂，那么再介绍几个除了亚马逊外好用的直邮网站。Vitacost 和

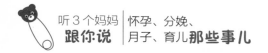

iHerb 都是可以直邮中国的美国购物网站，主营保健品和婴儿用品，而且部分页面是中文的。Vitacost 是曦曦妈用得比较多的一家，之前还是美国的上市公司，货品绝对值得信赖，Vitacost 选择的是和顺丰合作，运费比转运公司还要便宜，速度就更不用说了，基本两周到手，但是需要交中国的关税，大约是 10%，直接交给顺丰送货的小哥，还比较方便。

最后，曦曦妈想说，海淘、跨境购这个行业近两年发展非常快，由于咱们中国消费者购买力的巨大影响，越来越多的大公司开始重视这块市场，这个市场今后会越来越规范，越来越便利。国内的电商巨头，已经都纷纷开展了跨境购，例如京东的全球购、亚马逊的海外购、聚美的极速免税店、唯品会的全球特卖，等等。国际转运这块，顺丰、申通等国内领先的快递公司也已经开始尝试这部分业务，使用体验一定会越来越好。

附录一:

新妈妈必需品清单
（月子期间产妇需要的用品）

用品分类	名称	备注
衣物类	哺乳内衣	
	哺乳睡衣	
	包跟拖鞋	
	月子帽	如果外出，最好戴上帽子防止受风
护理用品	卫生巾	产后恶露量多，卫生巾需要买加长加宽型。
	一次性护理垫	躺在床上时垫在身体下面，避免弄脏床单被褥。
	产后私处修护膏	对顺产时撕裂、产后痔疮等都有很好的缓解伤口疼痛的效果。
	妊娠纹修复霜	
	一次性内裤	产后几天恶露排出量大，用一次性内裤更方便省事。
洗漱用品	产妇专用牙刷	软毛牙刷或海绵牙刷
	免洗干发帽	不能洗头的情况下，可以用免洗干发帽缓解头部瘙痒。
哺乳用品	吸奶器	有手动、电动的单边和双边款，妈妈可以根据自己的需要选择。另外要注意的是吸奶器的喇叭口也是分型号的，需要根据乳头大小来选择适合自己的。
	乳头膏/羊脂膏	保护乳头，防止因宝宝吮吸而使乳头皲裂。
	防溢乳垫	避免乳汁溢出，保持乳房干燥、清洁。
	乳盾	帮助乳头短小、扁平、凹陷的妈妈轻松实现母乳喂养。在乳头受损时能够有效起到隔离保护作用。要注意根据乳头大小和宝宝月龄进行选择。
	哺乳枕	防止因长时间哺乳引起的手腕痛、颈椎及肩背劳损。
	储奶袋	用来保存冷冻母乳
维生素	产后复合维生素	帮助补充产后体内流失及母乳宝宝所需的营养素。

297

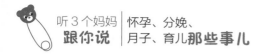

附录二：

新生儿必需品清单

注：新生儿期指从出生至 28 天，这里列出的是在这一阶段宝宝的必需品。

用品分类	名称	备注
寝具	婴儿床	
	婴儿床品	床单、被子、婴儿床围栏。
衣物	内衣	纯棉开襟
	袜子	婴儿松口袜
	外出衣物、帽子	视季节而定
洗浴	澡盆	
	浴巾	
	沐浴海绵	
	洗发沐浴二合一	一两周用一次即可
	纱布巾	洗脸、洗屁屁用
	按摩油	抚触用油
	润肤露	
	痱子粉	推荐液体痱子粉
护理	纸尿裤或纱布尿布	NB 型号纸尿裤
	口水巾	擦拭口水；给宝宝拍嗝时将口水巾铺在自己肩头，以免宝宝的嘴和自己的衣服接触。
	护臀霜	
	隔尿垫	
	婴儿手口湿巾	既能擦手口也能擦屁屁
	婴儿专用棉签	护理肚脐、擦拭鼻屎等
	婴儿卫生棉球	每天洗澡时蘸温水擦拭眼周及耳朵
	婴儿专用指甲刀	新生儿期用电动磨甲器更安全方便
	婴儿肥皂或洗衣液	
	耳温枪	
喂养	奶粉	
	奶瓶	
	奶瓶刷	
	奶瓶清洗剂	
	婴儿专用软勺	喂药喂水等
	暖奶器	有些消毒锅同时具备暖奶功能，即消毒暖奶二合一。
	消毒锅	
外出	婴儿推车	
	抱被或抱毯	
	车载手提摇篮	9 个月前的宝宝出行必备

附录三：

两岁以内宝宝旅行物品清单

	必备物品	备注
喂养工具	奶瓶 / 学饮杯	
	奶瓶刷及清洗剂	
	吃饭衣 / 围兜	
	保温杯	在家灌好开水带上飞机，避免给宝宝喝机场和飞机上的水
	瑞士军刀	
	勺碗旅行套装	
	焖烧罐	在辅食添加粥、面条后外出时携带
	旅行小菜板	
	迷你电磁炉 / 便携式小电锅	
食物	米粉	
	果泥	
	菜泥	
	肉泥	
	米 / 婴儿挂面 / 意面	辅食添加粥、面条后
	零食（饼干酸奶等）	
	奶粉及量勺	纯母乳喂养此项忽略
药品	电蚊香	有些酒店提供
	日本无比滴	蚊叮虫咬后用来消肿止痒
	驱蚊贴 / 驱蚊喷雾	
	退烧药	小儿"对乙酰氨基酚"或"布洛芬"
	退热贴	
	止泻药	益生菌、蒙脱石散、口服补液盐（腹泻严重至脱水时用）
	抗过敏药	"氯雷他定"糖浆或"西替利嗪"滴剂
	体温计 / 耳温枪	

	必备物品	备注
药品	碘伏棉签和创可贴	
	维生素D	纯母乳期必备
消毒湿巾	消毒湿巾	到达酒店后，把宝宝睡的小床围栏及宝宝容易摸到的地方全部擦一遍，也包括餐厅的宝宝餐椅。
洗漱用具	护肤乳	
	防晒霜	
	洗发沐浴二合一	
	浴巾	
	护臀膏	
	洗脸巾	
	洗澡海绵	
	手口湿巾	
	纸巾	
	口水巾	
	纸尿裤／拉拉裤	
	隔尿垫	用于给宝宝换尿片时铺在身下，以免弄脏床单
	专用游泳纸尿裤	
	指甲剪／磨甲器	
	宝宝牙刷／指套／口腔清洁湿巾	
睡具	铺巾	宝宝铺的、盖的最好都用自己的，一是卫生，二是自己的铺盖有宝宝熟悉的味道，在新环境中更容易入睡。
	盖巾／睡袋	
出行工具	伞车／腰凳	最好选择可以直接带上飞机、放入行李舱的伞车
	伞车防雨罩	
	伞车凉席	
	宝宝雨衣	

参考书目

1.《怀孕 40 周完美方案》，王艳琴 主编，中国人口出版社，kindle 电子书

2.《十月怀胎 1000 问》，戴玄编著，中国人口出版社，2010 年 5 月第 1 版

3.《怀孕怎么吃》，罗立华 主编，中国人口出版社，2011 年 6 月第 1 版

4.《郑玉巧育儿经（胎儿卷）》，郑玉巧著，全国百佳出版社，2008 年 11 月第 1 版

5.《郑玉巧育儿经（婴儿卷）》，郑玉巧著，二十一世纪出版社，2008 年 10 月第 1 版

6.《郑玉巧教妈妈喂养》郑玉巧，二十一世纪出版社，2010 年 1 月第 1 版

7.《郑玉巧育儿经（幼儿卷）》，郑玉巧著，kindle 电子书

8.《怀孕每天一页》，优生优育专家组编著，中国人口出版社，2010 年 6 月第 1 版

9.《孕产育儿宝典(升级版)》，红孩子商城、父母必读杂志社编著，北京出版集团公司北京出版社，2013 年 3 月第 1 版

10.《最佳胎教早教——孕育聪明宝宝》，陈咏玫编著，中国轻工业出版社，2012 年 5 月第 1 版

11.《我最想要的月子书》，秦云华编著，新世界出版社，2011 年 9 月第 2 版

12.《坐月子常识与新生儿护理 500 问》，吴庆庆主编，中国妇女出版社，2012 年 4 月第 1 版

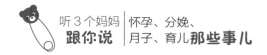

13.《健康美丽月子餐》，钟宇富 著，上海广禾堂食品有限公司

14.《西尔斯亲密育儿百科》，（美）威廉·西尔斯、玛莎·西尔斯、罗伯特·西尔斯、詹姆斯·西尔斯 著，邵艳美、唐婧 译，南海出版公司，2009 年 11 月第 1 版

15.《实用程序育儿法》，（美）特雷西·霍格、梅林达·布劳 著，张雪兰 译，京华出版社，2009 年 1 月第 1 版

16.《崔玉涛图解家庭育儿 1 直面小儿发热》，2012 年 8 月第 1 版

17.《崔玉涛图解家庭育儿 2 母乳与配方粉喂养》，崔玉涛著，东方出版社，2012 年 8 月第 1 版

18.《崔玉涛图解家庭育儿 3 直面小儿肠道健康》，崔玉涛著，东方出版社，2012 年 10 月第 1 版

19.《崔玉涛图解家庭育儿 4 直面小儿过敏》，崔玉涛著，东方出版社，2013 年 1 月第 1 版

20.《崔玉涛图解家庭育儿 5 小儿营养与辅食添加》，崔玉涛著，东方出版社，2013 年 5 月第 1 版

21.《崔玉涛图解家庭育儿 7 直面小儿护理》，崔玉涛著，东方出版社，2013 年 8 月第 1 版

22.《崔玉涛图解家庭育儿 8 小儿生长发育》，崔玉涛著，东方出版社，2013 年 10 月第 1 版

23.《崔玉涛：宝贝健康公开课》，崔玉涛著，北京出版社，2013 年 1 月第 1 版

24.《从宝宝排泄物看健康》，张峰 著，青岛出版社，kindle 电子书

25.《婴幼儿睡眠圣经》，（美）马克.维斯布朗 著，刘丹等人译，广西科学技术出版社，2011 年 7 月第 1 版

26.《法伯睡眠宝典》，（美）理查德.法伯著，戴沙译，浙江人民出版社，2013 年 1 月第 1 版

27.《美国儿科学会育儿百科（0－5岁）》，（美）斯蒂文.谢尔弗主编，池丽叶、栾晓森、王智瑶、王柳译，北京科学技术出版社，2012年6月第1版

28.《冀连梅谈：中国人应该这样用药》，冀连梅著，江苏科学技术出版社，2013年12月第1版

29.《虾米妈咪育儿正典》，虾米妈咪著，江苏科学技术出版社，2014年7月第1版

30.《张思莱谈育儿那点事儿》，张思莱著，中国妇女出版社，2013年10月第1版

31.《只有医生知道》，张羽 著，江苏人民出版社，2013年1月第1版

新浪微博：

1.@ 崔玉涛，北京和睦家医院儿科主任

2.@ 郑玉巧育儿，著名育儿专家，儿童医学喂养中心负责人 郑玉巧

3.@ 张思莱医师，儿科专家 张思莱 微博签约自媒体

4.@ 和睦家药师冀连梅，北京和睦家康复医院药房主任 冀连梅 微博签约自媒体

5.@ 美中宜和祁俊明，北京美中宜和妇儿医院新生儿科主任

6.@ 卓正儿科陈英，卓正医疗——儿科医生陈英

7.@ 虾米妈咪的微博，原上海市儿童保健所儿科医生 余高妍 微博签约自媒体

8.@ 马伊琍，演员，《奋斗》中饰演夏琳

9.@ 小土大橙子，IMPI 认证睡眠咨询师，微博签约自媒体

10.@ 年糕妈妈，浙江大学医学硕士，全职妈妈，专注婴幼儿科学养育

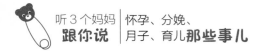

11. @ 小儿外科裴医生，小儿外科副主任医生、微博签约自媒体

12. @ 夏天的陈小舒，澳大利亚科廷大学公共卫生博士 微博签约自媒体

13. @ 小巫 weewtich，儿童教育专家

14. @ 林小暖 bella，媒体人，微博签约自媒体

15. @ 松鼠无云心，科普作家、科学松鼠会成员、《吃的真相》作者、微博签约自媒体

16. @ 美中宜和小辉辉，北京美中宜和妇儿医院丽都院区儿科护士长

17. @ 美中宜和南兴东，美中宜和妇儿医院亚运村院区麻醉科主任南兴东

18. @ 美中宜和王虹，美中宜和妇儿医院亚运村院区 产科主任 王虹

19. @ 龚晓明医生，妇产科医生、中国妇产科网创始人

20. @ 和睦家常玲，和睦家医院妇产科主任医师、留日医学博士 常玲

21. @ 鲍秀兰，北京协和医院儿科主任医师 鲍秀兰

22. @ 育儿网官方微博

23. @ 禧月阁月子会所，北京禧月阁母婴看护有限公司

24. @ 美中宜和医疗集团，全国知名的妇女连锁医疗服务品牌

网站：

1. 美中宜和医疗集团官方网站

2. 摇篮网

3. 宝宝树母乳喂养大本营